Zu diesem Buch

Mit dem Buch «Spiele der Erwachsenen» (rororo sachbuch 6735), seiner höchst originellen Analyse zwischenmenschlicher Beziehungen, hat der amerikanische Psychiater Dr. med. Eric Berne nicht nur Hunderttausende von Laien zum Nachdenken angeregt, sondern auch die Anerkennung namhafter Fachleute gefunden.

In seinen «Sprechstunden für die Seele» geht Eric Berne nun auf jenes ungreifbare und schwer begreifliche, doch äußerst wirksame, wenn auch seltsam unwirkliche Energiesystem ein, das wir Seele nennen. Denn aus der seelischen Dynamik wird unser soziales Verhalten gespeist und gesteuert.

Kenntnisreich, verständlich und nicht ohne Humor erklärt Dr. Berne, wie Geist und Seele beim psychisch gesunden Menschen arbeiten. An Beispielen aus der psychiatrischen Praxis demonstriert er, welche Krankheiten die Seele befallen können, worin die Ursachen dieser Krankheiten liegen, wie sie sich auswirken und wie man sie heute behandelt. Hier findet der Leser Aufklärung und Information, er bekommt gewissenhaft Antwort auf Fragen, die sich im Alltag immer wieder stellen:

- Wie kommt es, daß Gefühle uns körperlich krank machen können?
- Warum leiden so viele Menschen unter ihren Hemmungen?
- Warum haben wir Träume?
- Wo liegt die Grenze zwischen normalem und neurotischem Verhalten?
- Woran erkennt man Geisteskrankheiten?
- Wie geht der Psychiater bei der Behandlung vor?
- Wann sollte man einen Psychiater aufsuchen?

Berne ist ein Arzt, der sich Zeit nimmt und zu dem man sofort Vertrauen hat, weil er sich nicht hinter einem unverständlichen Medizinerjargon versteckt, sondern offen und klar zu seinem Leser spricht. Wer «Spiele der Erwachsenen» und «Spielarten und Spielregeln der Liebe» (rororo sachbuch 6848) kennt, weiß daß der Autor hier erneut seine Meisterschaft unter Beweis stellen wird, komplizierte Vorgänge treffend, einleuchtend und amüsant darzustellen.

Eric Berne wurde 1910 in Montreal/Kanada geboren; studierte an der McGill University/Montreal Medizin und promovierte 1935 mit einer Arbeit über Psychiatrie; von 1941 bis 1943 Psychiater im New York Psychoanalytic Institute; Fachberater für Psychiatrie beim Generalarzt der US-Armee; von 1947 bis 1956 im San Francisco Psychoanalytic Institute (Arbeitsgebiet: Gruppentherapie); korrespondierendes Mitglied der Indian Psychiatric Society; danach Dozent an der University of California Medical School und Direktor des San Francisco Social Psychiatry Seminar. Eric Berne starb 1970.

Dr. med. Eric Berne

Sprechstunden für die Seele

Psychiatrie und Psychoanalyse verständlich gemacht

rororo

Rowohlt

Die Originalausgabe erschien bei Simon and Schuster, New York,
unter dem Titel «A Layman's Guide to Psychiatry and Psychoanalysis»
Aus dem Amerikanischen übertragen von Wolfram Wagmuth
Umschlagentwurf Werner Rebhuhn

1.–50. Tausend 1972–1976
51.–55. Tausend Oktober 1977
56.–59. Tausend Juni 1979
60.–64. Tausend November 1980

Veröffentlicht im Rowohlt Taschenbuch Verlag GmbH,
Reinbek bei Hamburg, Juli 1972

Satz Garamond (Linofilm-Super-Quick)
Gesamtherstellung Clausen & Bosse, Leck
Printed in Germany
780-ISBN 3 499 16777 8

Inhalt

Für meine Mutter
Sara Gordon Berne

Geleitwort
von A. A. Brill

Dieses Buch ist in mehr als einer Hinsicht einzigartig. Sein Autor, ein erfahrener Psychoanalytiker und Psychiater, ist ein eingeschworener Freudianer – und doch habe ich erst mehrere Kapitel lesen müssen, bis ich davon wirklich überzeugt war. Denn im Gegensatz zu anderen Wissenschaftlern, die eifrig für bestimmte Theorien eintreten und sie von vornherein verfechten, verhält sich Dr. Berne so objektiv und unvoreingenommen, daß man zunächst den Eindruck gewinnt, er sei eher ein gründlicher Kritiker als ein leidenschaftlicher Anhänger Sigmund Freuds. Sein Buch beginnt mit einer Art biologischer Übersicht über die allgemeinen Aspekte der geistigen Entwicklung. In dieser gedanklich klaren, von vernebelnden Fachausdrücken freien Einführung werden die normalen Funktionen des Gehirns im Gefühls- und im Handlungsbereich erklärt, ferner die stärksten Triebe und ihre Steuerung in der Kindheit und im Leben des Erwachsenen sowie die Reaktion des gesamten Organismus auf die Umwelt. Dr. Berne hat die Gabe, auch schwerverständliche Prozesse so einfach und fesselnd darzustellen, daß er sogar das Interesse eines von Fachliteratur übersättigten, mit der Psychoanalyse vertrauten Lesers wachzuhalten vermag. Nach der Lektüre einiger Kapitel wird einem schließlich bewußt, wie sehr Dr. Berne daran gelegen ist, in allem, was mit den Funktionen des Geistes zusammenhängt, Freud hervortreten zu lassen.

Bei meinen Bemühungen, den Modus operandi des Autors zu erläutern, wurde mir klar, daß Dr. Berne, was die Psychoanalyse angeht, etwa 40 Jahre jünger ist als ich. Mit anderen Worten, er gehört der Nachkriegsgeneration der Psychoanalytiker an und kann daher Freuds Beitrag zu diesem Gebiet als wesentlichen Bestandteil der gesamten progressiven Entwicklung der Psychiatrie würdigen. Dr. Berne ist sozusagen ein junger Freudianer, der wie die neue Generation der Ägypter «Joseph nicht gekannt hat». Daher konnte er einen neuen Weg beschreiten und die neue Psychologie weniger affektgeladen darlegen, als das bei den älteren Freudianern der Fall gewesen ist. Die psychoanalytischen Theorien waren bereits wohl etabliert, als Dr. Berne sie zu meistern begann; er konnte daher ohne Schwierigkeiten das gesamte Gebiet der Psychoanalyse betrachten – sowohl ihre Ursprünge und Anfänge als auch alle Abweichungen von ihr – und dann ohne Mühe die Spreu vom Weizen sondern. Da ich selbst alles gelesen habe, was inzwischen über Freud und Psychoanalyse geschrieben worden ist, fühle ich mich berechtigt zu sagen, daß es Dr. Berne gelungen ist, seinen Stoff so darzustellen, daß sein Buch nicht nur für den intelligenten Laien, sondern auch für den Psychoanalytiker und für den Arzt interessant und instruktiv ist.

Vorwort
(1967)

Erfreulicherweise kann ich feststellen, daß nach dem vorliegenden Buch in den letzten zwanzig Jahren eine ständige Nachfrage bestanden hat. Ich schrieb es, als ich während des Zweiten Weltkriegs bei der Army Sanitätsoffizier war. Ich hatte damals Abend für Abend die Wahl, mich entweder mit dem Rattern meiner Schreibmaschine zu amüsieren oder aber mit dem Rasseln der Spielautomaten im Offizierskasino – und in den meisten Fällen entschied ich mich für die Schreibmaschine. Ursprünglich erschien dieses Buch unter dem Titel *«The Mind in Action»*. Es erhielt gute, ja sogar enthusiastische Kritiken in den Literaturblättern sowie in den psychiatrischen und psychoanalytischen Fachzeitschriften und wurde in der Folge auch in England veröffentlicht und ins Schwedische, Italienische und Spanische übersetzt. 1957 erschien bei Simon and Schuster die zweite Auflage unter dem Titel *«A Layman's Guide to Psychiatry and Psychoanalysis»*. Einige Jahre später kam bei der Grove Press eine preiswerte Taschenbuchausgabe unter demselben Titel heraus, so daß zwei konkurrierende Ausgaben gleichzeitig auf dem Büchermarkt waren. In diesen verschiedenen Ausgaben erreichte das Buch eine Gesamtauflage von weit über 250 000 Exemplaren.

Während der letzten zehn Jahre haben rapide Fortschritte im Bereich der medikamentösen Therapie und der Gruppentherapie zu radikalen Veränderungen bei der ambulanten und der stationären psychiatrischen Behandlung geführt. Außerdem wurden die Transaktionsanalyse und andere neue psychotherapeutische Methoden nach und nach in Wirkungsbereiche einbezogen, in denen sich die Psychoanalyse als unzureichend erwiesen hat. Da das Interesse an meinem Buch unvermindert anzuhalten scheint, habe ich deshalb im Hinblick auf den Leser die vorliegende, weitgehend überarbeitete Neuauflage vorbereitet.

Nach sorgfältiger Überlegung habe ich mich entschlossen, als Hinweis auf die Bedeutung des Körperlichen den Abschnitt über die physische Typenbildung beizubehalten; dieser Aspekt wird häufig gerade von nicht medizinisch vorgebildeten Therapeuten übersehen, besonders von solchen, die aus dem Bereich der Gesellschaftswissenschaften kommen. Teil I und im wesentlichen auch Teil II behandeln das menschliche Wesen als eine Art «Energiesystem», und dafür ist die Freudsche Theorie der beste Ansatz. Ich bin hier der «exakten» Version von Freud gefolgt, bei der Sexualtrieb und Todestrieb streng voneinander getrennt werden, und habe Eros und Thanatos das gleiche Gewicht beigemessen. Mit Hilfe dieses Verfahrens läßt sich alles wesentlich leichter erklären, und es entspricht mit Sicherheit besser den historischen Vorgängen der letzten dreißig Jahre, die ja auf Grund der Libido-Theorie allein nur schwer verständlich sind, jedoch entschieden deutlicher werden, wenn man Paul Federns Konzeption vom «Todestrieb» hinzuzieht.

Mein Kollege Dr. Claude Steiner, Spezialist für die Behandlung von Alkoholismus, Drogensucht und anderen von ihm als «tragisch» bezeichneten Verhaltensformen, hat bei der Neufassung von Kapitel 7 mitgewirkt, das sich mit diesem Themenkreis befaßt, und ich möchte ihm an dieser Stelle dafür danken.

Carmel, Kalifornien E. B.

Vorbemerkung

Dieses Buch verfolgt das Ziel, das dynamische Wirken des menschlichen Geistes für alle diejenigen verständlich zu machen, die mehr daran interessiert sind, das Wesen des Menschen zu begreifen, als daran, große Worte zu machen oder genormte Definitionen auswendig zu lernen. Ich habe versucht, grundsätzliche Gedanken an Hand praktischer Beispiele zu erläutern; auf diese Weise sollen auch komplizierte Vorgänge so klar und einfach wie möglich dargestellt werden. Ich habe nicht die Absicht, aus dem Leser einen Stammtischpsychiater zu machen, sondern möchte ihm zu besserem Verständnis seiner selbst und anderer Menschen verhelfen.

Jeder Psychiater hat seine eigene, aus der klinischen Praxis abgeleitete Methode, Menschen zu betrachten. Die hier dargelegten Gedanken basieren auf dem, was ich bei meinen Lehrern gelernt habe, besonders bei Dr. Eugen Kahn, dem früheren Professor für Psychiatrie an der Yale School of Medicine, und bei dem verstorbenen Dr. Paul Federn vom New York Psychoanalytic Institute; sie wurden in mehrfacher Hinsicht modifiziert auf Grund eigener Gedanken und Beobachtungen und auf Grund meiner Interpretation der psychiatrischen und psychoanalytischen Literatur. Meine Lehrer haben ihr Bestes für mich getan, aber für meine Ausführungen übernehme ich allein die Verantwortung. Selbstverständlich basiert ein Großteil der hier vorgetragenen Ideen, wie das für die Ideen jedes dynamischen Psychiaters gilt, auf den Arbeiten Sigmund Freuds, aber für die Akzentsetzung und für die Formulierung bin ich allein verantwortlich, und ich betrachte mich in keiner Weise als Sprecher irgendeiner Gruppe oder Schule von Psychiatern oder Psychoanalytikern.

Zum besseren Verständnis folgen hier einige Wortdeutungshinweise. Mit dem Wort *«er»* bezeichne ich ganz allgemein Menschen beiderlei Geschlechts. Verwende ich das Wort *«sie»*, dann heißt das in der Regel, daß ein bestimmtes Phänomen bei Frauen häufiger anzutreffen ist als bei Männern. *«Wir»* in einem entsprechenden Kontext bedeutet soviel wie «die Mehrzahl derjenigen Psychiater, vor denen ich die größte Achtung habe». *«Ist»* in einem Satz mit fachwissenschaftlicher Aussage bedeutet «scheint zu sein – nach Meinung der meisten versierten Psychiater und auf Grund meiner eigenen Erfahrungen mit dem Problem». Der Begriff *«Scheint zu sein»* bedeutet, «es erscheint mir so – auf Grund zahlreicher Beobachtungen, aber ich bin mir nicht ganz sicher, obwohl meine Meinung von einem oder mehreren der von mir geschätzten Psychiater geteilt wird». Nach gründlicher Überlegung habe ich mich entschlossen, den Begriff *«Geisteskrankheit»* beizubehalten. Zwar ist er bei einer mündlichen Diskussion entbehrlich, aber beim Schreiben läßt er sich nur schwer durch einen anderen Ausdruck ersetzen. Ebenso habe ich nach einigem Zögern die Begriffe *«neurotisch»* und *«Neurotiker»* beibehalten, da es auch in diesem Fall kaum einen Ersatzbegriff gibt, der sich in das Freudsche Schema einfügen ließe.

In den Krankengeschichten spiegeln sich nicht individuelle, sondern typische Fälle wider. Jede Ähnlichkeit mit irgendwelchen lebenden Personen ist zufällig und unbeabsichtigt.

Während viele der Krankengeschichten häufig vorkommende Fälle veranschaulichen, dienen einige als Beispiele für klar umrissene Grundformen von Geisteskrankheiten und psychischen Anomalien, d. h. in ihnen werden pathologische Persönlichkeitstypen beschrieben. In solchen Fällen werden die geschilderten Situationen und Reaktionen dem Leser gelegentlich recht ungewöhnlich vorkommen. Er möge jedoch bedenken, daß zwar die Intensität der Reaktionen bei diesen Personen manchmal in der Tat verblüffend ist, daß aber die verschiedenen Arten ihrer Reaktion keinesfalls ungewöhnlich sind. Die Krankengeschichten dienen dazu, durch Übertreibung Dinge hervorzuheben, denen jeder bis zu einem gewissen Grade auch bei sich selbst und bei seinen Mitmenschen begegnen kann. Ist das nicht auf Anhieb ersichtlich, so stellt es sich doch im Lauf der Zeit immer deutlicher heraus. Das bedeutet, die «Geisteskranken» haben nicht eine andere Triebstruktur als wir, sie drücken nur die Triebe, die allen Menschen gemeinsam sind, anders aus.

Meinen aus Soldaten und Zivilisten bestehenden Zuhörern in Kalifornien, Utah und Washington möchte ich hiermit danken. Mit ihren Fragen, Anmerkungen und Einwänden haben sie mir geholfen, meine Gedanken klar zu formulieren. Besonderen Dank schulde ich den folgenden Personen, die mir Hilfe gewährt haben.

Die Mitarbeiter des Verlages und vor allem Henry Simon haben mich bei der Ausarbeitung des Manuskripts entscheidend unterstützt und mir konstruktive Vorschläge gemacht. Dr. Paul Federn hat mich eingehend beraten, es jedoch ganz mir überlassen, seine Ratschläge zu akzeptieren oder unberücksichtigt zu lassen. Die Verantwortung für den Inhalt des Buches liegt also ausschließlich bei mir. Robert Peel aus Denton, Texas, und Frances Ordway aus Carmel, Kalifornien, haben mir dank ihrer Mitwirkung beim Tippen des Manuskripts viel zeitraubende Arbeit erspart. Viel Verständnis und Unterstützung während der Zeit, als ich unter erschwerten Bedingungen bei der Army an meinem Manuskript arbeiten mußte, fand ich bei den damaligen Majoren Dr. Samuel Cohen aus Philadelphia und Dr. Paul Kramer aus Chicago. Ferner halfen mir während dieser Zeit der damalige Colonel Stuart und Kippy Stuart, Doris Drake, Louise Masters sowie der damalige Captain Dr. George Ambrose. All denen, die das Manuskript gelesen haben oder die mir zugehört haben, als ich es im Haus der Familie Short vorlas, um Anregungen zu erhalten, proste ich mit einem Glas Carmel-Wein zu und danke ihnen für ihre Hilfe und für viele schöne Abende. Ich denke hier an Marie Short, Jake Kenny, John Geisen und seine Frau, Muriel Rukeyser, an Dr. Russell Williams und Frank Lloyd und ihre Frauen, an Sam Colburn, Gretchen Gray, Katie Martin und noch eine ganze Reihe weiterer «Carmeliter».

Einleitung

Ein Psychiater ist ein Arzt, der sich darauf spezialisiert, Menschen zu helfen, zu beraten und zu behandeln, die unter psychischen Störungen, unter gestörten zwischenmenschlichen Beziehungen, unter selbstzerstörerischem Verhalten und in schweren Fällen auch unter anomalen Empfindungen, Überzeugungen und Sinneseindrücken leiden. Er versucht, die dem Denken, Handeln und Empfinden der Menschen zugrunde liegende Motive zu erforschen, und stellt sich daher die Frage: «Warum hat dieser Mensch das Bedürfnis, so zu empfinden, zu denken oder zu handeln, wie er es tut?» Da die körperlichen Vorgänge auf die Emotionen einwirken und die Emotionen ihrerseits durch den Körper zum Ausdruck gebracht werden, muß der Psychiater, ebenso wie jeder andere Arzt, zunächst einmal gute Kenntnisse in der Anatomie und Physiologie besitzen; er muß wissen, wie der Magen, die Blutgefäße, die Drüsen und das Gehirn beschaffen sind und wie sie funktionieren. Er muß außerdem wissen, auf welche Weise bestimmte chemische Stoffe, wie zum Beispiel Alkohol, die Psyche beeinflussen und wie umgekehrt die Psyche auf bestimmte chemische Stoffe des Körpers einwirken kann, vor allem auf diejenigen, die von den Geschlechtsdrüsen, den Nebennierendrüsen, der Schilddrüse und der Hypophyse gebildet werden.

Während er seine Kenntnisse von der Funktionsweise des menschlichen Körpers vertieft, muß der angehende Psychiater ferner ständig beobachten, wie Menschen aus verschiedenen Familien sich in unterschiedlichen Situationen in dem Lande, in dem sie leben, verhalten. Hört er sich die Ungebildeten und die Gebildeten, die Armen und die Reichen an, wenn sie über die Zeugnisse ihrer Kinder sprechen, dann nimmt er die Unterschiede und die Ähnlichkeiten in ihren Einstellungen wahr und stellt sich die Frage, welche Auswirkungen sich daraus für die Schulleistungen ihrer Kinder ergeben.

Hat sich der Psychiater mit den verschiedenen psychischen und physischen Reaktionsweisen gesunder Menschen vertraut gemacht, beginnt er mit der Beobachtung kranker Menschen. Er befaßt sich zum Beispiel mit Menschen, die ein Magengeschwür haben, und versucht herauszufinden, welche Gemeinsamkeiten hinsichtlich ihrer Mägen und ihrer Empfindungen bestehen und ob sich irgendein Zusammenhang zwischen ihren Emotionen und dem Ergebnis der Röntgenuntersuchung nachweisen läßt. Er spricht mit Menschen, die unter anomalen Ängsten leiden, und beobachtet sowohl ihre psychischen als auch ihre physischen Reaktionen, um nach Möglichkeit festzustellen, welche Fehlentwicklung in jedem dieser Bereiche stattgefunden hat.

Der Psychiater trägt dazu bei, künftigen Schwierigkeiten vorzubeugen, indem er sich mit jungen Paaren unterhält, die kurz vor der Eheschließung stehen, und mit Müttern, die Probleme bei der Erziehung ihrer Kinder haben; er kümmert sich um Menschen, die ungewöhnlich traurig oder erregt sind oder anomale Empfindungen und Impulse haben; vor allem ist es die Aufgabe des Psychiaters, sich mit gewissen Zuständen zu befassen, bei denen sowohl bestimmte körperliche Organe als auch die Emotionen beteiligt sind, sowie mit den Folgen übermäßiger Einnahme gewisser Drogen. Er muß daher über alle körperlichen Funktionen gut Bescheid wissen. Um schwere Geisteskrankheiten behandeln zu können, muß er auch wissen, welche Auswirkungen die Elektrizität und verschiedene starke Medikamente auf den menschlichen Körper haben können.

Außerdem wird der Psychiater häufig zu Rate gezogen, damit er feststellt, welche Rolle psychische Ursachen in bestimmten Krankheitsfällen spielen, so zum Beispiel bei Magengeschwüren, hohem Blutdruck, Schilddrüsenentzündung, Herzkrankheiten, Rückenschmerzen, Lähmungserscheinungen, Asthma, Hautkrankheiten und bei anderen Leiden, die oft mit den üblichen medizinischen Methoden nur schwer zu heilen sind. In solchen Fällen muß der Psychiater sehr genau die Funktionen der betreffenden Organe kennen.

Bevor der Psychiater versucht, einem Patienten zu helfen, möchte er gern über dessen Herkunft etwas wissen – über die körperlichen und geistigen Eigenschaften seiner Vorfahren und über die Einflüsse, die in der Zeit seines Heranwachsens eine Rolle gespielt haben. Hat er das alles herausgefunden, dann kann er besser beurteilen, was sein Patient mit auf den Weg bekommen hat und was er durchgemacht hat, bevor er den gegenwärtigen Zustand erreichte. Der Psychiater versucht ferner festzustellen, welche Stärken und Schwächen sein Patient schon bei der Geburt besaß oder sich in der frühen Kindheit aneignete und wie er dann unter den gegebenen Voraussetzungen sein Leben gestaltet hat.

Viele Charakterzüge eines Menschen basieren bis zu einem gewissen Grade auf Vererbung. Die Erbanlagen bestimmen die obere Grenze seiner Fähigkeiten und die Zeit, in der sie sich normalerweise entfalten oder verkümmern. So bestimmen sie zum Beispiel, ob jemand ein bedeutender Musiker oder Mathematiker werden kann (auch das Schachspielen gehört hierher) und in welchem Alter er zu normalen sexuellen Beziehungen in der Lage sein wird. Die Umwelt ist jedoch richtunggebend für das, was er tatsächlich tut. Mit anderen Worten, die Erbanlagen bestimmen die erreichbaren Möglichkeiten, und die Umwelt bedingt, wie weit man sich diesen Möglichkeiten nähert. Zuviel Zeit auf die Frage zu verwenden, was nun im Leben wichtig ist, wäre allerdings ebenso unangebracht, wie wenn man sich die Frage stellte: «Was ist an Erdbeeren mit Schlagsahne wichtiger, die Erdbeeren oder die Schlagsahne? Schwimmen die Erdbeeren in der Sahne, oder umgibt die Sahne die Erdbeeren?»

Es gibt keinen Beweis dafür, daß die Umwelt nicht manche der sogenannten ererbten geistigen Eigenschaften verändern kann. Nahezu jede menschliche Fähigkeit läßt sich durch entsprechendes Training vervollkommnen, und wenn man von einem Menschen sagt, er habe eine bestimmte Unzulänglichkeit «geerbt», so bedeutet das nicht, daß er deshalb verzweifeln oder aufgeben soll. Das Studium der Drüsenfunktionen wird in Zukunft entscheidend zur Veränderung dessen beitragen, was wir jetzt als «ererbt» ansehen, so wie die Psychiatrie heute in zunehmendem Maße an Bedeutung für die Veränderung derjenigen Eigenschaften gewinnt, die wir als umweltbedingt betrachten. Statt ständig danach zu fragen, was auf Erbanlagen und was auf die Umwelt zurückzuführen ist, sollten wir daher eher die Frage stellen: «Welche Eigenschaften lassen sich nach dem derzeitigen Stand der Wissenschaft verändern und welche nicht?»

In diesem Buch wird der Mensch als ein Energiesystem unter all den anderen Energiesystemen im Universum betrachtet – das ist eine der einfachsten Möglichkeiten, die Menschen zu verstehen. Diese Betrachtungsweise ist von Sigmund Freud entwickelt worden. Natürlich gibt es andere Ansätze, von denen einige später beschrieben werden sollen. Wir wollen zu Beginn untersuchen, womit die verschiedenen Menschen ausgestattet sind und was sie mit dem, was sie besitzen, zu erreichen versuchen. Dann wollen wir beobachten, wie sie heranwachsen und sich entwickeln, welche Fehlentwicklungen eintreten können und was man tun kann, wenn die Entwicklung sich als unheilvoll erweist.

Erster Teil
Normale Entwicklung

1. Kapitel
Grundlagen und Voraussetzungen

1. Kann man Menschen nach ihrer äußeren Erscheinung beurteilen?

Jedermann weiß, daß ein menschliches Wesen, ebenso wie ein Küken, aus einer Eizelle entsteht. Bereits in einem sehr frühen Stadium stellt der menschliche Embryo ein aus drei Schichten, den Keimblättern, bestehendes, röhrenartiges Gebilde dar: aus der inneren Schicht entstehen der Verdauungstrakt und die Atmungsorgane, aus der mittleren die Knochen, Muskeln, Gelenke und Blutgefäße und aus der äußeren die Haut und das Nervensystem.

In der Regel vollzieht sich das Wachstum dieser drei Schichten ziemlich gleichmäßig, so daß der Mensch im allgemeinen eine ausgewogene «Mischung» von Gehirn, Muskulatur und inneren Organen ist. In manchen Eizellen wächst jedoch eine der Schichten rascher als die beiden anderen, und wenn das Kind dann zur Welt kommt, hat es mehr Gedärme als Gehirn oder mehr Gehirn als Muskulatur. Wenn das geschieht, konzentriert sich die Aktivität des Individuums oft hauptsächlich auf die überentwickelte Keimblattschicht.

Man kann also sagen, daß der Mensch zwar im allgemeinen eine ausgewogene «Mischung» ist, daß aber manche Menschen vorwiegend «magenorientiert», manche mehr «muskelorientiert» und manche mehr «gehirnorientiert» sind und daß diesen Eigenschaften auch der Körperbau entspricht. Magenorientierte Menschen sehen dick aus, muskelorientierte breit und gehirnorientierte lang und schmal. Das heißt nicht, daß man den Grad der Klugheit eines Menschen an seiner Körpergröße ablesen kann. Es bedeutet nur, daß jemand, auch ein Mensch von kleinem Wuchs, der eher lang und schmal als breit oder dick wirkt, oft mehr an den Vorgängen in seinem Gehirn interessiert ist als an dem, was er tut oder was er ißt; der entscheidende Faktor ist hier der schlanke Wuchs und nicht die Körpergröße. Dagegen wird jemand, der eher dick als schmal oder breit wirkt, meist mehr an einem guten Steak interessiert sein als an einer guten Idee oder an einem ausgiebigen Spaziergang.

Wissenschaftler benutzen zur Bezeichnung dieser Körperformen griechische Wörter. Einen Menschen, dessen Körpergestalt hauptsächlich auf die innere Keimblattschicht zurückzuführen ist, bezeichnet man als *endomorph*. Ist der Körperbau vorwiegend durch die mittlere Keimblattschicht bedingt, bezeichnet man ihn als *mesomorph*, und ist er hauptsächlich durch die äußere Keimblattschicht geprägt, bezeichnet man ihn als *ektomorph*.

Da sich aus dem inneren Keimblatt des menschlichen Embryos, dem

Entoderm, die inneren Bauchorgane bilden, der viszerale Bereich, ist der endomorphe Typus meist magenorientiert; da aus dem mittleren Keimblatt, dem Mesoderm, das Zellgewebe und die Muskulatur des Körpers – griechisch Soma – entstehen, ist der mesomorphe Typus gewöhnlich muskelorientiert, und da sich schließlich aus dem äußeren Keimblatt, dem Ektoderm, das Gehirn – das Zerebralsystem – herausbildet, ist der ektomorphe Typus in der Regel gehirnorientiert. Überträgt man dies ins Lateinische und Griechische, dann haben wir den *viszerotonen endomorphen* Typ, den *somatotonen mesomorphen* Typ und den *zerebrotonen ektomorphen* Typ.

Für einen zerebrotonen Menschen sind Wörter etwas Wunderbares, ein viszerotoner dagegen weiß, daß man eine Speisekarte, in welcher Sprache sie auch gedruckt ist, nicht als Menü verzehren kann, und ein somatotoner Mensch weiß, daß man mit Hilfe eines Lexikons nicht die Spannweite der Brust vergrößern kann. Wir wollen zunächst einmal herauszufinden versuchen, für welche Menschentypen diese Begriffe verwendet werden; dabei erinnern wir uns daran, daß die meisten Menschen mehr oder minder ausgewogene «Mischungen» sind und daß wir uns hier nur mit den Extremen befassen. Sie lassen sich bei Männern besser studieren als bei Frauen.

Der viszerotone endomorphe Typ. Gehört ein Mann eindeutig mehr zum dicken als zum breiten oder schmalen Typ, denn ist er in der Regel rundlich und weichlich – mit einem großen Brustkorb und einer noch größeren Bauchpartie. Er will lieber gut essen als gelöst atmen können. In der Regel hat er ein breites Gesicht, einen kurzen, dicken Hals, umfangreiche Oberarme und Oberschenkel und kleine Hände und Füße. Seine Brustpartie ist überentwickelt, und er sieht aus, als sei er ein bißchen aufgeblasen – ähnlich einem Luftballon. Seine Haut ist weich und glatt, und wenn er kahl wird, was bei ihm meist ziemlich früh geschieht, lichtet sich sein Haar zunächst in der Mitte des Kopfes.

Das beste Beispiel für diesen Typ ist der kleinwüchsige, untersetzte, immer umgängliche «Delegierte» mit leicht gerötetem Gesicht und einer Zigarre im Mund, bei dem man stets das Gefühl hat, er stehe kurz vor einem Schlaganfall. Er ist ein guter Delegierter, weil er gern unter Menschen ist und Bankette und Tagungen schätzt; er ist unbekümmert und wirkt ausgleichend, und seine Gedankengänge und Empfindungen sind leicht zu verstehen.

Seine Bauchpartie ist umfangreich, denn in ihr befindet sich ein riesiger Verdauungstrakt. Er liebt es, sich die verschiedensten Dinge einzuverleiben – gutes Essen ebenso wie die Zuneigung und den Beifall anderer Menschen. Mit Menschen, die ihn schätzen, an einem Bankett teilzunehmen, ist eine seiner Lieblingsbeschäftigungen. Es ist wichtig, daß man das Wesen solcher Menschen richtig versteht. Man sollte zum Beispiel nicht den Fehler machen, alles, was sie tun und sagen, für bare Münze zu nehmen. Wenn sie guter Laune sind, nehmen sie sich häufig selbst auf den Arm. In solchen Fällen sollte man höflich lächeln, sich aber davor hüten, in Gelächter auszubrechen, denn später, wenn die gute Laune verflogen ist, ärgern sie sich unter Umständen über diejenigen, die gelacht haben, auch wenn sie durch ihre scherzhaften Bemerkungen selbst dazu herausgefordert haben.

Der somatotone mesomorphe Typ. Gehört ein Mann eindeutig mehr zum breiten als zum dicken oder schmalen Typ, dann ist er in der Regel robust gebaut und besitzt eine ausgeprägte Muskulatur. Meist hat er kräftige Unterarme und Beine, und seine Brust- und Bauchpartie sind wohlgeformt und fest – wobei die Brustpartie stärker ausgebildet ist als die Bauchpartie. Ihm ist gelöstes Atmen wichtiger als gutes Essen. Sein Kopf ist kantig und knochig, seine Schultern sind breit, und seine Kinnpartie ist eckig. Seine Haut ist fest, derb und elastisch und nimmt rasch Sonnenbräune an. Sein Haar lichtet sich gewöhnlich zuerst über der Stirn.

Vor allem Tatmenschen gehören zu diesem Typ. Männer dieser Art sind gute Rettungsschwimmer und Pioniere. Sie setzen gern ihre Energie ein. Sie haben ausgeprägte Muskeln und machen gern von ihnen Gebrauch. Sie lieben alle Arten von Kampf und Abenteuer und wollen stets die Oberhand behalten. Sie sind forsch, kennen keine Hemmungen und möchten gern die Menschen und Dinge in ihrer Umgebung beherrschen. Wenn man weiß, was solche Menschen zufriedenstellt, kann man verstehen, warum sie in gewissen Situationen unglücklich sind.

Der zerebrotone ektomorphe Typ. Gehört ein Mann eindeutig zum langen, schmalen Typ, dann hat er in der Regel dünne Knochen und flache Muskeln. Er hat oft hängende Schultern, eine flache Bauchpartie und lange Beine. Sein Hals und seine Finger sind lang, sein Gesicht ist länglich eiförmig. Seine Haut ist dünn, trocken und blaß, und er wird nur selten kahl. Oft sieht er nicht nur wie ein zerstreuter Professor aus, sondern ist auch einer.

In der Regel sind Menschen dieser Art zwar nervös und zerfahren, aber sie sind darauf aus, ihre Energie nicht unnötig zu strapazieren, und legen keinen Wert auf gesellschaftlichen Verkehr. Sie ziehen es vor, still und zurückgezogen zu leben und sich aus Schwierigkeiten herauszuhalten. Unannehmlichkeiten beunruhigen sie, und sie gehen ihnen aus dem Weg. Ihre Freunde bringen meist nicht das richtige Verständnis für sie auf. Sie sind nicht nur in ihren Bewegungen fahrig und verkrampft, sondern auch in ihren Empfindungen. Wer Verständnis dafür hat, wie leicht solche Menschen sich ängstigen oder Sorgen machen, kann ihnen oft dabei helfen, mit der zugleich geselligen und aggressiven Welt der endomorphen und mesomorphen Menschen besser zurechtzukommen.

In den speziellen Fällen, in denen Menschen eindeutig zu einem der drei genannten Typen gehören, läßt sich also schon von ihrer äußeren Erscheinung her etwas über ihre Persönlichkeit aussagen. Ist der Mensch in einen seiner Kämpfe mit sich selbst oder mit seiner Umwelt verstrickt, dann wird die Art und Weise, wie er den Kampf austrägt, zu einem guten Teil durch den Typ, dem er zugehört, bestimmt. Gehört er zum viszerotonen Typ, dann hat er häufig zu einem Zeitpunkt, da er sich eigentlich seinen Geschäften widmen sollte, das Bedürfnis, zu einer Party zu gehen, auf der er gut essen und trinken kann und sich in angenehmer Gesellschaft befindet; gehört er zum somatotonen Typ, wird er etwas unternehmen wollen, um die Situation zu meistern, selbst wenn das, was er unternimmt, töricht und unüberlegt ist; gehört er dagegen zum zerebrotonen Typ, wird er allein über die Situation nachdenken, während er vielleicht besser daran täte, etwas zu unternehmen oder sich in angenehme Gesellschaft zu begeben und zu versuchen, das Problem zu vergessen.

Da diese Persönlichkeitsmerkmale vom Wachstum der drei Keimblattschichten bei der Entwicklung des Embryos abhängen, läßt sich an ihnen nur schwer etwas ändern. Trotzdem erweist es sich als nützlich, über diese Typen Bescheid zu wissen, denn auf diese Weise hat man zumindest eine Ahnung, was man von seinen Mitmenschen zu erwarten hat, und kann sich auf die verschiedenen Verhaltensweisen einstellen; außerdem wird man sich so der eigenen angeborenen Tendenzen stärker bewußt und lernt, sie besser unter Kontrolle zu halten, damit man bei der Bewältigung von Problemen nicht immer wieder die gleichen Fehler macht. Das System, das sich auf die Entwicklung der drei Keimblattschichten des Embryos stützt, gilt zur Zeit als das geeignetste zur Beurteilung von Menschen nach ihrer allgemeinen äußeren Erscheinung.

2. *Woher stammt die Energie des Menschen?*

Um irgend etwas auf dieser Welt zu begreifen, muß man sich zwei Fragen stellen. Erstens: Aus welchen Teilen besteht es, und wie sind diese Teile zusammengesetzt? Und zweitens: Woher kommt seine Energie, und wie wird diese Energie in die richtigen Kanäle geleitet? Will man wissen, was ein Automobil ist, muß man zunächst die einzelnen Teile beschreiben und sagen, wo sie angebracht sind; dann muß man begreifen lernen, wie die Energie des Benzins durch einen bestimmten Mechanismus in die Bewegung der rollenden Räder umgewandelt wird. Ähnlich müssen wir vorgehen, wenn wir verstehen wollen, was eine eingefrorene Wasserpumpe ist, ein kaputter Fernsehempfänger, ein dahinsausender Komet, ein rauschender Wasserfall, ein wachsender Baum oder ein verärgerter Mensch. Den Aufbau beziehungsweise die Zusammensetzung bezeichnet man als *Struktur*, die Arbeitsweise als *Funktion*. Wollen wir das Universum begreifen, müssen wir sowohl seine Struktur als auch seine Funktionsweise studieren. Das gleiche gilt für ein Atom: wir studieren seine Struktur und seine Funktion. Erst dann können wir ein Schiff steuern und eine atomgetriebene Maschine bauen.

Wir haben gesehen, daß der Mensch seiner Struktur nach aus drei verschiedenen Arten von Zellgewebe besteht und daß die Art und Weise ihrer Zusammensetzung zumindest teilweise seine Aktionen und Reaktionen bestimmt. Wenn wir nun die Drüsen und das Gehirn studieren, werden wir nach und nach eine Vorstellung davon bekommen, wie die Energie des Menschen im Verlauf der Funktionsprozesse gesteuert wird.

Soweit uns bekannt ist, baut sich die Energie des Menschen aus Nahrung und Sauerstoff auf. Zusammen mit der im Körper gespeicherten Nahrungsmenge ist die Menge der eingenommenen Nahrung ausschlaggebend dafür, wieviel Energie ein Mensch mit Hilfe von Sauerstoff freisetzen kann. Durch den Verdauungsprozeß wird die Nahrung in ziemlich einfache Substanzen umgewandelt, die im Körper gespeichert und bei Bedarf durch chemische Umwandlung in Energie umgesetzt werden. Mischt man Essig und Natriumbikarbonat in einem Glas, dann beginnt das Gemisch zu sprühen und produziert Wärme, d. h. Energie. Auf eine kompliziertere Weise produzieren im Körper chemische Stoffe und Sauerstoff Wärme, so daß eine bestimmte Nahrungsmenge auch eine bestimmte Anzahl von Energie-Kalorien erzeugt, die dann dem Körper zur Verfügung stehen. Wie diese Wärme in die vom Körper benötigte Energieart umgewandelt wird, ist noch nicht hinreichend erforscht worden.

Menschliche Energie kennen wir in zwei Formen: körperliche Energie und geistig-seelische Energie – ähnlich kann man bei der Fortbewegung eines Autos feststellen, daß die dazu benötigte Energie teils vom Wagen und teils vom Fahrer stammt.

Die Hormondrüsen üben einen starken Einfluß darauf aus, wie rasch die körperliche Energie verbraucht wird und für welchen Zweck sie eingesetzt wird. Die Schilddrüse fungiert sozusagen als Gashebel und bestimmt, ob ein Mensch mit hoher oder geringer Geschwindigkeit agiert. Läßt sie ihn rascher agieren, als es seiner Nahrungsaufnahme entspricht, dann verbraucht er alle Arten von Reservesubstanzen wie zum Beispiel Fett, um die erforderliche Energie aufzubringen; daher führt eine erhöhte Tätigkeit der Schilddrüse leicht zu einer Gewichtsabnahme. Andererseits kann die Schilddrüse aber auch die Aktionsweise eines Menschen so verlangsamen, daß er mehr Nahrung zu sich nimmt, als er verwerten kann, und der Überschuß in Form von Fett und anderen Substanzen gespeichert wird; daher kann eine zu schwache Tätigkeit der Schilddrüse leicht zu einer Gewichtszunahme führen.

Wenn wir die Schilddrüse mit einem Gashebel vergleichen, so können wir die an den oberen Nierenpolen aufliegenden Nebennierendrüsen mit Raketenzündern vergleichen. Benötigen wir einen zusätzlichen Schub, dann setzen die Nebennierendrüsen plötzlich einen riesigen Energievorrat frei. Das geschieht meist dann, wenn wir kämpfen oder rasch laufen müssen; die Nebennieren sind die Drüsen, die uns aktionsfähig machen, wenn wir zornig sind oder Angst haben. Manchmal sind wir zornig oder ängstlich, ohne daß wir irgend etwas dagegen unternehmen könnten, so daß wir nicht in der Lage sind, die zusätzliche Energie zu verbrauchen. Nun muß aber mit dieser Energie irgend etwas geschehen, und da der normale Ausdrucksweg blockiert ist, wirkt sie sich unter Umständen auf die Herzmuskulatur oder andere innere Organe aus und löst Herzklopfen oder unangenehme Empfindungen aus. Jedenfalls kann sich die zusätzliche Energie nicht einfach in Nichts auflösen; wird sie nicht durch Kämpfen oder rasches Laufen bzw. durch Herzklopfen oder durch Kontraktionen anderer innerer Organe aufgebraucht, dann wird sie, wie wir noch sehen werden, aufgespeichert, bis sie eine direkte oder indirekte Ausdrucksmöglichkeit findet.

Sowohl die Schilddrüse als auch die Nebennieren lösen bei verschiedenen Menschen auch verschiedene Eigenschaften aus. Wenn manche Menschen ständig in Bewegung und andere ständig träge sind, so ist das auf ihre Schilddrüse zurückzuführen. Natürlich gibt es noch andere Gründe für derartige Unterschiede in der Energieleistung, aber wenn wir uns Ruhelosigkeit oder Trägheit erklären wollen, sollten wir stets an die Schilddrüse denken. In gleicher Weise müssen wir, wenn Unterschiede in der Erregbarkeit zur Debatte stehen, immer die Nebenniere in Betracht ziehen. Manche Menschen sind infolge ihrer Nebennieren hochempfindlich, so daß ihr Körper sich häufig in einem Zustand des Aufruhrs befindet, andere dagegen spüren niemals das mit tiefem Zorn oder Entsetzen verbundene Aufwallen animalischer Kraft.

Die Schilddrüse wirkt auf das gesamte Ausmaß der Aktivität des Menschen ein, unabhängig davon, wofür er seine Energie verbraucht. Die Nebennieren setzen zusätzliche Energie frei, um das Individuum dabei zu unterstützen, sich von Dingen, die es bedrohen oder bedrükken, zu befreien; dabei ist es gleich, wie diese Befreiung erfolgt – ob der Mensch davonläuft, ob er die bedrohende Kraft zerstört oder ob er sie veranlaßt, das Feld zu räumen.

Auch die Geschlechtsdrüsen wirken auf die Energieleistung ein; die von ihnen freigesetzte Energie trägt, ähnlich wie bei den Nebennieren, dazu bei, Kraft für besondere Zwecke bereitzuhalten. Man kann sagen, die Nebennieren unterstützen den Selbsterhaltungstrieb, indem sie zusätzliche Kraft für Befreiung oder Zerstörung freisetzen. Die Testikel und Ovarien dagegen unterstützen den Sexualtrieb, indem sie zusätzliches Interesse auf bestimmte konstruktive Tätigkeiten lenken. Ihr erdgebundenes Ziel besteht in der sexuellen Vereinigung, aber ein Teil der von ihnen freigesetzten Energie läßt sich sinnvoll auf jede romantische oder sublime Aktivität im Bereich der persönlichen Zuneigung oder des schöpferischen Tuns übertragen.

Es muß allerdings klargestellt werden, daß wir kein Recht haben, diese Drüsen selbst als Quelle der Energie und des Verlangens nach schöpferischer oder zerstörerischer Tätigkeit zu betrachten; aber in gewissem Sinn tragen sie dazu bei, solchen Wünschen Nachdruck zu verleihen und zusätzliche Energie zu ihrer Verwirklichung freizusetzen. Ältere Menschen, deren Drüsentätigkeit abnimmt, können immer noch schöpferisch tätig sein und zerstören, aber bei ihnen begegnen wir nicht mehr jener leidenschaftlichen Erregung und jener konzentrierten Energie, wie wir sie bei jüngeren Menschen finden.

Auch haben die Drüsen nichts mit der speziellen Anwendung der freigesetzten Energie zu tun. So bewirken zum Beispiel die Nebennierendrüsen eine Stärkung und eine beschleunigte Tätigkeit der Arm- und Beinmuskeln, haben aber keinen Einfluß darauf, ob die Gliedmaßen zum Kampf oder zum Davonlaufen benutzt werden. Die Geschlechtsdrüsen geben dem Menschen ein Gefühl der Stärke und der Ruhelosigkeit und erhöhen die Anziehungskraft anderer Objekte, insbesondere die anderer Menschen, in der Regel solcher des anderen Geschlechts, aber sie üben keinen Einfluß darauf aus, auf welche Weise er engeren Kontakt sucht und für wen er sich entscheidet. Besäße der Mensch nur Drüsen und kein Gehirn, würde er kaum mehr Initiative an den Tag legen als eine Flasche gärenden Weins. Das läßt sich nachweisen, indem man bei einer Katze die äußeren Gehirnteile entfernt. Unter dem Einfluß der Nebennierendrüsen gerät dann die Katze, ohne dazu provoziert zu werden, ständig in Wut und zeigt eine Bereitschaft zur Gewalttätigkeit, aber sie kennt weder das eigentliche Objekt ihrer Wut, noch ist sie imstande, sich mit dem, was sie möglicherweise wirklich bedroht, wirksam auseinanderzusetzen. Sie gerät in Rage, aber sie weiß nicht, wie oder wogegen sie agieren soll. Für jede wirksame Aktion zur Erreichung eines bestimmten Ziels ist das Gehirn eine unerläßliche Voraussetzung.

Ein interessantes Verbindungsglied zwischen diesen Drüsen und dem Gehirn ist die Hypophyse (Hirnanhangsdrüse), eine Art «Hauptdrüse», die die anderen Drüsen steuert. Sie liegt unmittelbar an der Unterseite des Gehirns und ist eng mit ihm verbunden; auf diese Weise kann sie unter Anleitung des unteren, mehr primitiven Gehirnteils in chemischer Form Botschaften an die anderen Drüsen übermitteln.

Die geistig-seelische Energie ist schwerer zu begreifen als die Bewegungsenergie, und über ihren Ursprung ist so gut wie nichts bekannt. Man weiß, daß für geistige Tätigkeit Energie benötigt wird, und es läßt sich auch nachweisen, daß das Gehirn elektrische Wellen aussendet und Sauerstoff benötigt. Das könnte bedeuten, daß sich die geistige Energie nicht allzu stark von der körperlichen Energie unterscheidet; es könnte sich durchaus um die gleiche Art von Energie handeln, die allerdings auf unterschiedliche Weise genutzt wird. Es läßt sich experimentell nachweisen, daß zwischen dem Gehirn und dem Körper, ebenso wie zwischen den einzelnen Teilen des Gehirns, Unterschiede in der elektrischen Spannung bestehen und daß diese Unterschiede sich bei jeder geistig-seelischen Tätigkeit verändern. Daraus ergibt sich, daß jede geistig-seelische Aktivität von Veränderungen der elektrischen Spannung begleitet ist.

Viel geistige Energie wird allein dazu benötigt, nichts zu tun, genauer gesagt, sich davon zurückzuhalten, etwas zu tun. Eine der Hauptfunktionen des Gehirns besteht nämlich darin, die Aktivität des Individuums zu dämpfen und zu verhindern, daß das übrige Nervensystem außer Kontrolle gerät, wie es bei der Katze mit den entfernten Gehirnteilen geschehen ist. Das niedere Nervensystem fest im Griff zu behalten, erfordert ebenso Energie wie der Versuch, unruhige Pferde unter Kontrolle zu halten.

Geistig-seelische Energie benötigt man auch, um bestimmte Ideen und Empfindungen auseinanderzuhalten, damit im Geist Klarheit und Ordnung herrschen. Hätten die verschiedensten Ideen und Eindrücke die Möglichkeit, ungehindert zusammenzuströmen, dann sähe der Geist des Menschen ebenso unordentlich aus wie ein Heuhaufen. Läßt man normalerweise getrennt gehaltene Ideen und Empfindungen zusammenkommen wie etwa beim Erzählen von Witzen oder in peinlichen Situationen, dann wird die vorher zu ihrer Trennung benötigte Energie frei und kann nun für andere Zwecke verwendet werden; sie kann zum Beispiel eine Rolle spielen, wenn es zu dröhnendem Gelächter, zu einem Tränenausbruch oder zu plötzlichem Erröten kommt.

In Situationen, in denen es um gesellschaftliches Prestige geht, wird zum Beispiel das Gefühl des Respekts, das gesellschaftlich «Tieferstehende» oft empfinden, in der Regel mit Hilfe geistig-seelischer Energie scharf getrennt von den Ressentiments, die solche Situationen auslösen. Gelegentlich kommen allerdings die aufgestauten Ressentiments in einer offenen Rebellion zum Ausdruck. In anderen Fällen drückt sich ein Teil solcher Ressentiments in verdeckter Form als Witz oder Scherz aus; die Energie, die bisher dazu benötigt wurde, die Ressentiments unter Kontrolle zu halten, wird nun bei den Zuhörern frei und schafft sich – zusammen mit der Energie der zum Ausdruck gebrachten Ressentiments – in einem Lächeln oder lautem Lachen Luft.

Das läßt sich an Hand des folgenden Witzes illustrieren. Eine Frau stieg in einen Bus und weigerte sich, einen Fahrschein zu lösen. Als der Schaffner darauf bestand, daß sie entweder ihr Fahrgeld entrichten oder aber wieder aussteigen müßte, antwortete sie hochnäsig:

«Sie können *mich* nicht zwingen, Fahrgeld zu bezahlen. Schließlich bin ich eine der Direktorsfrauen.»

Der Fahrer ließ sich nicht einschüchtern.

Zum Ergötzen der anderen Fahrgäste antwortete er: «Das ist mir egal. Selbst wenn Sie die *einzige* Frau des Direktors sind, bezahlen müssen Sie trotzdem.»

In diesem Fall machten die mit dem Schaffner sympathisierenden Zuhörer im Geist den gleichen Prozeß der Trotzhaltung und der Befreiung von Ressentiments durch wie der Schaffner. Er selbst benutzte die auf diese Weise frei gewordene Energie zu einer Erwiderung, die Zuhörer benutzten sie zum Lachen. In beiden Fällen kam noch die Energie hinzu, die dadurch frei wurde, daß man die Vorstellungen von «Wohlhabenheit» und «Polygamie» offen in Verbindung brachte. Durch das Aufdecken dieser und anderer verborgener Zusammenhänge wurden sozusagen Energiesammlungen freigegeben, die die verschiedenen Parteien zum Lachen, zum Sprechen oder zum Kritisieren benutzten.

Wir sehen also, daß unsere Energie aus der Nahrung stammt, die wir zu uns nehmen, und aus der Luft, die wir atmen, und daß die Drüsen entscheidend mitbestimmen, wieviel Energie in Zeiten der Ruhe und in Zeiten der Erregung freigesetzt wird, während der menschliche Geist am Ende darüber bestimmt, für welchen genauen Zweck die freigewordene Energie verwendet wird. Will man also das Ausmaß oder die Zielrichtung der Energieleistung eines Menschen ändern, so ergeben sich dafür drei Ansatzpunkte. Die Veränderung der Energieproduktion aus Nahrung und Luft gehört in den Bereich der inneren Medizin; dieses Problem stellt sich in Fällen von Krankheiten der Leber, der Lunge und der Muskeln, in Fällen von Anämie usw. Die Veränderung der Freisetzung von Energie und die verschiedenen Drüsen ist eine komplizierte Sache, bei der Internisten und Psychiater zusammenarbeiten können. Die Steuerung der Energieleistung durch den Geist ist das Problem der Psychiatrie, und mit ihm wollen wir uns in den weiteren Kapiteln dieses Buches befassen.

3. Wozu ist das Gehirn da?

Man hat früher – nicht ganz zutreffend – das Gehirn mit einer Telefonzentrale verglichen, denn in ihm werden die Verbindungen zwischen Ideen hergestellt sowie zwischen den Dingen, die sich ereignen, und unseren Reaktionen darauf. Schon allein in dieser Hinsicht ist das

Gehirn weit komplizierter als alles, was der Mensch maschinell herstellen könnte. In einem einzigen Gehirn gibt es mehr mögliche Verbindungen, als es sie in einer Welt-Telefonzentrale geben würde, wenn jeder lebende Mensch einen Telefonanschluß besäße. Außerdem scheint stets ein Teil des Gehirns in der Lage zu sein, im Notfall für einen anderen Teil einzuspringen, und zwar weit müheloser, als das bei jedem von Menschen hergestellten Telefon-Klappenschrank möglich wäre. Heute können wir das Gehirn mit einem Computer vergleichen. Vermutlich arbeiten bestimmte Teile des Gehirns tatsächlich wie ein Computer, aber auch da wiederum ist das Gehirn der betriebssicherste, fortschrittlichste, leistungsfähigste und sich am wirksamsten selbst korrigierende Computer, von dem wir bisher wissen.

Das in zwei Hemisphären unterteilte Gehirn ruht im oberen Teil der Schädelhöhle und hat etwa die Größe einer ausgewachsenen Kokosnuß. Das Rückenmark hat die Form eines dünnen Rohrstocks mit einem oben aufgesetzten Knauf. Das Gehirn umgibt diesen Knauf und ist mit ihm durch Millionen kleiner Nervenstränge verbunden.

Häufig fragen sich die Menschen, einen wie großen Teil seines Gehirns man wirklich benötigt und wieviel man entbehren könnte. Gelegentlich wird das Gehirn vor, während oder nach der Geburt beschädigt; in einem solchen Fall können wir die oben gestellten Fragen beantworten, denn der geschädigte Gehirnteil verflüssigt sich meist nach einem gewissen Zeitraum: die Gehirnsubstanz verschwindet, und an ihre Stelle tritt eine Ansammlung wässeriger Flüssigkeit. Es ist in der Tat erstaunlich, wenn man in solchen Fällen sieht, ein wie großer Teil des Gehirns zerstört werden kann, ohne daß der Betroffene oder seine Freunde merken, daß irgend etwas nicht in Ordnung ist. Ich kenne einen Mann, der in seinem Gehirn mehrere größere Flüssigkeitsansammlungen dieser Art hatte. Von seiner Geburt an war bei ihm nur etwa die Hälfte der Gehirnsubstanz intakt. Trotzdem absolvierte er, offenbar ohne größere Schwierigkeiten, die Mittelschule und war zu der Zeit, als er den Arzt aufsuchte, erfolgreich als Kraftfahrzeugmechaniker tätig. Der einzige Grund, weshalb er sich behandeln lassen wollte, war, daß er plötzlich epileptische Krämpfe hatte. Bis dahin hatten weder er noch seine Angehörigen bemerkt, daß etwas mit ihm nicht stimmte. Erst als er zu einem Facharzt ging, stellte sich heraus, daß bei ihm irgend etwas nicht in Ordnung war. Wegen gewisser kleiner Unregelmäßigkeiten im Sehvermögen und in seiner Muskelstruktur, die ihn bei der Arbeit nie so behindert hatten, daß es ihm aufgefallen wäre, nahm der Neurologe eine spezielle Röntgenuntersuchung vor, bei der dann die «Löcher» in seinem Gehirn entdeckt wurden.

Einige Teile der Gehirns haben spezielle Aufgaben, andere Teile sind dagegen in der Lage, einander zu ersetzen. Verflüssigt sich einer der mit speziellen Aufgaben betrauten Gehirnteile, dann ist der Mensch nicht mehr imstande, die mit diesem Gehirnteil verbundene Funktion auszuüben. Schwindet beispielsweise eine Hälfte des hinteren Gehirnteils, kann der betreffende Mensch die Hälfte der vor ihm befindlichen Objekte nicht mehr wahrnehmen und ist halbseitig blind (allerdings nicht zum Beispiel im rechten Auge, sondern in der rechten Hälfte beider Augen). Verflüssigen sich beide hinteren Gehirnteile, tritt eine nahezu völlige Blindheit ein. In Ausnahmefällen können sogar die Funktionen dieser mit speziellen Aufgaben betrauten Gehirnteile von anderen Gehirnpartien übernommen werden. Ein Schlaganfall ist stets auf die Zerstörung eines Gehirnteils zurückzuführen, der einen bestimmten Muskelbereich steuert. Wird dieser Gehirnteil zerstört, versteifen sich die Muskeln, und das betreffende Individuum ist nicht mehr imstande, sie normal zu steuern. Durch entsprechendes Training lassen sich jedoch häufig andere Gehirnteile dazu bringen, diese Funktion zu übernehmen; auf diese Weise gelingt es manchen Menschen nach einem Schlaganfall, die Kontrolle über sich wiederzugewinnen. Bei dem erwähnten Kraftfahrzeugmechaniker hatten die meisten der zerstörten Gehirnteile zufällig keine speziellen Funktionen.

Der Grund dafür, daß man soviel Gehirnsubstanz entbehren kann, ist, daß das Gehirn in der Regel als Ganzes agiert. In dieser wie in vielfacher anderer Hinsicht funktioniert es anders als eine Telefonzentrale oder ein Computer. Würden in Frankreich einige Telefonzentralen zerstört, wäre der Telefondienst dort erheblich beeinträchtigt. Würden einige der Informationsspeicher eines französischen Übersetzungs-Computers zerstört, so würde der Computer ein entsprechendes Maß seiner Übersetzungskapazität einbüßen. Lernt dagegen ein Mensch die französische Sprache, dann läßt sich diese Kenntnis nicht durch Zerstörung eines bestimmten Gehirnteils beeinträchtigen, denn der Mensch lernt die französische Sprache mit seinem gesamten Gehirn, nicht mit einem bestimmten Teil. Es gibt keinen «Höcker» für Fremdsprachen.* Man könnte fast sagen, das Fehlen einiger Gehirnteile wirkt sich auf das Wissen, das Denken und andere Aspekte des Geistes nicht stärker aus als der Verlust eines Beins. In Wirklichkeit liegen die Dinge sogar so, daß der Verlust eines Beines häufig mehr geistig-seelische Symptome verursacht als der Verlust eines Teils der Gehirnsubstanz.

Man sollte das Gehirn als einen Bestandteil jenes Energiesystems ansehen, das der Mensch darstellt. Wenn wir es so betrachten, dürfen wir annehmen, daß das Gehirn noch eine weitere Funktion besitzt, die meistens ebenso wichtig ist wie die Funktion, die es als «Telefonzentrale» oder «Computer» ausübt, nämlich Energie zu speichern. Manches

* Eine Ausnahme in bezug auf diese Angaben stellt das komplizierte Phänomen der Aphasie (Sprachverlust) dar, auf das wir hier nicht einzugehen brauchen.

spricht dafür, daß das Gehirn tatsächlich diese Funktion erfüllt. Erinnern wir uns noch einmal an die Katze, deren obere Gehirnteile entfernt wurden. Das Tier schien nicht mehr in der Lage, irgendwelche Empfindungen zu speichern, es geriet schon bei der geringsten Provokation in Wut. Es war auch nicht mehr imstande, irgendwelche Erinnerungen an das Geschehen zu speichern oder bestimmte Reaktionen zurückzuhalten, wie zum Beispiel das Bewegen seiner Gliedmaßen, wenn es dazu gereizt wurde. Bei Menschen mit gesundem, vollständigem Gehirn ist die Fähigkeit, geistig-seelische Energie zu speichern, stark entwickelt. Normalerweise können Erwachsene ihre Empfindungen speichern, bis es ihnen angemessener erscheint, sie zum Ausdruck zu bringen; sie können Erinnerungen speichern und sie später abrufen; sie können ihr Bedürfnis, auf bestimmte Reize mit einer Bewegung ihrer Gliedmaßen zu reagieren, speichern, wie sie es tun müssen, wenn sie beim Zahnarzt im Behandlungsstuhl sitzen. In manchem Fällen wird bei der Behandlung bestimmter Geisteskrankheiten der vordere Teil des Gehirns durchschnitten (Leukotomie). Auf Grund der Beobachtungen, die wir dann machen, können wir den Schluß ziehen, daß der Patient seine Empfindungen und Impulse jetzt nicht mehr so gut speichern kann wie vor dem Eingriff. Nach einer solchen Operation handelt der Patient weit impulsiver und gibt seine Empfindungen rascher zu erkennen als vorher.

Viele sonst mysteriös erscheinende Phänomene lassen sich erklären, wenn wir davon ausgehen, daß eine Funktion des Gehirns das Speichern von Energie ist. Unter diesem Gesichtspunkt ist das Gehirn das Organ des Wartens.

Einer der wichtigsten Faktoren für das Verhalten in Familie und Gesellschaft und bei allen zwischenmenschlichen Beziehungen ist die Fähigkeit, ohne innere Schwierigkeiten Energie zu speichern, wenn das Individuum zu der Einsicht gelangt, daß es ratsam ist, abzuwarten, bevor es etwas unternimmt. Trifft unsere Annahme zu, dann ist es das Gehirn, das die von den Drüsen und anderen Quellen freigesetzte Energie bis zum geeigneten Augenblick speichert. So gesehen würde die Speicherkapazität des Gehirns eine wichtige Rolle dabei spielen, die Menschen davon abzuhalten, irgendwelche törichten Dinge zu unternehmen, nur weil sie sich auf Grund innerer Spannungen plötzlich dazu gedrängt fühlen. Man könnte sich sogar vorstellen, daß das Gehirn im Alltagsleben ständig aufgeladen wird, also gleichsam ein lebendiger Akkumulator ist. Ein gutes Beispiel dafür ist der «Fall mit dem Zehn-Dollar-Klaps».

Midas King, Inhaber der Firma Olympic Cannery, gehörte zum viszerotonen Typ. Er war von rundlicher Statur, nervös und leicht reizbar. Während der Hauptsaison herrschte in seiner Konservenfabrik stets eine gespannte Atmosphäre. Alle arbeiteten mit Hochdruck, es gab viele personelle Veränderungen, und häufig kam es zu irgendwelchen, gelegentlich auch schwerwiegenden Pannen. In solchen Zeiten ergaben sich Tag für Tag neue Unannehmlichkeiten für Mr. King, aber in seiner Fabrik versuchte er stets, die Beherrschung zu wahren. Eines Tages begab er sich wegen seines hohen Blutdrucks bei Dr. Treece in psychiatrische Behandlung.

Mrs. King begleitete ihren Mann und berichtete dem Arzt von einem Vorfall, der sich am vorhergehenden Abend ereignet hatte. Als Mr. King von der Fabrik nach Hause kam, hatte er zunächst ganz friedlich gewirkt, aber dann stellte sein dreijähriger Sohn irgend etwas an, und Mr. King strafte ihn unvermittelt mit einem kräftigen Klaps auf den Kopf. Mr. King fand diese Maßnahme gerechtfertigt, aber seine Frau sagte ihm, er sei zu weit gegangen; sie nahm den Kleinen in die Arme, streichelte ihn und versuchte ihn zu besänftigen. Der Anlaß für Mr. Kings Zornausbruch: das Kind hatte eine Dollarnote in Stücke gerissen. Inzwischen bereute Mr. King, daß er das Kind so hart bestraft hatte.

«Ich glaube, ich kann Ihnen sagen, was geschehen ist», sagte Dr. Treece. «Der Junge hat eine Dollarnote zerrissen, aber statt ihn dem Wert des einen Dollars entsprechend zu strafen, haben Sie ihm einen Zehn-Dollar-Klaps gegeben, nicht wahr?»

Mr. King und seine Frau stimmten darin überein, daß diese Schilderung dem Sachverhalt entsprach.

«Das Problem ist nur», sagte der Arzt, «woher stammte die Verärgerung, die den restlichen neun Dollar entspricht?»

«Die hat der Ärmste natürlich aus der Fabrik mit heimgebracht», antwortete Mrs. King.

«Seine Gefühle haben sich in der Fabrik aufgeladen und zu Hause entladen», sagte der Arzt. «Und jetzt, nachdem das schon ein paar Jahre lang so gegangen ist, reicht ein geruhsames Wochenende nicht mehr aus, um seinen Blutdruck wieder so rasch herunterzubringen, wie das früher der Fall war. Wir sollten also versuchen, herauszufinden, wie Ihr Mann es vermeiden kann, sich tagsüber so leicht aufzuregen.» Bei sich dachte der Arzt: Irgend etwas stimmt hier nicht. Obwohl er den Jungen so heftig auf den Kopf geschlagen hat, nennt seine Frau ihn immer noch «der Ärmste». Vor allem muß ich dafür sorgen, daß er den Jungen nicht wieder auf den Kopf schlägt. Was tun? Ein erholsames Wochenende?

Wir müssen hier die Bemerkung einflechten, daß ein Kind, ebenso wie ein Gesetzesbrecher, durch Erfahrung lernt, welche Strafe es für ein bestimmtes Vergehen zu erwarten hat. Eine dieser Erwartung entsprechende Strafe akzeptiert es im allgemeinen ohne Groll. Bekommt es aber eine «Zehn-Dollar-Strafe» für ein «Ein-Dollar-Vergehen», so stauen sich in ihm gewissermaßen für neun Dollar Ressentiments, da auch ein noch unerfahrenes Kind irgendwie spürt, daß es damit zum Sündenbock für irgendwelche Vergehen anderer gemacht wird, und diesen Mangel an Fairness übelnimmt.

Das Beispiel zeigt, wie eminent wichtig die Speicherung von Energie und die Art ihrer Freisetzung ist – nicht nur für ein reibungsloses Funktionieren des Körpers, sondern auch für die zwischenmenschlichen Beziehungen am Arbeitsplatz und in der Familie. Außerdem werden auch Empfindungen, Kenntnisse und Erfahrungen gespeichert, und zwar in Form von Erinnerungen. Bei geistig zurückgebliebenen Menschen ist die Fähigkeit zur Speicherung derartiger Elemente wesentlich schwächer ausgebildet: sie haben daher Mühe, sich an bestimmte Dinge zu erinnern. Es handelt sich dabei um zwei verschiedene Arten der Speicherung. Die Fähigkeit, Kenntnisse zu speichern, hat mit der Fähigkeit, Empfindungen zu speichern, nicht unmittelbar etwas zu tun. Das ist der Grund dafür, daß sich manche «intelligente» Menschen in ihren zwischenmenschlichen Beziehungen falsch verhalten, und teilweise auch der Grund dafür, daß jemand, der etwas schwer von Begriff ist, trotzdem mit seinen Mitmenschen oft gut auskommt. Wir bewundern Menschen wegen ihrer Intelligenz, aber unsere Zuneigung hängt davon ab, wie sie mit ihren Empfindungen umzugehen verstehen. Bei der Entfaltung seiner Persönlichkeit muß sich ein Mensch also entscheiden, ob er die eine oder die andere Seite stärker entwickeln will oder aber beide zugleich. Entwickelt er nur seine Fähigkeit, Erinnerungsvorstellungen zu speichern, dann mag man ihn bewundern, wird ihm aber nicht unbedingt Zuneigung entgegenbringen. Hat ein Mensch nicht nur das Verlangen nach Bewunderung, sondern auch nach Zuneigung, so erweist es sich meist als vorteilhaft, wenn er auch die Fähigkeit entwickelt, seine Empfindungen zu speichern und sie auf angemessene Weise zum Ausdruck zu bringen.

In beiden Fällen handelt es sich um geistig-seelische Phänomene, bei denen das Gehirn wahrscheinlich das am unmittelbarsten beteiligte Organ des Körpers ist. Es ist das Organ des Lernens und des Wartens, das Erinnerungsvorstellungen speichert; es ist ferner das zentrale Organ, das die Verbindung zwischen verschiedenen Ideen herstellt und sich mit den Vorgängen in unserer Umwelt und unseren Reaktionen darauf befaßt.

4. Warum die Menschen so handeln und empfinden, wie sie es tun

Die Handlungen und Empfindungen eines Menschen richten sich nicht nach der Wirklichkeit der Dinge, sondern nach dem geistigen Vorstellungsbild, das er von ihnen hat. Jeder hat bestimmte Vorstellungen von sich selbst, von der Welt und von seinen Mitmenschen, und er verhält sich so, als seien diese Vorstellungsbilder – und nicht etwa die Objekte, die sie repräsentieren – die eigentliche Wirklichkeit.

Einige Vorstellungsbilder haben bei nahezu jedem normalen Menschen das gleiche Schema. Die Mutter ist tugendhaft und gütig, der Vater streng, aber gerecht, der Körper stark und vollkommen. Besteht Grund zu der Annahme, es könnte in irgendeiner Beziehung das Gegenteil der Fall sein, dann wehren sich die Menschen in ihrem tiefsten Innern, daran zu glauben. Sie wollen sich in ihren Empfindungen auch weiterhin nach den allgemeingültigen Vorstellungsbildern richten, ohne Rücksicht darauf, ob diese mit der Wirklichkeit übereinstimmen oder nicht. Wenn sie gezwungen werden, ihre Vorstellungen zu ändern, werden sie traurig und ängstlich und gelegentlich sogar geisteskrank.

So ist zum Beispiel die Vorstellung, die die Menschen von ihrem eigenen Körper haben, nur sehr schwer zu ändern. Verliert ein Mann ein Bein, dann ist es für ihn schwierig, sich damit abzufinden; er muß erst eine Art «Trauerzeit» durchmachen, in der es ihm gelingt, die Vorstellung von seinem Körper zu ändern und der neuen Situation anzupassen. Aber selbst dann behält er tief in seinem Innern das alte Vorstellungsbild von sich bei. Noch Jahre nach dem Verlust des Beins sieht er sich im Traum zuweilen als unversehrten Mann, und gelegentlich stolpert er, weil er einen Augenblick lang seinen körperlichen Zustand vergessen hat. Solche Vorkommnisse zeigen, daß ihm in seiner «Trauerzeit» die Umstellung nicht vollständig gelungen ist.

Auch die Vorstellungsbilder, die die Menschen von ihren Eltern haben, sind nur schwer zu ändern. Gelegentlich erscheint im Traum der schwächliche Vater als starker Mann, die trunksüchtige Mutter als makellose Frau oder der verstorbene Elternteil als lebendes Wesen. Ein Vorstellungsbild zu ändern, wenn sich dies als nötig erweist, bedeutet ein hartes Stück Arbeit, und das ist einer der Gründe, warum die Menschen es so ungern tun. Stirbt ein Mensch, der einem nahesteht, dann kostet die sich in der «Trauerzeit» vollziehende Bemühung, das bisherige Vorstellungsbild der neuen Situation anzupassen, viel Kraft und führt zu Erschöpfung und zu Gewichtsverlust. Jemand, der sich in einer solchen «Trauerzeit» befindet, ist morgens beim Aufstehen oft abgespannter als beim Schlafengehen, und er hat das Gefühl, als habe er die ganze Nacht hart gearbeitet. Der Grund dafür ist, daß er tatsächlich nachts hart gearbeitet hat – an der Änderung seines geistigen Vorstellungsbildes.

Es gibt noch andere, infolge besonderer Umstände nur bestimmten Individuen eigene Vorstellungen, die sich ebenfalls schwer ändern lassen. «Das Phantom im Schlafzimmer», das geistige Vorstellungsbild, das ein wiederverheirateter Mann von seiner ersten Frau hat, kann sich nachteilig auf die Beziehungen zu seiner zweiten Frau auswirken; «die Mutter mit der Hand an der Türklinke» ist ein Vorstellungsbild, das eine Frau psychisch belasten kann, selbst wenn sie weit entfernt von ihrem Elternhaus lebt: sie hat ständig das Gefühl, als würde alles, was sie tut, von ihrer abwesenden oder verstorbenen Mutter kritisiert, so als lauschte diese immer hinter der Tür. In Wirklichkeit trägt die Tochter das Vorstellungsbild von ihrer Mutter in Gedanken mit sich herum, und in diesem Sinn lauscht die Mutter tatsächlich hinter der Tür.

Die Geschichte von Nana Curtsan ist ein gutes Beispiel für eine andere Art von individuellen Vorstellungsbildern, die das Verhalten auch dann noch beeinflussen können, wenn sich die entsprechenden Voraussetzungen geändert haben. Bis zum tragischen Tod ihres Vaters war Nana ein ziemlich pummeliges Mädchen. Da ihre Mutter nicht mehr lebte und ihr Vater ein Trinker war, hatte sie ein starkes Verlangen nach Zuneigung und war bereit, dafür alles zu tun. Die Folge war, daß sie bald in einen schlechten Ruf kam, das bereitete ihr zwar Kummer, aber sie war nicht imstande, ihr starkes Verlangen nach männlicher Gesellschaft unter Kontrolle zu halten, und da sie eine unansehnliche Figur hatte, mußte sie bis zum Äußersten gehen.

Nach dem Tod ihres Vaters verlor sie stark an Gewicht, und aus dem ursprünglichen Fettpolster schälte sich ihre wahre Figur heraus, etwa so, wie eine schlanke, anmutige Frauenstatue aus einem unförmigen Steinblock entsteht. Zwei ihrer alten Freunde, der Bankierssohn Ralph Metis und Josiah Tally, der Kassierer der Bank, waren von ihrer neuerblühten Schönheit so hingerissen, daß sie ernsthaft erwogen, Nana trotz ihres schlechten Rufes zu heiraten.

Unglücklicherweise war Nana jedoch außerstande, ihr Vorstellungsbild von sich selbst zu ändern. Zwar bestätigte ihr der Spiegel, was die Freunde ihr vorschwärmten, aber sie betrachtete sich weiterhin als körperlich unattraktives Mädchen, das bis zum Äußersten gehen mußte, um in den Genuß der ersehnten Zärtlichkeiten zu gelangen. Sie konnte sich nicht entschließen, ihr Verhalten zu ändern, und das Ergebnis war, daß die entsetzten Eltern von Ralph und Josiah erfolgreich intervenierten und Nana die Chancen für eine gute Partie verlor.

Nana, die nicht aufhören konnte, sich stets als «reizlose Dryade» zu betrachten, ist mit ihrer Geschichte das genaue Gegenteil vieler Frauen, die sich trotz fortgeschrittenen Alters noch als die «bezaubernde Sylphide» sehen, die sie in ihrer Jugend einmal gewesen sein mögen und die entsprechend agieren, was manchmal zu erschütternden Ergebnissen führt und manchmal – bei etwas Glück – zu charmantem Erfolg.

Derartige geistige Vorstellungen, die unser Verhalten bestimmen, sind in hohem Maße mit Gefühlen befrachtet. Wenn wir sagen, daß wir jemanden lieben, dann meinen wir damit, daß die Vorstellung, die wir von ihm haben, in hohem Maße mit konstruktiven, zärtlichen und hochherzigen Empfindungen befrachtet ist. Sagen wir dagegen, wir hassen einen Menschen, dann meinen wir damit, daß die Vorstellung, die wir von ihm haben, mit destruktiven, zornigen und engherzigen Empfindungen befrachtet ist. Wie der betreffende Mensch in Wirklichkeit ist oder welchen Eindruck er auf andere Menschen macht und was diese für ihn empfinden, das alles spielt dabei nur indirekt eine Rolle. Wir verlieren nicht unsere Liebe zu Pangyne und verlieben uns in Galatea, sondern wir verlieren unsere Liebe zu unserem Vorstellungsbild von Pangyne und verlieben uns in unser Vorstellungsbild von Galatea. Galatea tut nichts weiter dazu, als daß sie es uns leichtmacht, uns ein liebenswertes Bild von ihr zu formen. Wenn wir gerade Sehnsucht haben, uns zu verlieben, kommen wir Galatea insofern entgegen, als wir alles Liebenswerte an ihr in unserem Vorstellungsbild hervorheben und alle nachteiligen Eigenschaften unbeachtet lassen. Es ist daher leichter, sich nach einer Enttäuschung erneut zu verlieben, als es beim erstenmal war, denn wenn das geistige Vorstellungsbild der ersten Liebe in uns zerbricht, bleibt ein Vakuum zurück, zusammen mit einer Fracht von Empfindungen, die dringend nach einem Ersatz suchen. Getrieben von einer Art *horror vacui*, romantisieren wir unsere Vorstellung von der nächsten Frau, zu der wir uns hingezogen fühlen, so daß sie rasch die Lücke ausfüllen kann.

Zwar hängen wir an unseren Vorstellungsbildern und ändern sie nur widerwillig, aber im Lauf der Zeit macht sich bei uns eine Tendenz bemerkbar, sie im Verhältnis zur Wirklichkeit stark zu romantisieren. Ältere Menschen sehen in der manchmal recht zwiespältigen Vergangenheit immer «die guten alten Zeiten», und manche Menschen sehnen sich aus der Ferne nach Hause zurück und sind enttäuscht, wenn sie dann wirklich zurückkehren. Die meisten Menschen freuen sich, wenn sie nach langer Zeit alte Freunde oder auch alte Feinde wiedersehen, da sie durch Retuschen inzwischen das Negative in ihrem Vorstellungsbild von ihnen abgeschwächt und das Positive verstärkt haben.

Hektor Meads und seine Familie sind gute Beispiele für die Neigung der Menschen, ihre Vorstellungsbilder von Personen und Dingen, von denen sie getrennt sind, mit fortschreitender Zeit zu romantisieren. Hektor war das einzige Kind von Archie Meads, dem Eigentümer der Olympia-Garagen. Ganz ohne eigenes Zutun wurde Hektor als Regierungsangestellter der Vereinigten Staaten nach Europa und einige Zeit darauf in ein kleines Land in Asien geschickt. Als er von dort nach einjährigem Aufenthalt in die Vereinigten Staaten zurückkehrte, war er ruhelos, nervös und reizbar und konnte sich zu Hause nicht wieder einleben. Er nörgelte ständig herum und gebärdete sich so merkwürdig, daß seine Mutter, eine ohnehin schon nervöse Frau, bald vor Kummer nicht mehr ein noch aus wußte.

Nachdem Hektor sechs Wochen lang ruhelos zu Hause herumgelungert und vorwiegend Radio gehört und Wein getrunken hatte, begann er in der Werkstatt seines Vaters zu arbeiten. Doch gab er das wieder auf, er kam weder mit den Kunden zurecht noch mit Philly Porenze, dem bereits erwähnten Kraftfahrzeugmechaniker mit den «Löchern» im Gehirn. Bevor Hektor ins Ausland ging, waren er und Philly gute Freunde gewesen, aber jetzt beklagte sich Hektor darüber, daß Philly ein Faulenzer sei und keine Ahnung vom Leben habe. Hektor stritt sich auch mit seiner früheren Freundin Ann Kayo, der Tochter des Polizeichefs, und ging jetzt hin und wieder in die Foamborne Street zu Nana Curtsan. Er arbeitete versuchsweise im Hotel Olympia, in McTavishs Textilgeschäft und auf dem Schlachthof, aber erst nach sechs Monaten fand er einen ständigen Arbeitsplatz in Mr. Kings Holzhandlung. Stets hatte er an seinem Chef oder an den Arbeitsbedingungen etwas auszusetzen. Jedenfalls war er nicht mehr der unbekümmerte Junge, als der er vor gut zwei Jahren Olympia verlassen hatte.

Was sich ereignet hatte, war folgendes: als Hektor sich vor seiner Abreise verabschiedete, behielten sowohl er als auch seine Familie beide ein bestimmtes Vorstellungsbild voneinander zurück. Während Hektor einsam und fern von zu Hause war, dachte er oft an seine Angehörigen, an Ann, an Philly, an die Großgarage und an verschiedene andere Orte und Plätze in Olympia zurück. Er dachte an all die schönen Dinge und auch an die weniger erfreulichen Dinge. Als es ihm fern von daheim schlechter ging und er immer einsamer wurde, erschienen ihm Olympia und seine Bewohner in steigendem Maße als das Ziel seiner Sehnsucht. Dort, wo er inzwischen leben mußte, gab es so viele Unannehmlichkeiten, daß er die unerfreulichen Dinge in Olympia allmählich vergaß. Die Heimat, so wie er sich jetzt an sie erinnerte, erschien ihm mehr und mehr in einem romantischen Licht. Diese Empfindungen brachte er auch in seinen Briefen zum Ausdruck.

Seine Angehörigen und Bekannten machten eine ähnliche Veränderung durch. Sie vermißten Hektor und dachten oft daran, was für ein amüsanter und fröhlicher Bursche er gewesen war. Allmählich vergaßen sie alles Unerfreuliche an ihm: seine Gedankenlosigkeit, seine Schlampigkeit und seine Nachlässigkeit im Beruf. Gerührt lasen sie seine Briefe, und ihre Gefühle für ihn wurden von Monat zu Monat romantischer.

Als der Tag seiner Heimkehr näherrückte, hatte Hektor eine maßlos übertriebene Vorstellung davon, wie wunderbar Olympia sei, und Olympia hatte eine übertriebene Vorstellung davon, was für ein wunderbarer Mensch dieser Hektor sei. In beiden Fällen basierten die Vorstellungsbilder auf dem Zustand der Dinge am Tag von Hektors Abreise – nur waren sie inzwischen mit viel Romantik angereichert.

Natürlich hatte sich der wirkliche Hektor in der Zwischenzeit ebenso verändert wie das wirkliche Olympia. In dem kleinen Land in Asien hatte Hektor allerlei durchgemacht, und er war daher nicht mehr der unbekümmerte, aber liebenswerte Junge, der es gern sah, wenn die Mädchen viel Aufhebens um ihn machten. Er war nachdenklich und selbstbewußt geworden – ein gereifter, erwachsener Mann. Auch

Olympia hatte sich verändert. Es war jetzt nicht mehr eine kleine, aber wachsende Ortschaft, sondern eine richtige, ausgewachsene Stadt. Ann war ein erwachsenes, gebildetes Mädchen geworden, dabei immer noch hübsch und liebevoll. Hektors Eltern waren ein bißchen älter geworden und auch ein bißchen starrer in ihren Lebensgewohnheiten. Philly Porenza war ein wenig sauertöpfisch geworden, seit er von Zeit zu Zeit unter epileptischen Krämpfen litt.

Als Hektor schließlich zurückkehrte, waren sowohl er selbst als auch die Einwohner der Stadt schockiert. Beide Seiten waren auf gewisse Veränderungen gefaßt, aber ihre Vorstellungsbilder voneinander hatten sich nicht in der gleichen Weise verändert wie die Realitäten; sie hatten sich, wenn überhaupt, in entgegengesetzter Richtung gewandelt. Die neuen Vorstellungsbilder waren so weit von den neuen Realitäten entfernt, daß es in den ersten sechs Wochen so aussah, als könnten sich beide Seiten beim besten Willen nicht mehr aneinander gewöhnen.

Bei den meisten Menschen scheint es etwa sechs Wochen zu dauern, bis sich eine geistige Vorstellung so weit verändert, daß sie einer neuen Wirklichkeit entspricht. So fühlen sich Menschen in einem neuen Haus erst nach ungefähr sechs Wochen richtig wohl. Innerhalb dieses Zeitraums hatte ihr Vorstellungsbild von einem Zuhause die Möglichkeit, sich den Gegebenheiten des neuen Hauses anzugleichen. Nach etwa sechs Monaten ist das Vorstellungsbild stabil genug, so daß sich das Individuum auf die Dauer einrichten kann, ohne aus dieser Richtung weitere Unannehmlichkeiten befürchten zu müssen.

Zwar kann es geschehen, daß der Mensch seine Vorstellungsbilder mit fortschreitender Zeit ein wenig ändert, aber er sieht es gar nicht gern, wenn andere sie zu ändern versuchen, bevor er selbst dazu bereit ist. Aus diesem Grund regen sich Menschen bei einer Debatte manchmal so auf und schreien sich gegenseitig an. Je zwingender die logischen Gründe der Gegenpartei sind, desto mehr ist der einzelne um die Sicherheit seiner geliebten eigenen Vorstellungen besorgt, und desto lauter schreit er, um sie zu verteidigen; je mehr ihm seine Gegner zusetzen, desto wütender wird er auf sie. Wir Menschen haben eine zwar verständliche, aber ganz unvernünftige Neigung, diejenigen abscheulich zu finden, die uns in einer Debatte überlegen sind, die uns einreden wollen, daß die uns besonders nahestehenden Menschen gar nicht alle unseres Lobes wert sind, oder die uns Menschen näherzubringen versuchen, von denen wir ein hassenswertes Vorstellungsbild haben. In alten Zeiten ließen Möchtegernoberer häufig die Überbringer schlechter Botschaften hinrichten. Natürlich konnten diese Boten nichts dafür, daß sie das Vorstellungsbild, das der Imperator von sich als Welteroberer hatte, gefährdeten, aber objektiv gesehen taten sie es, und für die Ängste, die sie geweckt hatten, mußten sie büßen. Noch heute kann es einen Menschen den Kopf kosten, wenn er das Vorstellungsbild eines Herrschers gefährdet. Heutzutage läßt man die Köpfe zwar subtiler rollen, und die «Hinrichtung» wird vielleicht aufgeschoben, aber früher oder später ist es dann doch so weit. Man sollte sich immer eines taktvollen Tones befleißigen, wenn man die angenehme oder unangenehme Aufgabe übernimmt, einen Vorgesetzten, einen Freund, einen Ehemann oder eine Ehefrau mit der Tatsache zu konfrontieren, daß ihre Vorstellungsbilder nicht der Realität entsprechen, mit anderen Worten, daß sie sich bei der Beurteilung der Gegebenheiten geirrt haben.

Was wir «Anpassung» nennen, hängt von der Fähigkeit des Individuums ab, seine Vorstellungsbilder so zu ändern, daß sie einer neuen Realität entsprechen. Die meisten Menschen können zwar einen Teil ihrer Vorstellungsbilder ändern, andere aber nicht. Ein religiöser Mensch mag gewillt und fähig sein, sich jeder Veränderung anzupassen, solange seine religiösen Anschauungen nicht betroffen sind. Ein guter Geschäftsmann mag in der Lage sein, sein Vorstellungsbild von einer bestimmten geschäftlichen Situation auf Grund neuer Marktinformationen innerhalb weniger Minuten zu ändern, aber er wird nicht imstande sein, auf Grund von Informationen, die aus dem Kindergarten stammen, seine Vorstellungen von Kindererziehung zu ändern. Ein schlechter Geschäftsmann mag nicht imstande sein, sein Vorstellungsbild von einer geschäftlichen Situation der Marktlage entsprechend rasch zu ändern, aber er ist vielleicht fähig, die geistige Vorstellung, die er von seiner Frau hat, von Zeit zu Zeit zu ändern und der veränderten Realität anzupassen, so daß er kontinuierlich eine glückliche Ehe führt. (Dieses Beispiel zeigt, daß für Glück und Erfolg in den verschiedensten Bereichen Flexibilität oft wichtiger ist als Intelligenz.)

Vorstellungsbilder sind von unterschiedlicher Flexibilität. Manche Menschen haben Vorstellungsbilder von ziemlich sprödem Charakter, die bis zu einem gewissen Punkt allen Attacken der Wirklichkeit unverändert standhalten, dann aber plötzlich völlig in sich zusammenfallen, was bei dem jeweiligen Individuum große Beunruhigung auslöst. Menschen dieser Art gehören zu den starren, unnachgiebigen Persönlichkeiten. Andere haben Vorstellungsbilder von wachsweichem Charakter, die vor den beredten Wörtern eines Verkäufers oder eines Kritikers leicht zusammenschmelzen. Solche Menschen gehören zu den suggestiblen Persönlichkeiten.

Die Eigenart ihrer geistigen Vorstellungen und wie sie das Problem anpacken, Realität und Vorstellungsbilder zur Deckung zu bringen, geben die Menschen am deutlichsten im Bereich der Liebe zu erkennen. So haben manche Männer derart starre Vorstellungen von der idealen Frau, die sie unbedingt heiraten möchten, daß sie sich zu keinerlei Kompromiß bereit finden. Treffen sie niemanden, der genau ihrer Idealvorstellung entspricht, dann heiraten sie entweder gar nicht oder aber sie heiraten immer wieder, in der Hoffnung, doch noch einmal eine Frau mit «niedrigem Schmelzpunkt» zu finden, die sich in die seit langem vorbereitete Form gießen läßt. (Dieses Beispiel macht übrigens auch deutlich, wie zwei Menschen von gleicher psychologischer Grundstruktur auf verschiedenen Wegen zu einander genau entgegengesetzten Verhaltensweisen gelangen können – eine von den Psychiatern vertretene Ansicht, die Laien nur schwer verständlich ist.)

Am erfolgreichsten ist derjenige, dessen geistige Vorstellungen der Realität am nächsten kommen, da unter diesen Umständen alle seine Handlungen nahezu zwangsläufig zu den Ergebnissen führen, die er sich vorstellt. Die Mißerfolge eines Mannes sind in der Regel darauf zurückzuführen, daß seine Vorstellungsbilder nicht der Wirklichkeit entsprechen, ob es sich nun um die Ehe oder um Politik, um Geschäfte oder um Pferderennen handelt. Einigen wenigen Glücklichen gelingt es, dadurch zum Erfolg zu gelangen, daß sie einfach ihre geistigen Vorstellungen schildern, die unter Umständen den Wunschvorstellungen vieler anderer Leute entsprechen. Zu diesen Menschen zählen die Dichter, die Schriftsteller und die bildenden Künstler: ihre geistigen Vorstellungen müssen sich also nicht notwendigerweise mit der Wirklichkeit decken, wenn sie Erfolg haben wollen. Dagegen müssen sich bei einem Chirurgen die Vorstellungen in absoluter Übereinstimmung mit den Gegebenheiten befinden. Ein Chirurg, dessen Vorstellung von einem Blinddarm sich auch nur geringfügig von der Wirklichkeit unterschiede, wäre kein guter Chirurg. Die ganze Ausbildung von Chirurgen und Ingenieuren zielt darauf ab, die Vorstellungen in genaue Übereinstimmung mit den Gegebenheiten zu bringen. Einen Wissenschaftler könnte man als professionellen «Vorstellungsbildner» bezeichnen. Ein Mann, der sich ein Lotterielos kauft, ist ein Beispiel dafür, wie sehr die Menschen darauf bedacht sind, die Welt ihren Vorstellungsbildern anzupassen – und das mit möglichst geringem Aufwand.

Die Konzeption von den Vorstellungsbildern erweist sich bei der Auseinandersetzung mit Geisteskrankheiten als ebenso nützlich wie beim Charakterstudium. So kann man sich einen Mann, der an «hysterischer Lähmung» leidet, als einen Menschen vorstellen, der ein verändertes Vorstellungsbild von seinem eigenen Körper hat. Er ist gelähmt, weil die Vorstellung, die er von sich selbst hat, in hohem Maß von dem Gefühl, gelähmt zu sein, geprägt ist. Er ist sozusagen «im Geist» gelähmt, und da der Geist seinen Körper beherrscht, paßt sich der reale Körper der geistigen Vorstellung soweit wie möglich an. Will ein Psychiater eine solche «hysterische Lähmung» heilen, muß er für seinen Patienten ein anderes Vorstellungsbild bereithalten, das dieser dann mit Empfindungen befrachten kann. Löst der Patient seine Empfindungen von dem falschen Vorstellungsbild, das er von seinem Körper hat, und überträgt er sie statt dessen auf das unter Mitwirkung des Psychiaters neu entwickelte Vorstellungsbild, so verschwindet auch die Lähmung. Da dieser Vorgang nicht vollständig der bewußten Kontrolle des Patienten unterliegt, läßt er sich nicht mit Hilfe der üblichen Methoden herbeiführen.

Ein Beispiel für dieses Phänomen ist der Fall von Horace Volk, von dem in einem späteren Kapitel noch ausführlicher die Rede sein wird. Angst vor seinem Vater und andere starke Emotionen änderten das Vorstellungsbild, das Horace von sich selbst hatte, in solchem Maß, daß er sich einbildete, seine Stimme sei gelähmt; die Folge war, daß er tatsächlich nur noch flüsternd sprechen konnte. Dem Psychiater Dr. Treece gelang es im Verlauf einer umsichtigen Therapie, bei Horace die nachteiligen emotionalen Spannungen dadurch zu lockern, daß er ihn zum Weinen brachte; dann half er ihm durch Suggestion, sich wieder eine normale Vorstellung von seinem Körper zu bilden. Während dieses Prozesses entwickelte Horace ein stark gefühlsbetontes Vorstellungsbild von seinem Arzt, das einen Teil seiner abnorm starken emotionalen Spannungen absorbierte und dazu beitrug, den starken Druck zu mildern, der sein Vorstellungsbild von sich selbst verzerrte. Als der Druck auf diese Weise nachließ, entwickelte sich die Vorstellung, die Horace sich von seinem Körper machte, vermittels einer «natürlichen Elastizität» wieder zu ihrem ursprünglichen Normalzustand zurück, und er konnte wieder so sprechen wie früher. Das alles hätte jedoch nicht durch eine bewußte Willensanstrengung des Patienten erreicht werden können. Selbst der relativ einfache Teil dieses Prozesses, das Weinen, vollzog sich außerhalb seiner bewußten Kontrolle. Auch einer begabten Schauspielerin fällt es schwer, sich durch Willenskraft dazu zu bringen, echte Tränen zu vergießen.

Man kann einen Menschen als bedeutend bezeichnen, wenn er entweder dazu beiträgt, herauszufinden, wie die Welt wirklich ist, oder aber wenn er versucht, die Welt so zu verändern, daß sie seinem Vorstellungsbild entspricht. In beiden Fällen handelt es sich um den Versuch, Vorstellungen und Wirklichkeit einander anzunähern, und zwar dadurch, daß man entweder das eine oder das andere verändert. Einsteins Erkenntnisse haben nahezu alle Physiker und Mathematiker veranlaßt, ihr Weltbild mit der «Realität», die Einstein entdeckt hatte, in Einklang zu bringen. Shakespeare hilft den Menschen, sich klare Vorstellungen davon zu machen, wie es in dieser Welt zugeht. Die Begründer verschiedener Religionen waren gute Menschen, die nach einer Veränderung der Verhältnisse im Sinne ihrer Vorstellungen vom Idealzustand dieser Welt trachteten.

Schlechte Menschen versuchen gelegentlich, die Welt mit brutaler Gewalt zu verändern und sie so ihren persönlichen Vorstellungen anzupassen. In Hitlers Vorstellung war die Welt ein Imperium, in dem er selbst die höchste Macht besaß, und er versuchte mit aller Gewalt, die

Welt so zu verändern, daß sie mit seinem Vorstellungsbild übereinstimmte.

Bei der als «Schizophrenie» bezeichneten Geisteskrankheit lebt der Patient in dem Glauben, die Welt stimme mit seinem Vorstellungsbild von ihr überein, und verzichtet darauf, diesen Sachverhalt zu überprüfen. Vom aggressiven Reformer oder vom Eroberer unterscheidet er sich insofern, als er entweder nicht fähig oder aber nicht willens ist, das ihm vorschwebende Wunschbild auch tatsächlich zu realisieren. Manchmal beginnt er als Reformer, aber sobald er erkennt, daß die geplanten Veränderungen sich nur schwer verwirklichen lassen, führt er sie nur in seiner Vorstellung durch und gibt sich damit zufrieden.

Eine unserer wesentlichen Aufgaben im Leben besteht darin, die Wirklichkeit zu begreifen und unsere Vorstellungsbilder ständig so zu verändern, daß sie mit ihr übereinstimmen; unsere geistigen Vorstellungen bestimmen alle unsere Handlungen und Empfindungen, und je genauer sie der Wirklichkeit entsprechen, desto leichter ist es für uns, glücklich zu werden und glücklich zu bleiben in einer sich ständig verändernden Welt, in der das Glück des einzelnen weitgehend von anderen Menschen abhängig ist.

5. *Wie Emotionen eine Erfahrung beeinflussen können*

Die Vorstellungsbilder, von denen wir eben gesprochen haben, lassen sich natürlich nicht auf einen Bildschirm projizieren, ja wir können sie uns selbst nicht eindeutig erklären. Das bedeutet allerdings nicht, daß wir Grund hätten, an ihrer Existenz zu zweifeln. Niemand hat je ein Atom oder Elektrizität gesehen, und trotzdem besteht für uns kein Anlaß, deshalb an der Existenz der Naturkräfte zu zweifeln, denn sonst wären wir völlig außerstande, die physikalischen Gegebenheiten zu begreifen. Die Vorgänge in der Natur vollziehen sich so, *als ob* das, was wir als Atome und als Elektrizität bezeichnen, existierte; daher setzen wir voraus, daß sie tatsächlich existieren. In ähnlicher Weise verhalten sich auch die Menschen so, *als ob* jene Vorstellungsbilder existierten, von denen wir gesprochen haben, und so setzen wir voraus, daß auch sie tatsächlich existieren. Jeder weiß oder kann ziemlich leicht nachprüfen, daß bestimmte Vorstellungsbilder in seinem Kopf herumschwirren, aber niemand vermag mit Sicherheit zu sagen, ob das auch bei anderen Menschen so ist. Trotzdem wollen wir im folgenden von der Voraussetzung ausgehen, daß die dynamischen Vorstellungsbilder ebenso reale Gegebenheiten sind wie Elektronen oder die Schwerkraft.

Diese dynamischen Vorstellungsbilder bestehen aus zwei Elementen: aus der Objektvorstellung und dem Empfindungsgehalt. Der Empfindungsgehalt kann «positiv» oder «negativ» sein, Liebe oder Haß, und häufig ist er beides zugleich. Die Objektvorstellung gibt dem Vorstellungsbild eine bestimmte Gestalt, der Empfindungsgehalt verleiht ihm Energie.

Es muß hier klar definiert werden, was gemeint ist, wenn wir von Objektvorstellung, Gestalt oder Idee sprechen. Der Begriff Gestalt schließt, soweit er sich auf ein dynamisches Vorstellungsbild bezieht, sowohl Funktion als auch Struktur ein: in diesem Sinn bedeutet also Gestalt mehr als nur physische Gestalt. Jeder kennt die physische Gestalt eines Flugzeuges. Zur geistigen Gestalt, zur Objektvorstellung oder zur Idee eines Flugzeugs gehört aber nicht nur sein äußeres Erscheinungsbild, sondern auch eine gewisse Vorstellung davon, was es bewirkt und wie es funktioniert. Man braucht also, um sich gute Objektvorstellungen zu bilden, nicht nur die Augen, sondern auch eine gewisse Intelligenz. Und je intelligenter ein Mensch – bei sonst gleichen Voraussetzungen – ist, desto differenzierter und exakter sind seine Objektvorstellungen von allem, was ihn in seiner Umwelt umgibt. Im übrigen hat die Exaktheit seiner Objektvorstellungen nichts mit der Art und Weise seiner persönlichen Empfindungen gegenüber Flugzeugen zu tun. Manche Menschen, die viel von Flugzeugen verstehen, haben eine Aversion gegen sie und Angst vor ihnen. Andere, die nicht die geringste Ahnung haben, wie Flugzeuge funktionieren, können sich für sie begeistern. Die Objektvorstellung von einem Flugzeug kann also mit einem «positiven» oder mit einem «negativen» Gefühlsinhalt verbunden sein, unabhängig davon, ob die Gestalt des Vorstellungsbildes einfach oder differenziert, exakt oder ungenau ist.

Der Unterschied zwischen Empfindung und Objektvorstellung wird uns häufig im Bereich der gesellschaftlichen Beziehungen vor Augen geführt. Oft können sich Menschen genau an ihre Gefühle gegenüber irgendeinem Mitmenschen erinnern, sind jedoch nicht mehr imstande, sich auf seinen Namen zu besinnen; umgekehrt erinnern sie sich manchmal an einen Namen, ohne sich entsinnen zu können, was der Träger des Namens ihnen bedeutet hat. Mr. und Mrs. King wollten eine Party geben, und Mrs. King fragte: «Sollen wir nicht Mr. Castor einladen, diesen interessanten Reiter aus Hawaii?»

«Ich erinnere mich noch genau an den Namen», antwortete Mr. King. «Ein großer, schmaler Bursche, und seine Arme sind tätowiert mit Herzen und Blumen. Aber ich kann mich beim besten Willen nicht erinnern, wie ich ihn fand.»

Hier zeigte sich deutlich, daß Mr. King eine gute Objektvorstellung von Mr. Castor hatte und sich an seine äußere Gestalt genau erinnerte. Sein Vorstellungsbild war deutlich ausgeprägt, aber an den damit verbundenen Empfindungsgehalt konnte er sich nicht mehr erinnern, und daher wußte er auch nicht, ob Mr. Castor ihm sympathisch war oder nicht. Mrs. King machte nun folgenden Vorschlag: «Sollen wir nicht diesen prächtigen Mr. Soundso einladen, den Mrs. Metis, diese hassenswerte Person, nicht ausstehen kann?» Mrs. King hatte ganz offenbar keine genaue Vorstellung mehr von der physischen Gestalt des bewußten Mr. Soundso, und sie hatte sogar seinen Namen vergessen, aber an den starken, erfreulichen Empfindungsgehalt, der mit dem Vorstellungsbild verbunden war, erinnerte sie sich genau; sie wußte nicht mehr recht, was für ein Mensch er war, aber sie fühlte, daß er ihr sympathisch war – hauptsächlich weil ihre Feindin, Mrs. Metis, ihn nicht ausstehen konnte.

Wir sehen, daß sich ein Vorstellungsbild in seine Bestandteile zerlegen läßt: Empfindungsgehalt und Objektvorstellung können voneinander getrennt werden, so daß die Empfindung bewußt bleibt und die Objektvorstellung ins Unbewußte sinkt – oder umgekehrt. In solchen Fällen «schwebt» die von der zugehörigen Objektvorstellung losgelöste Empfindung im Bewußtsein und kann sich einer anderen Objektvorstellung «anschließen», die mit der ursprünglichen etwas Gemeinsames hat. Dieser Vorgang spielt eine gewisse Rolle bei Versprechern und anderen Fehlleistungen, die im täglichen Leben vorkommen. Wenn dagegen die Objektvorstellung im Bewußtsein schwebt, kann sie sich einem geistigen Vorstellungsbild mit verwandtem Empfindungsgehalt anschließen.

Die Fähigkeit, Empfindungsgehalte und Objektvorstellungen zu speichern, ist bei den einzelnen Menschen verschieden. Wer nicht imstande ist, Ideen in klar umrissener Gestalt zu speichern, kann nicht richtig lernen. Menschen, die diese Schwierigkeiten haben, werden gemeinhin als «geistig zurückgeblieben» bezeichnet (früher nannte man sie «schwachsinnig»). Erst nach wiederholten und langanhaltenden Versuchen, gut gestaltete Objektvorstellungen zu entwickeln, gelingt es ihnen, die Dinge und Vorgänge in der Umwelt zu begreifen. Zugleich aber müssen sie, ebenso wie alle anderen Menschen, ihre Empfindungen zum Ausdruck bringen; da sie jedoch keine festumrissenen Vorstellungsbilder haben, begehen sie Fehler und geraten in Schwierigkeiten.

Manchmal liegt das Problem auch anders. Ein Mensch, der früher einmal die Fähigkeit besaß, Dinge zu begreifen und gute Objektvorstellungen zu entwickeln, gerät in einen Zustand geistiger Verwirrung; verzerrte Empfindungen und verzerrte Objektvorstellungen sind die Folge. So kann zum Beispiel ein Luftfahrtexperte plötzlich das Gefühl haben, die Flugzeuge hätten eine persönliche Abneigung gegen ihn und verfolgten ihn überall, um ihm Schaden zuzufügen. Die Folge dieses verzerrten Vorstellungsbildes von Flugzeugen besteht darin, daß der Mann von seinen Mitmenschen nicht mehr verstanden wird und daß er nicht mehr fähig ist, mit seiner Umwelt auf normale Weise zurechtzukommen. Viele solcher Abnormitäten finden wir bei den Schizophrenen, von denen oben bereits die Rede war; da sie ihre Handlungen nicht nach normalen, sondern nach ihren verzerrten und abnormen Vorstellungsbildern ausrichten, ist es für gesunde Menschen schwer, ihr seltsames Verhalten zu begreifen.

Das Beispiel läßt deutlich werden, warum ein «Nervenzusammenbruch» nicht unmittelbar etwas mit dem Intelligenzgrad zu tun hat und warum Menschen, die unter «Nervenzusammenbrüchen» leiden, durchaus in der Lage sein können, Probleme ebensogut, wenn nicht gar besser zu bewältigen als der Durchschnittsmensch. Jede Art «Nervenzusammenbruch» bedeutet, daß bei dem betreffenden Menschen die Verteilung der verschiedenen Empfindungsgehalte auf die Vorstellungsbilder gestört ist, die er von seinem eigenen Körper, von seinen eigenen Gedanken sowie von den Menschen und Dingen hat, die ihn umgeben; im Gefolge dieser Störung tritt bei einigen Vorstellungsbildern eine gewisse Verzerrung ein; bei geistig zurückgebliebenen Menschen dagegen ist die Fähigkeit, Gestalten und Objektvorstellungen zu formen und zu speichern, unzureichend ausgebildet. Geisteskrankheiten haben etwas mit Emotionen zu tun; geistiges Zurückgeblieben-Sein stellt einen Mangel an Intelligenz dar. Gewiß, es kommt gelegentlich vor, daß ein Mensch gleichzeitig unter «Nervenzusammenbrüchen» und geistigem Zurückgeblieben-Sein leidet, doch handelt es sich dann stets um ein unglückliches Zusammentreffen, denn diese beiden Phänomene haben nichts miteinander zu tun.

Die Menschen hätten es wesentlich einfacher, wenn sie aus ihren Erfahrungen automatisch lernten und sich Vorstellungsbilder formten, die ihren tatsächlichen Erlebnissen genau entsprechen. Sie würden in diesem Fall Rechenautomaten gleichen, die aus den Chiffren, mit denen sie von der Außenwelt gefüttert werden, absolut korrekte und unabänderliche Schlüsse ziehen; oder sie würden ungebrannten Tonfiguren ähneln, auf denen alles, womit sie in Berührung kommen, deutliche und gleichbleibende Abdrücke hinterläßt. Daß wir nicht leblose Objekte dieser Art sind, verdanken wir der Tatsache, daß unsere inneren, psychischen Kräfte allem, was wir erleben, eine neue, individuelle Bedeutung geben – das gleiche Ereignis hat für jeden Menschen einen anderen Erfahrungswert, und jeder bildet sich eine seiner emotionalen Verfassung entsprechende eigene Anschauung von dem, was geschehen ist. Eine Addiermaschine kann eine 9 in einer Zahlenreihe nicht aus ästhetischen Gründen in eine 6 umwandeln, aber ein Mensch kann das durchaus. Eine Tonfigur kann an einem zu scharfen Abdruck auf ihr nicht die Ecken abrunden, aber ein Mensch kann durchaus die Ecken seiner Erfahrungen so abrunden, daß sie ihm gemäß sind.

Die inneren Kräfte, die verändernd auf die Erlebnisweise des Individuums einwirken, sind die Kräfte von Liebe und Haß in ihren verschiedenen Formen. Alle Vorstellungsbilder werden durch diese beiden

Gefühle umgestaltet, und da der Mensch seine Handlungen nicht nach der Realität, sondern nach seinen Vorstellungsbildern ausrichtet, kann jede seiner Handlungen durch Liebe oder Haß beeinflußt werden. Die Vorstellungsbilder des Individuums werden außerdem von drei Ideen oder Überzeugungen mitgeformt, die tief im Unbewußten jedes Menschen fixiert sind und sich selten völlig eliminieren lassen. Es sind die Überzeugungen von der Unvergänglichkeit des eigenen Ichs, von der Unwiderstehlichkeit der eigenen Anziehungskraft und von der Allmacht der eigenen Gedanken und Empfindungen. Komplementär zu diesen Ideen verhalten sich drei bewußte gegensätzliche Vorstellungen, die sich später entwickeln: die Bedrohung durch die ständige Gegenwart des Todes, das Gefühl, man habe einen Persönlichkeitsdefekt, und das Gefühl der Ohnmacht gegenüber der Welt und den Mitmenschen.

Selbst wenn ein Mensch sich in der Vorstellung wiegt, er habe eine dieser Überzeugungen oder alle abgeschüttelt, bleiben sie doch weiterhin in den Tiefen des Unbewußten verborgen, und wann immer er beunruhigt ist oder sich unsicher fühlt, werden sie sein Verhalten beeinflussen. Am leichtesten läßt sich die «Allmacht der Gedanken» beobachten, denn viele abergläubische Vorstellungen beruhen auf der Idee, daß Gedanken und Empfindungen allmächtig sind. Diese verborgene Überzeugung wird besonders bei bestimmten Störungen im emotionalen Bereich aktiv.

Wendell Meleager träumte des öfteren, er habe den Bruder seiner Mutter getötet. Als er eines Tages die Nachricht erhielt, sein Onkel sei bei einem Autounfall ums Leben gekommen, begann er unter starkem Herzklopfen und Schlaflosigkeit zu leiden. Er fing an, Bücher über abergläubische Vorstellungen und Bräuche zu lesen; auf diese Weise hoffte er zu vermeiden, daß er irgend etwas tat, was ihm den Büchern nach schaden könnte. Sah er irgendwo einen Polizisten, wurde er sofort unsicher und begann zu zittern. Kurz, er verhielt sich genauso, als habe er seinen Onkel tatsächlich ermordet; schließlich mußte er wegen seiner Angstzustände vorübergehend seine Anwaltspraxis aufgeben.

Zwar hatte er mit dem Tod seines Onkels nicht das geringste zu tun, und er hegte in seiner bewußten Empfindungsphäre sogar eine gewisse Zuneigung für ihn, aber sein unbewußtes Vorstellungsbild von seinem Onkel war mit Mordgedanken verbunden. Zweifellos überschätzte er unbewußt die Macht dieser Gedanken, denn als sich der tödliche Unfall ereignete, verhielt Meleager sich ganz so, als sei er die unmittelbare Ursache für den Tod seines Verwandten gewesen. Er erlebte die Nachricht vom Tod seines Onkels in einer völlig verzerrten Weise, da er im Unbewußten ein verzerrtes Vorstellungsbild von ihm hatte und unbewußt an die Allmacht seiner eigenen destruktiven Gedanken glaubte.

Der Glaube des Individuums an die Unwiderstehlichkeit der eigenen

Anziehungskraft kommt am deutlichsten in Träumen zum Ausdruck, in denen der Träumende, ohne davon überrascht zu sein, mit großer Freude erlebt, wie er mühelos die Zuneigung der begehrenswertesten Männer und Frauen gewinnt. Gelegentlich begegnen wir Menschen, die im wirklichen Leben nahezu unwiderstehlich sind; manchmal interessieren sie sich für den einen Menschen, dem es gelingt, ihrem Charme zu widerstehen, weit mehr, als für alle anderen, die das nicht fertigbringen. «Nahezu» – das ist eben nicht genug. Jeder wünscht sich insgeheim, beweisen zu können, daß er absolut unwiderstehlich ist, nur geben manche allzuleicht auf, während andere es versäumen, zum rechten Zeitpunkt aufzugeben.

Der Glaube an die Unvergänglichkeit des eigenen Ichs wird von den meisten Religionen anerkannt, und trotz aller bewußten Versuche, ihm zu widerstehen, scheint er sich sogar bei atheistischen Häretikern hartnäckig zu behaupten. Kaum jemand kann sich seinen eigenen Tod vorstellen, ohne sich im nächsten Augenblick selbst in der Rolle des Zuschauers bei seinem eigenen Begräbnis zu sehen. Versucht er die Begräbnisvision dadurch zu eliminieren, daß er sich eine Bombenexplosion vorstellt, dann sieht er sich zwar vielleicht in Stücke gerissen, aber sobald der Rauch sich verzogen hat, muß er feststellen, daß er doch wieder als Beobachter in der Szene erscheint. Diese Unendlichkeitsvorstellung erstreckt sich im übrigen nicht allein auf die Zukunft, sondern ebenso auch auf die Vergangenheit. Zwar existiert für manche Menschen nichts vor ihrer eigenen Geburt, andere jedoch glauben, ihr Wesen reiche zurück bis zum Anbeginn der Zeit. Man kann sich nur schwer vorstellen, die eigenen Kinder seien durch einen bloßen Willensakt dem Nichts entsprungen. Diese Überzeugung aber kommt in den teils offenen, teils verhüllten Reinkarnationsvorstellungen zum Ausdruck, denen wir bei manchen Religionen begegnen.

Die Kräfte der Liebe und des Hasses sowie die Kräfte der drei Wunschvorstellungen oder Überzeugungen und der drei entsprechenden gegensätzlichen Vorstellungen verleihen dem menschlichen Leben Farbe und Individualität und verhindern, daß die Menschen zu Maschinen oder zu seelenlosen Körpern werden. Dieselben Kräfte führen aber auch, wenn sie außer Kontrolle geraten, zu Komplikationen. Daß sie unsere Vorstellungsbilder sozusagen unter den Augen unseres Intellekts leicht färben, ist erfreulich; wenn sie ihnen aber einen einseitigen Anstrich geben und dem rationalen Denken die Kontrolle entziehen, dann sollte etwas zur Wiederherstellung des inneren Gleichgewichts getan werden.

Wenn wir uns bemühen, uns darüber klarzuwerden, wie sehr unsere Empfindungen unser Verhalten, unsere Erfahrungen und unsere Vorstellungen von den Menschen und Dingen, die uns umgeben, beeinflussen, können wir besser versuchen, unvernünftige Handlungen, übertriebene Besorgnisse und Fehleinschätzungen zu vermeiden. Aus der psychiatrischen Erfahrung ergibt sich eine Grundregel: im Zweifelsfall erweist es sich auf lange Sicht als vorteilhafter, wenn man nicht den Haß, sondern die Liebe zur Grundlage seines Handelns, Denkens und Empfindens macht.

6. *Wie sich die Menschen voneinander unterscheiden*

Wir sind nun in der Lage, einige der Unterschiede, die zwischen einzelnen Menschen bestehen, zu begreifen.

Wir haben gesehen, daß sich bei verschiedenen Menschen oft auch der Körper in verschiedener Richtung entwickelt; bei manchen Menschen haben die Verdauungsorgane den Vorrang, bei anderen die Muskeln und Knochen und wieder bei anderen die Haut und das Gehirn. Ist ein bestimmtes System gegenüber den anderen unverhältnismäßig stark entwickelt, dann scheinen in der Regel auch Gedanken, Empfindungen und Handlungen in stärkerem Maß auf dieses System ausgerichtet zu sein. Wir haben den viszerotonen, den somatotonen und den zerebrotonen Typ kennengelernt; jeder hat seine eigenen Reaktionsweisen, die wir zusammenfassend als Beschwichtigung der Umwelt, Beherrschung der Umwelt und Flucht aus der Umwelt charakterisieren können. Die Konstitution bestimmt also zunächst bis zu einem gewissen Grad, wie ein Mensch sich gegenüber seiner Umgebung verhält.

Seine Drüsen haben einen großen Einfluß darauf, wie stark seine Triebe sind, wieviel Energie er darauf verwenden kann, sie zu befriedigen, und wie schnell er diese Energie einsetzen kann. Es gibt noch einen weiteren wichtigen Faktor, den die Drüsen zweifellos beeinflussen, von dem wir aber nur wenig wissen – die Stimmung. Es gibt glückliche Menschen, die immer heiter sind, und es gibt unglückliche Menschen, die immer traurig sind. Die meisten Menschen schwanken zwischen gedämpfter Traurigkeit und gedämpfter Fröhlichkeit. Natürlich wird die Stimmung eines Menschen durch seine Erlebnisse und durch die Verhältnisse, in denen er lebt, beeinflußt, aber das ist noch nicht alles. Es ist zuweilen überraschend, zu sehen, wieviel Mißgeschick ein Mensch in guter Stimmung ertragen kann, ohne sich erschüttern zu lassen, und ebenso überraschend ist es, wenn man beobachtet, wieviel «Schönes» ein Mensch in trauriger Stimmung erleben kann, ohne daß es ihn aufmuntert. Ein weiterer wichtiger Faktor sind hier auch die frühesten Kindheitserlebnisse eines Menschen mit seiner Mutter und seinem Vater. Außerdem unterscheiden sich die Menschen auch dadurch, wie rasch ihre Fröhlichkeit in Traurigkeit umschlägt oder umgekehrt.

Die Leistungsfähigkeit des Gehirns, so können wir vermuten, wirkt sich auf die Fähigkeit des Individuums aus, seine Empfindungen zu speichern und ihre Befriedigung bis zum bestmöglichen Moment aufzuschieben. Manche Menschen sind besonnen, andere impulsiv. Manche können abwarten, andere sind dazu nicht imstande. Zwar ist es nicht immer klug zu warten, aber immer ist es erstrebenswert, daß man wenigstens die Fähigkeit besitzt, zu warten, falls es einmal ratsam ist. In der Regel gelingt es den Menschen, diese Fähigkeit zu schulen.

Es gibt verschiedene Arten von Impulsivität. Manche Menschen reagieren auf jede Situation rasch, impulsiv und angemessen, andere lassen in einer ganzen Reihe von Situationen kaum eine Reaktion erkennen und haben dann plötzlich und impulsiv einen Ausbruch von aufgestauter Energie. Die erste Art ist verständlich und erweckt bei anderen Menschen Sympathie; sie wissen, warum der Betreffende freundlich oder ärgerlich reagiert, und es bedarf keiner Erklärung von seiner Seite. Die zweite Art ist nur schwer zu begreifen und erweckt bei anderen Menschen Unbehagen; sie haben das Gefühl, der Betreffende habe möglicherweise Grund gehabt, freundlich oder ärgerlich zu sein, aber er hätte nicht *so* persönlich reagieren sollen. Reaktionen dieser zweiten Art erfolgen meist unerwartet, und da bei ihnen nicht nur die durch die jeweilige Situation freigesetzte Energie verbraucht wird, sondern auch diejenige, die sich in anderen Situationen aufgestaut hat, erscheinen sie dem objektiven Betrachter übertrieben und fragwürdig.

Ferner ist es nützlich, sich Gedanken über die Relation zwischen Phantasie und Handeln zu machen. Manche Menschen geben sich in zu starkem Maße Tagträumen hin. Da sie in keiner Weise in der Lage sind, alle Wunschträume, deren sie sich bewußt werden, zu verwirklichen, gehen sie oft mit einem ständigen Gefühl der Enttäuschung durchs Leben. Sie steigern sich in ihre Wunschvorstellungen hinein, grübeln darüber nach und führen schließlich nur einen Bruchteil ihrer Pläne aus. Andere Menschen haben nur wenige bewußte Wunschvorstellungen, die sich nicht auch praktisch verwirklichen ließen, und sie beschäftigen sich kaum mit irgendwelchen Phantasievorstellungen, die sie nicht in Taten umsetzen können.

Bei denen, die der ersten Gruppe zugehören, besteht – so könnte man in diesem Zusammenhang sagen – zwischen dem Unbewußten und dem Bewußten nur eine schwache «Barriere», zwischen Bewußtem und Handeln dagegen eine unflexible «Barriere»; sie geben sich ausgiebigen Tagträumen hin, unternehmen jedoch wenig zu deren Verwirklichung. Bei denen, die der anderen Gruppe zugehören, besteht eine starke «Barriere» zwischen Unbewußtem und Bewußtem, dagegen eine flexible «Barriere« zwischen Bewußtem und Handeln; sie geben sich kaum mit Tagträumen ab, sondern handeln uneingeschränkt. Die der ersten Gruppe zugehörenden «Gehemmten» begnügen sich in der Regel damit, über ihre Vorstellungsbilder nachzudenken; diejenigen, die der «repressiven» zweiten Gruppe zugehören, versuchen dagegen, die Außenwelt ihren persönlichen Vorstellungen anzupassen.

In diesem Abschnitt wollen wir uns auch mit dem befassen, was allgemein «Intelligenz» genannt und bei den «Intelligenztests» gemessen wird. Man nimmt an, daß es drei Arten von «Intelligenz» gibt: Intelligenz im Umgang mit abstrakten Ideen, die technische Intelligenz und Intelligenz im Verhalten gegenüber anderen Menschen. Der mögliche Intelligenzgrad eines Menschen hängt von der konstitutionell bedingten Fähigkeit seines Geistes ab, exakte Vorstellungsbilder zu formen, zu speichern und zueinander in Beziehung zu setzen. Das Ausmaß an Intelligenz, das er tatsächlich besitzt und zur Geltung bringt, hängt auch von dieser Fähigkeit ab, vermindert sich aber in dem Maße, in dem seine Emotionen ihn tatsachenblind machen und seine Vorstellungsbilder verzerren. Das bedeutet, daß wir, wenn wir das emotionale Leben eines Menschen in Ordnung bringen, die größtmögliche Steigerung seiner verfügbaren Intelligenz bewirken können. Bei einem psychologischen Experiment brachte man geistig zurückgebliebene Kinder aus einem Heim mit Pflegemüttern aus einer nahe gelegenen Anstalt für straffällig gewordene Mädchen zusammen. Jedes Kind erhielt auf diese Weise die mütterliche Liebe und Fürsorge, die es in seinem bisherigen Leben hatte entbehren müssen. Unter diesem emotionalen Einfluß machte sich bei den Kindern eine Steigerung der Intelligenz bemerkbar. Außerdem erhöhte sich auch die Intelligenz der «Mütter», da auch für sie eine Lücke in ihrem emotionalen Leben ausgefüllt wurde: jede hatte nun ein Kind, das sie lieben konnte. Wie nicht anders zu erwarten, erhöhte das Lieben und Geliebtwerden bei den Müttern und bei den Kindern sowohl das Wohlbefinden als auch die Intelligenz.

Die Unterschiede zwischen den einzelnen Menschen und die unterschiedliche Art und Weise, in der sie mit ihren inneren Energien umgehen, hängen von zahlreichen Dingen ab. Bisher haben wir hauptsächlich Faktoren erörtert, die bereits bei der Geburt festgelegt sind, d. h. «konstitutionsbedingte» Faktoren: den Körperbau und die entsprechenden Reaktionsweisen; die Tätigkeit der verschiedenen Drüsen; die Fähigkeit, Energie zu speichern, und die Art und Weise, wie diese Energie freigesetzt wird; schließlich auch die Plastizität der Vorstellungsbilder und die Fähigkeit, präzise Objektvorstellungen zu entwickeln, zu speichern und davor zu bewahren, daß sie durch Emotionen zu stark verzerrt werden. Das sind die grundlegenden Elemente, mit denen es die Menschen zu tun haben, wenn sie in ihrer Umwelt heranwachsen, sich entfalten und ihre Persönlichkeit entwickeln.

2. Kapitel
Bedürfnisse und Ziele

1. Was ist ein menschliches Wesen?

Ein Mensch ist ein interessantes Energiesystem, voll dynamischer Strebungen. Wie jedes Energiesystem versucht er ständig, einen Zustand der Ruhe herbeizuführen. Er tut es zwangsläufig. Dazu ist die Energie da; ihre geheimnisvolle Funktion besteht darin, das eigene Gleichgewicht wiederherzustellen.

Wird das machtvolle Gemisch von Luft und Benzin im Zylinder eines Autos durch einen Funken zur Explosion gebracht, dann dehnt es sich zwangsläufig aus, um sein Gleichgewicht wiederzugewinnen, das durch die Verdichtung und die elektrische Entflammung gestört worden ist. Wenn es sich ausdehnt, drückt es kräftig gegen den Kolben, der sich zwangsläufig bewegt, so wie sich ein Mensch zwangsläufig bewegt, wenn sein Gleichgewicht durch einen heftigen Stoß gestört worden ist. Stößt der Kolben nach unten, so stört er das Gleichgewicht des gesamten Motors, der sich nun zwangsläufig dreht, um sein Gleichgewicht wiederzugewinnen. Wenn an dem Auto alles in Ordnung und ein Gang eingelegt ist, wenn der Motor sich zu drehen beginnt, dann setzt sich der Wagen zwangsläufig in Bewegung. So ist er konstruiert.

Auch die Menschen sind so «konstruiert»: wenn gewisse Dinge in ihnen oder in der Außenwelt vorgehen, spielen sich früher oder später zwangsläufig auch bestimmte andere Dinge ab, mit deren Hilfe der Versuch unternommen wird, das verlorene Gleichgewicht wiederherzustellen.

Beim Menschen macht sich eine aus dem Gleichgewicht geratene Energie oder Spannung sowohl physisch als auch psychisch bemerkbar. Psychisch manifestiert sie sich in einem Gefühl der Ruhelosigkeit und der Angst. Dies Gefühl entsteht aus dem Verlangen heraus, etwas zu suchen, das in der Lage wäre, das gestörte Gleichgewicht wiederherzustellen und die Spannung zu lösen. Ein Verlangen dieser Art bezeichnet man als Bedürfnis. Nur lebende Wesen können Bedürfnisse äußern, und sie leben von der Befriedigung dieser Bedürfnisse. Sexualtrieb, Ehrgeiz und das Streben nach Anerkennung sind einige der komplizierteren menschlichen Bedürfnisse, denen wir bestimmte Namen gegeben haben. Es gibt daneben noch zahlreiche andere Bedürfnisse, sowohl bewußte als auch unbewußte; manchen haben wir einen Namen gegeben, anderen nicht. Eine der interessantesten Aufgaben der Psychologie besteht heute darin, Bedürfnisse zu erkennen und ihre Zusammenhänge untereinander zu studieren.

Bei einem intakten Automobil verursacht die Lösung der vorhandenen Spannungen nicht die geringsten Schwierigkeiten, denn in seinem Innern ist bewußt alles so arrangiert, daß die Spannungen sich jeweils nur in einer einzigen Richtung auswirken können. Beim Menschen dagegen tauchen gleichzeitig verschiedene Bedürfnisse auf, die ihn in verschiedene Richtungen zerren; das kann dann dazu führen, daß ihm unbehaglich zumute ist. Ein einfaches Beispiel dafür: ein Mädchen, das kurz vor seinem ersten Tanzstundenball einen Nesselausschlag bekommt, hat das Bedürfnis, sich zu kratzen, und zugleich den Wunsch, sich nicht zu kratzen; bei einem solchen Konflikt zwischen dem Wunsch, die guten Manieren zu wahren, und dem Drang, sich zu kratzen, wird auch die wohlerzogenste junge Dame nervös, noch dazu, wenn sie gerade mit ihrem Partner einen Walzer tanzt.

Das Problem beim Menschen besteht darin, daß es manchmal erforderlich ist, die Lösung von Spannungen auf einen späteren Zeitpunkt zu verschieben, um neue und unter Umständen noch quälendere Spannungen wie etwa peinliche Verlegenheit zu vermeiden. Damit hängt zusammen, warum manche Menschen in bestimmten Situationen heftige Kopfschmerzen oder stechende Bauchschmerzen bekommen, andere dagegen nicht. Wir werden noch sehen, daß die sich für das menschliche Energiesystem ergebende Notwendigkeit, die Lösung von Spannungen gelegentlich zu verschieben, die Ursache für eine Reihe interessanter Phänomene ist.

Der Mensch ist ein lebendiges Energiesystem, dessen Spannungen bestimmte Bedürfnisse auslösen. Seine Aufgabe ist es, diese Bedürfnisse zu befriedigen, ohne dabei in Konflikt mit sich selbst, mit anderen Menschen oder mit der Umwelt zu geraten.

2. Wonach die Menschen suchen

Ohne Einwirkung von außen her wäre der Mensch stets bestrebt, die stärkste der in ihm herrschenden Spannungen dadurch zu lösen, daß er versucht, das ihm am meisten am Herzen liegende Bedürfnis zu befriedigen. Jede Wunscherfüllung bringt ihn seinem Ziel näher: dem Gefühl des inneren Friedens und der Sicherheit beziehungsweise der Freiheit von Angst. Angst ist ein Zeichen innerer Spannungen und läßt sich dadurch reduzieren, daß das Energiegleichgewicht wiederhergestellt wird. Dieses Ziel wird freilich nie ganz erreicht, denn ständig tauchen neue Bedürfnisse auf, und allzu viele Bedürfnisse drängen gleichzeitig nach Befriedigung, so daß häufig schon allein die Möglichkeit, einem einzigen Bedürfnis zu entsprechen, die anderen Bedürfnisspannungen erhöht. Selbst im Schlaf tritt kein Frieden ein – der röchelnde Schnarcher wälzt sich die ganze Nacht hindurch in regelmäßigen Abständen unruhig hin und her.

Das Leben ist voller großer und kleiner Ärgernisse: innere und äußere Frustrationen drohen die Menschen ständig an der Befriedigung ihrer Bedürfnisse zu hindern und verstärken auf diese Weise die inneren Spannungen und Angstzustände. Nicht die Ereignisse selbst sind entscheidend, sondern ihre Auswirkung auf die mögliche Wunscherfüllung. Es kann geschehen, daß zwei Menschen zur gleichen Zeit das gleiche Erlebnis haben und daß der eine mit Angst reagiert, während es dem anderen gar nichts ausmacht – es hängt von ihren auf die Zukunft gerichteten Wünschen ab. Es mag so aussehen, als seien die Angstvorstellungen auf das Ereignis zurückzuführen, in Wirklichkeit entstehen sie jedoch nur deshalb, weil dieses Ereignis die Möglichkeiten zur Befriedigung bestimmter Bedürfnisse beeinträchtigt. Nehmen wir an, zwei Autos haben im gleichen Augenblick auf der gleichen Strecke einen Reifenschaden: wieweit die Panne bei den beiden Fahrern Angst auslöst, hängt ausschließlich von ihren Bedürfnissen für die unmittelbare und die weitere Zukunft ab, zum Beispiel davon, wie eilig sie es haben, von ihren finanziellen Verhältnissen, von ihren Begleitern usw. Zu Streichen aufgelegte Oberschüler mögen ein solches Ereignis überhaupt nicht als ernsthafte Panne, sondern als großen Spaß empfinden. Die Angst, seinen Arbeitsplatz zu verlieren, mag sich für einen Angestellten scheinbar aus der Situation auf dem Arbeitsmarkt ergeben, aber sie taucht nur auf, weil der Betreffende seine Möglichkeiten gefährdet sieht, sich satt zu essen, seinen Nachbarn zu imponieren und seinen Kindern ein glückliches Leben zu ermöglichen. Ein Mann, der nicht für eine Familie sorgen muß und auch nicht das Bedürfnis hat, regelmäßig zu essen oder seinen Nachbarn mit einem chromblitzenden Wagen zu imponieren, wird solchen Ängsten möglicherweise niemals ausgesetzt sein und ist vielleicht vollauf damit zufrieden, als Hippie oder als Philosoph in einer Tonne zu leben. Was die Ängste aufkommen läßt, sind nicht die äußeren Vorgänge, sondern die im Innern schlummernden Bedürfnisse. Wer keine Bedürfnisse hat, kennt keine Angst. Eine Leiche hat kein Lampenfieber, wie groß auch das Publikum ist, das sich ihretwegen versammelt hat.

Die Menschen glauben, sie streben nach Sicherheit, doch in Wirklichkeit streben sie nach einem *Gefühl* der Sicherheit; denn wirkliche Sicherheit gibt es natürlich gar nicht. Das Gefühl der Sicherheit wird dadurch gesteigert, daß Mittel zur Milderung von Spannungen und Ängsten und zur Befriedigung von Bedürfnissen zur Verfügung stehen; denn das trägt dazu bei, in dem Energiesystem, das der Mensch ist, das Gleichgewicht zu sichern. Wenn wir die Widersprüchlichkeit unserer hauptsächlichen Bedürfnisspannungen erkennen, können wir auch begreifen, warum «das Streben nach Freiheit von Furcht» nicht immer dem entspricht, was wir gemeinhin unter «Streben nach Sicherheit» verstehen.

Lavinia Eris ist ein Beispiel dafür, daß das Gefühl der Sicherheit oder der Unsicherheit nicht so sehr von den äußeren Ereignissen abhängt, sondern mehr von den inneren Vorgängen. Während ihrer College-Zeit bestand Lavinias Hobby darin, Insekten und Schlangen, darunter auch giftige Arten, für das Zoologische Museum zu sammeln. Anfangs gebärdete sie sich sehr ängstlich, wenn sie eine Klapperschlange einfangen sollte, aber nachdem sie sich an den Gedanken gewöhnt und gelernt hatte, mit solchen Tieren umzugehen, fühlte sie sich absolut sicher und kompetent. Einige Jahre später tauchten jedoch in ihren Albträumen häufig Klapperschlangen auf, und in diesem Fall konnte sie sich nicht daran gewöhnen; jeder Albtraum war so schreckenerregend wie der vorangegangene. Die durch starke widersprüchliche Spannungen hervorgerufenen Albträume blieben für sie furchterregend, und es gelang ihr in diesen Träumen niemals, ein Gefühl der Sicherheit zu finden, obwohl keinerlei äußere Gefahr bestand. Gegenüber den wirklichen Schlangen hatte sie dagegen schon bald ein Gefühl der Sicherheit gewonnen, obwohl die äußere Gefahr in keiner Weise geringer geworden war. Die durch die widersprüchlichen Bedürfnisse, die ihren Albträumen zugrunde lagen, hervorgerufene Angst war größer und dauerhafter als die durch den Umgang mit den gefährlichen Reptilien verursachte Furcht.

Die Menschen streben nach einem Gefühl der Sicherheit, indem sie nach vielversprechenden Möglichkeiten zur Befriedigung ihrer dringendsten Bedürfnisse suchen, aber unglücklicherweise treten andere Bedürfnisse und äußere Faktoren dazwischen. Zwar läßt die Furcht vor äußeren Kräften nach, sobald deutlich wird, daß sie zu bewältigen sind oder daß sie die Erfüllung dringender Wünsche nicht bedrohen, aber die mit den Bedürfnissen gekoppelte Angst bleibt bestehen, bis sich eine Möglichkeit zur Lösung der inneren Spannungen abzeichnet.

3. Welche Triebe sind die stärksten?

Die beiden stärksten Triebe des Menschen sind der Schöpfungstrieb und der Zerstörungstrieb. Dem Schöpfungstrieb entspringen Liebe und Großzügigkeit, der Wille zur Fortpflanzung und alle konstruktiven Tätigkeiten. Die Spannung, die den Menschen zur Erreichung dieser konstruktiven Ziele drängt, nennen wir *Libido*; ihre wichtigste Funktion für die Menschen besteht darin, die Arterhaltung zu sichern. Ihren intensivsten und prägnantesten Ausdruck findet sie daher im Sexualtrieb. Der Zerstörungstrieb dagegen löst Haß, Feindseligkeit, blinde Wut sowie Freude an Grausamkeit und Verfall aus. Die Spannung, die solchen Empfindungen Kraft verleiht, nennen wir *Todestrieb*. Er findet seinen intensivsten Ausdruck beim Kampf ums Überleben; richtig gesteuert trägt er dazu bei, das Individuum aus inneren und äußeren Gefahrensituationen zu retten. Mit anderen Worten, die Libido ist die Energie des Selbsterhaltungstriebs, durch den die Arterhaltung gesichert wird, und der Todestrieb ist die Energie eines Zerstörungsbedürfnisses, das, gegen einen realen Gegenspieler gerichtet, zur Erhaltung des Individuums beiträgt.

Diese beiden Triebe, die das Individuum zu gegensätzlichen Verhaltensweisen gegenüber seinen Mitmenschen und seiner Umwelt drängen können, geraten natürlich häufig miteinander in Konflikt. Solche unerfreulichen Konflikte lassen sich auf verschiedene Weise bewältigen. In der Regel geschieht das dadurch, daß man einen dieser Triebe aus dem Bewußtsein verdrängt und so tut, als existiere er nicht. In Friedenszeiten haben die Menschen die Tendenz, so zu tun, als gäbe es keinen Todestrieb, in Kriegszeiten dagegen versuchen sie so zu tun, als existiere dem Feind gegenüber keine Libido. Stets aber wirkt derjenige Trieb, den sie zu ignorieren versuchen, trotz allem auf ihr Verhalten ein, und es gibt daher bei den meisten Menschen kein von Liebe oder Haß allein bestimmtes Verhalten. Sie sind, wenn auch ohne es immer bewußt zu wollen, nur allzu gern bereit, die freundliche Hand, die ihnen Nahrung gibt, zu beißen und den verhaßten Mund, der sie selbst beißt, mit Nahrung zu versorgen.

Man kann den Konflikt auch dadurch lösen, daß man zuerst der einen Empfindung und im nächsten Augenblick der anderen die Oberherrschaft läßt. Ein Mensch, der abwechselnd liebt und haßt, erscheint dem Betrachter oft ebenso rätselhaft wie jemand, der sich abwechselnd Eiscreme und Käse in den Mund stopft; der Betrachter macht sich nicht die Mühe, darüber nachzudenken, wie bedeutungsvoll die Tatsache ist, daß beide Nahrungsmittel möglicherweise aus demselben Kuheuter stammen.

Der Schöpfungstrieb und der Zerstörungstrieb, die im Sexualakt und im Töten kulminieren, sind sozusagen das Rohmaterial, das dem Menschen und der Zivilisation zur Verfügung steht. Um sich selbst, die Gesellschaft und die menschliche Rasse zu erhalten, muß der Mensch für bestimmte Zeit, beispielsweise zur Verhinderung von Grausamkeiten oder zur Ausrottung von Krankheiten, eine auf Zerstörung gerichtete Energie einsetzen, und zur Förderung des geistigen und des materiellen Fortschritts eine konstruktiv ausgerichtete Energie. Die geistige Entwicklung eines Individuums hängt davon ab, wieweit es ihm gelingt, diese Kräfte in seinem Innern möglichst produktiv einzusetzen.

Natürlich besteht ein Unterschied zwischen dem Vorhandensein von Trieben und dem Versuch, sie zu befriedigen – zwischen der Empfindung von Liebe und Haß und dem Versuch, sie zum Ausdruck zu bringen. Die Kraft, mit der ein Individuum seine Liebe und seinen Haß sich selbst und anderen gegenüber zum Ausdruck bringt und mit der es versucht, seine Libido und seinen Todestrieb zu befriedigen, kann man als Aggressionstrieb bezeichnen. Ein Mensch mit starken Empfindungen kann sich und andere dadurch täuschen, daß er diese Empfindungen nur schwach zum Ausdruck bringt, und ein Mensch mit schwächeren Empfindungen mag das gleiche bewirken, wenn er sie ungehemmt zum Ausdruck bringt.

Nicht nur mit dem Aggressionstrieb, mit dem Empfindungen zum Ausdruck gebracht werden, müssen wir uns befassen, sondern auch mit der Zielrichtung von Liebe und Haß. Manche Leute richten ihre Liebe vorwiegend auf andere Menschen, andere hauptsächlich auf sich selbst. Das Ziel verschiedener Quantitäten kann sich allerdings von Zeit zu Zeit ändern. Ähnlich kann man auch starken Haß gegenüber anderen Menschen empfinden – die aggressivste Handlung wäre in diesem Fall Mord –, oder man kann seinen Haß gegen sich selbst richten, und die aggressivste Handlung wäre dann Selbstmord. Sowohl Mord als auch Selbstmord sind Ausdrucksformen des Aggressionstriebs; der einzige Unterschied hinsichtlich der psychischen Energie besteht in der Zielrichtung.

Im Leben der meisten Menschen kommt es nicht zu solchen extremen Situationen. Libido und Todestrieb kontrollieren und verdecken sich gegenseitig und werden möglicherweise auch durch andere Kräfte verdeckt; daher wird es vielen Menschen im Laufe ihres Lebens gar nicht erst bewußt, wie mächtig diese beiden Triebe sind und in welchem Maße sie unsere Motive und unser Verhalten beeinflussen. Wir können nun in der Tat feststellen, daß alle menschlichen Verhaltensformen weitgehend von den Bedürfnisspannungen der Libido und des Todestriebs bestimmt werden; sie stören das psychische Gleichgewicht des Menschen und treiben ihn dazu, so zu handeln, daß er die Möglichkeit hat, sein Energiegleichgewicht wiederherzustellen. Indem er sich Möglichkeiten schafft, seine schöpferischen und zerstörerischen Triebe zu befriedigen, kann er seine Angstgefühle vermindern und sein eigentliches Ziel ansteuern: das Gefühl der Sicherheit. Wir werden noch sehen, wie schwierig es für ihn ist, solche Bedürfnisse zum Ausdruck zu bringen, wie vieles schiefgehen kann, während er sich um die erforderlichen Anpassungen und Kompromisse bemüht, und was geschieht, wenn es ihm nicht gelingt, seine Wunschregungen und Bedürfnisspannungen praktisch zu bewältigen.

Die in unserem Blut enthaltenen chemischen Stoffe müssen bei der Bestimmung des Intensitätsgrads der Libido und des Todestriebs eine wesentliche Rolle spielen. Zwar läßt sich vermuten, daß die in den Ovarien beziehungsweise Testikeln produzierten Sexualhormone Einfluß auf die Libido haben und daß die «Furcht-und-Zorn»-Hormone der Nebennierendrüsen Einfluß auf den Todestrieb ausüben, aber noch ist der Nachweis nicht erbracht, daß eine Injektion eines der chemischen

Stoffe, die wir bisher kennen, im Menschen mehr Liebe oder Haß hervorzurufen vermag. Bei Tieren sind die Ergebnisse weit eindrucksvoller als beim Menschen. Zum Beispiel läßt sich bei Ratten, denen das «mütterliche» Hormon der Hypophyse injiziert worden ist, deutlich eine verstärkte Neigung zu fürsorglich-mütterlichem Verhalten erkennen. Aber wenn auch hinsichtlich des Menschen noch nichts bewiesen ist, so müssen wir doch bei der Erörterung dieser mächtigen Triebe die verschiedenen Drüsen berücksichtigen.

Für viele Menschen ist der Ursprung zerstörerischer Triebe ein Rätsel, aber nur wenige leugnen ihre Existenz. Die Tatsache, daß sie sich nicht ständig klar zu erkennen geben, bedeutet nicht, daß sie nicht vorhanden sind. Auch der Zeugungstrieb gibt sich nicht ständig offen zu erkennen, und trotzdem leugnet niemand seine Existenz. Wer Kinder hat, wird zugeben, daß sie sich gelegentlich destruktiv und feindselig gebärden, und alles spricht dafür, daß sie diese Neigungen nicht etwa abstreifen, sondern daß sie allmählich zu der Einsicht gelangen, es sei klüger, sie vorsichtiger und in subtilerer Form zum Ausdruck zu bringen; das gleiche gilt für ihr Zärtlichkeitsbedürfnis. Zerstörerische Triebe können sich auch im Traum manifestieren. Die Träume eines Menschen sind seine eigenen «Produktionen», und er kann sie nach Belieben formen und gestalten. Die Tatsache, daß der Mensch so häufig destruktive Träume hat, bedeutet also, daß sich irgend etwas in ihm davon angesprochen fühlen muß. Die große Streitfrage unter den Psychiatern ist, ob zerstörerische Triebe angeboren sind, oder ob sie sich im Gefolge der Frustration des Schöpfungstriebs entwickeln. Wir brauchen uns hier mit dieser Auseinandersetzung nicht zu befassen, denn die Menschen verhalten sich so, als hätten sie immer destruktive Neigungen gehabt, und ob diese bereits bei der Geburt vorhanden sind oder sich erst im Verlauf der ersten Lebensmonate entwickeln, hat keinen Einfluß auf das, was wir über ihre spätere Entwicklung zu sagen haben.

Der Mensch ist ein Wesen, das dafür sorgt, daß bestimmte Dinge geschehen; was er bewirkt und wie und wann, hängt zu einem großen Teil von seinen beiden stärksten Trieben ab, ferner von der Aggressivität, mit der er sie zum Ausdruck bringt, und davon, wie er den Konflikt zwischen ihnen löst.

4. Das Hauptproblem des menschlichen Wesens

Das Hauptproblem des menschlichen Wesens ist das gleiche wie das Problem jedes anderen Energiesystems: es besteht darin, für die Entladung von Spannung den Weg des geringsten Widerstands zu «finden». Eine elektrische Batterie – ebenfalls ein Energiesystem – findet den Weg des geringsten Widerstands in einem Stromkreis sofort, im Bruchteil einer Sekunde. Andere Energiesysteme, wie etwa ein über die Ufer tretender Fluß oder ein Tornado, finden den Weg des geringsten Widerstands innerhalb weniger Stunden. Das menschliche Energiesystem kann Jahre benötigen, um einen solchen Weg zu finden, und es kann endlos abwarten, weil es imstande ist, Energie zu speichern.

Die psychischen Spannungen im Menschen manifestieren sich hauptsächlich, wenn auch nicht ausschließlich, in der Libido und im Todestrieb, und diese beiden Kräfte drängen danach, sich sofort Ausdruck zu verschaffen. Das bedeutet, daß der Mensch die Tendenz hat, sich das, was er begehrt, dann zu nehmen, wenn er es begehrt, und alles, was sich ihm in den Weg stellt, ihn belästigt oder behindert, sofort zu zerstören. Eine solche unmittelbare Handlung beobachten wir häufig bei Kleinkindern, die noch nicht auf Grund unguter Erfahrungen gelernt haben, sich zurückzuhalten. Versucht ein Erwachsener, ebenso zu handeln, stößt er unglücklicherweise auf Widerstand aus zwei Quellen: von seiten anderer Menschen, die sich ebenfalls das, was sie begehren, dann nehmen wollen, wenn sie es begehren, und die ebenfalls alles beseitigen wollen, was sich ihnen in den Weg stellt, und von seiten der Natur, die keinesfalls alles, was der Mensch begehrt, dann, wenn er es begehrt, bereithält, und die sich auch nicht ändert, um ihm das Leben zu erleichtern.

Die Natur und andere Menschen leisten ihm nicht nur Widerstand und hindern ihn an der spontanen Erfüllung seiner Wünsche, sondern sie stellen auch eine ständige Bedrohung seiner Existenz dar. Alle ihn umgebenden Energiesysteme – tosende Meere, heulende Luftströme, die wir Winde nennen, die Erde erschütternde Vulkane, beutegierige Raubtiere und sich abmühende Mitmenschen eingeschlossen – suchen ebenfalls nach Wegen, ihre Spannungen unmittelbar nach dem Entstehen zu entladen. Er wird nicht nur aus dem Gleichgewicht gebracht, weil diese anderen dynamischen Kräfte ihn behindern, er muß auch aufpassen, daß er seinerseits ihr Wirken nicht in zu starkem Maß oder in der falschen Weise beeinträchtigt. Sein Problem besteht also darin, herauszufinden, wie er mit anderen Energiesystemen am besten fertig wird, um seine eigenen Bedürfnisse rasch und so gefahrlos wie möglich befriedigen zu können.

In einigen Teilen der Welt bemüht man zu diesem Zweck magische Kräfte. So ist in Neuguinea ein Medizinmann für eine geringe Gebühr bereit, den Nebenbuhler eines Klienten dadurch zu verhexen, daß er etwa Dornen in ein aus Gras geformtes Abbild des Nebenbuhlers drückt. Menschen, die in einer Gegend leben, wo es Hurrikane gibt, kommen vielleicht auf die Idee, diese Winde liebten rohes Fleisch, und opfern dem Windgott ein paar Tiere, um sich vor künftigem Unheil zu schützen. In einigen Teilen der Welt leben die Menschen in der Vorstellung, der Tod sei eine Art Kellner, der hohe Trinkgelder schätzt, und halten es deshalb für günstig, reichlich Almosen zu geben. Bei uns glauben die Menschen natürlich nicht an solche Dinge, sondern sie halten es für die beste Methode, daß man herauszufinden versucht, wie Natur und Mitmenschen unter verschiedenen Voraussetzungen vermutlich reagieren und wie man erreicht, was man bei vernünftigen Erfolgsaussichten von ihnen will. Je exakter wir unsere Umgebung zu beurteilen imstande sind, desto größer ist die Wahrscheinlichkeit, daß wir bekommen, was wir begehren.

Um ihre Bedürfnisse befriedigen zu können, ohne dabei in Schwierigkeiten zu geraten, müssen die Menschen also lernen, ihre Libido und ihren Todestrieb unter Kontrolle zu halten, d. h. sie müssen lernen, zu warten. Außerdem müssen sie lernen, sich auf ihre Umgebung richtig einzustellen, um die Gefahr zu vermindern, frustriert zu werden, wenn sie schließlich handeln.

Es ist also ein Problem der Kontrolle. Der Mensch muß lernen, drei Kräftegruppen unter Kontrolle zu halten: sich selbst, andere Menschen und die Natur. Man bezeichnet dies als das *Realitätsprinzip*, denn je realitätsbezogener der Mensch sich verhält – d. h. je genauer er diese drei Kräftegruppen beobachtet –, um so rascher und umfassender ist er in der Lage, seine Libido und seinen Todestrieb gefahrlos zu befriedigen. Das Realitätsprinzip verlangt von ihm, daß er klar umrissene Vorstellungsbilder entwickelt.

Die meisten Menschen besitzen von einzelnen Teilbereichen ihrer Umwelt recht gute Vorstellungsbilder. Ein guter Farmer kennt die Vorgänge in der Natur, und ein guter Geschäftsmann weiß, was die Menschen unter bestimmten Voraussetzungen zu tun bereit sind. Aber selten besitzt ein Mensch eine präzise Vorstellung, zu welchen Taten seine eigene Libido und sein Todestrieb ihn veranlassen können, ohne daß er selbst es überhaupt merkt. Gerade in dieser Hinsicht begeht er die größten und häufigsten Irrtümer.

Glücklicherweise haben wir in uns selbst eine Möglichkeit zur Bewältigung dieser dreifachen Realität, die stets in einem Zustand des Gleichgewichts der Kräfte gehalten werden muß. Es handelt sich um das *Ich*, das in Übereinstimmung mit dem Realitätsprinzip wirken soll. Es hat die Aufgabe, die inneren Spannungen des Menschen und die Spannungen der ihn umgebenden Energiesysteme genau zu beobachten und zu beurteilen, und danach sein Verhalten – zu seinem größtmöglichen Vorteil – zu bestimmen. Es soll dem Menschen helfen, die Befriedigung seiner Triebansprüche aufzuschieben, falls sich das empfiehlt, und versuchen, die Umwelt so zu verändern, daß die Befriedigung zu einem späteren Zeitpunkt möglich ist.

Um alle diese Aufgaben erfüllen zu können, muß das Ich seine psychische Energie sowie Menschen und Dinge bewältigen. Das Ich ist also gewissermaßen das «Bewältigungsorgan». Die Energie für diese Funktion stammt aus dem Teil der Libido- und Todestrieb-Energie, die sich während der Kindheit allmählich abspaltet und sich von der undifferenzierten Libido- und Todestrieb-Energie absondert, ja in vieler Hinsicht zu ihrem Gegenspieler wird. Die Ich-Energie wird dazu benutzt, die undifferenzierte Energie in Übereinstimmung mit dem Realitätsprinzip zu steuern, während der Mensch in der Begegnung mit der Realität Erfahrungen sammelt. Die Menschen haben zum Beispiel viel Freude an der Beherrschung ihres eigenen Körpers beim Schwimmen und Tauchen, an der Beherrschung eines kleinen Gummiballs, der auf einem Golfplatz umherfliegt, an der Beherrschung von Spielkarten, an der Beherrschung des Mechanismus eines Flugzeugmotors. Alle diese Dinge bringen eine doppelte Befriedigung: sie befriedigen nicht nur die primitive Libido und den primitiven Todestrieb, sondern auch diejenigen Teile der Libido und des Todestriebs, die sich abgespalten haben und ihre Befriedigung daraus gewinnen, daß sie gewisse Dinge durch das Ich beherrschen.

Aus guten Gründen haben sich die Psychiater dazu entschlossen, die ungeheure Summe von primitiver Libido und primitivem Todestrieb, die nach der Abspaltung der relativ geringen, zur Bildung des Ichs erforderlichen Teile übriggeblieben ist, einfach als «Es» zu bezeichnen. Die Libido und der Todestrieb des Ichs und die Libido und der Todestrieb des «Es» arbeiten oft nicht zusammen, sondern bekämpfen sich gegenseitig, denn eine der Aufgaben des Ichs besteht darin, das «Es» zu beherrschen und zu steuern, wogegen es sich natürlich zur Wehr setzt. Das «Es» strebt danach, seine Bedürfnisse sofort zum Ausdruck zu bringen und zu befriedigen. Das Ich dagegen möchte oft, daß das «Es» abwartet.

Eines sollten wir hier ganz klar sehen: genauso wie das, was den Motorkolben in einem Auto in Bewegung setzt, eine Kraft ist und nicht irgendein kleiner Mann, so sind die Ich-Energien und die Es-Instinkte Kräfte und nicht etwa kleine Männer, die irgendwo im Kopf sitzen, die Hand am Pistolenhalfter, bereit, einander bei der geringsten Herausforderung zu bekämpfen.

Daß das Leben so schwierig ist, ist darauf zurückzuführen, daß das Ich sich in einer so komplizierten Lage befindet. Es muß sich mit drei verschiedenen Kräften auseinandersetzen, sie steuern und sie schließlich zur Befriedigung und zur Sicherheit des Individuums miteinander in Einklang bringen: die Es-Instinkte, die Kräfte der Natur und die Mitmenschen. Die meisten Menschen sind sich der Realität der Natur und der Mitmenschen durchaus bewußt, aber sie erkennen nicht klar, daß auch das Es eine Realität ist, und zwar eine wichtige und lästige, mit der man rechnen muß. Ein Grund für diese Unterschätzung ist, daß das Es im verborgenen wirkt und auf jede nur denkbare Weise bemüht ist, das Ich zu täuschen.

Wie klug sich ein Mensch auch gegenüber seiner Umwelt verhält, er wird keine Zufriedenheit finden, wenn es ihm nicht gelingt, mit seinem eigenen Es ebensogut zurechtzukommen. Wahres Glück entspricht nicht der Fähigkeit, Frauen zu bezaubern oder Reichtümer zu erwerben, sondern der Fähigkeit, innerlich Frieden zu finden. Für das menschliche Ich besteht das Problem darin, in dieser komplizierten Welt für die gefahrlose Befriedigung der schöpferischen und zerstörerischen Triebe den Weg des geringsten inneren und äußeren Widerstands zu suchen. Aufgabe der Gesellschaft ist es, die schöpferischen Triebe zu fördern und die zerstörerischen Triebe zu unterdrücken.

5. *Wie bringen die Menschen ihre Triebe zum Ausdruck?*

Solange das Individuum die Lösung einer Es-Spannung hinausschiebt, bleibt die mit dem verdrängten Bedürfnis gekoppelte Energie ungenutzt. Außerdem bedeutet es für das Ich schwere Arbeit, das Es unter Kontrolle zu halten, und allein schon bei dem Bestreben, jenen Teil des Es im verborgenen zu halten, entsteht ein beträchtlicher Energieverlust. Es ist etwa so, als unterhielte man eine Geheimpolizei, um einen Teil der Nation in seiner Redefreiheit einzuschränken. Die Nation wird nicht nur dadurch geschwächt, daß viele ihrer Bürger unzufrieden sind und daran gehindert werden, an den nationalen Aufgaben mitzuwirken, sondern auch dadurch, daß viele Bürger ihre Zeit damit verbringen müssen, die Unzufriedenen zu überwachen. Könnte man sie zufriedenstellen, würden sie für und nicht gegen die Nation arbeiten, und obendrein wären die Geheimpolizisten dann überflüssig und könnten nützlicheren Aufgaben zugeführt werden. Wer einmal Gefängnisaufseher Häftlinge hat bewachen sehen, kann ermessen, welch ein doppelter Verlust an Arbeitskraft auf diese Weise für die Gesellschaft entsteht; in gleicher Weise bedeutet jede Verdrängung einen Energieverlust für den einzelnen Menschen.

Kann das Es gefahrlos befriedigt werden, dann kann das Ich entspannen, und sowohl das Ich als auch das Es können zusätzliche Energie darauf verwenden, etwas für das Individuum und für die Gesellschaft Nützliches zu tun.

Die Natur selbst hat uns Methoden an die Hand gegeben, mit deren Hilfe sich dieser doppelte Energieverlust umgehen läßt: Es-Bedürfnisse, die daran gehindert werden, sich unmittelbar und uneingeschränkt auszudrücken, können sich indirekt Ausdruck verschaffen. Das bedeutet, daß zumindest ein Teil ihrer Energie für nützliche Zwecke verwendet werden kann, und es bedeutet zugleich, daß das Ich sich zumindest teilweise entspannen kann, wenn die Spannung im Es vermindert ist.

Eine Zeitlang mag es ungefährlich sein, die Es-Bedürfnisse aus dem

Bewußtsein zu verdrängen und so zu tun, als wären sie nicht vorhanden. Wir sollten allerdings nicht vergessen, daß sie dadurch, daß wir so tun, als wären sie nicht vorhanden, nicht etwa ihre Existenz einbüßen. Irgendwie werden sie schließlich trotz aller unserer Bemühungen ihren Weg finden. Wenn ein Mensch das nicht durchschaut, können ihm seltsame Dinge unterlaufen. So wird er unter Umständen einräumen, daß jeder andere Mensch unbewußt schöpferische und zerstörerische Triebe hat, zugleich würde er aber abstreiten, daß er selbst solche Triebe hat. Das kann dazu führen, daß er gelegentlich über sein eigenes Verhalten überrascht ist. Je mehr wir über unsere Es-Bedürfnisse wissen, um so leichter fällt es uns, sexuelle «Mißgriffe» und scheinbar «gerechtfertigte» Bosheiten zu vermeiden.

Eine Form, in der die Es-Bedürfnisse sich nach einer Weile indirekt Ausdruck verschaffen, wenn sie durch das Ich aus dem Bewußtsein gedrängt oder «verdrängt» worden sind, besteht darin, daß sie warten, bis das Ich sich nachts im Schlafzustand befindet, und sich dann in verhüllter Form in Träumen bemerkbar machen.

Entspannung wird jedoch dadurch nur in begrenztem Ausmaß erreicht; wenn die Spannungen sehr stark sind und es keinen anderen Ausweg gibt, kann die verdrängte Es-Energie auf das körperliche Befinden und das Verhalten des Individuums in so starkem Maße einwirken, daß das Ich die Herrschaft über einen Teil des Körpers oder über einen Teil der Psyche verliert. Dieser Verlust drückt sich als Neurose aus. Eine Neurose oder Psychoneurose, was in diesem Zusammenhang das gleiche bedeutet, ist der verdeckte Ausdruck eines Es-Bedürfnisses. Davon wird später noch ausführlicher die Rede sein.

Im Augenblick sind wir vor allem daran interessiert, zu erfahren, wie das Es auf unser normales alltägliches Verhalten einwirkt und wie es den Menschen gelingt, «Dampf abzulassen», ohne daß ihr Leben zu einer Kette von Gewalttaten wird. Meistens geschieht das in der Form, daß ein anderes Objekt oder eine andere Tätigkeit an die Stelle der ursprünglichen Ziele ihrer Triebe gesetzt wird – etwas, das der wirklichen Befriedigung hinreichend nahekommt, um das Es vorübergehend zu beruhigen, und hinreichend von ihr abweicht, um bedrohliche Folgen auszuschließen.

Es ist das primitive Bedürfnis der Libido, sich einem anderen Menschen, meist einem des anderen Geschlechts, so weit wie möglich zu nähern. Die Methode der Befriedigung hängt dabei weitgehend vom Alter ab. Die engste Annäherung, die ein Säugling gegenüber einem anderen vollziehen kann, ist das Saugen an der Mutterbrust; auf dieses Ziel ist die Libido bei Säuglingen beiderlei Geschlechts gerichtet. Wird das Kind mit der Flasche genährt, braucht es viele zusätzliche Zärtlichkeitsbezeugungen zur Entschädigung für die ihm entgangenen Freuden. Nach der Pubertät ist die engste Annäherung, die von zwei Menschen vollzogen werden kann, der Sexualakt. In hohem Alter* läßt sich das Bedürfnis der Annäherung durch Händehalten und gemeinsame Gespräche befriedigen.

Während physischer Kontakt die größte unmittelbare Libido-Befriedigung verschafft, kann alles, was das Gefühl der «Annäherung» vermittelt, ob es sich dabei um eine physische, geistige oder psychische Annäherung handelt, zum Abbau der Libido-Spannung beitragen. Als nützlich erweist sich in dieser Hinsicht etwa, wenn man einander physisch näherrückt, ein vertrautes Gespräch über gemeinsame Interessen führt oder irgendwelche Emotionen gemeinsam empfindet. Auch kann es hilfreich sein, wenn man zur gleichen Zeit das gleiche tut, obwohl man räumlich voneinander getrennt ist. Manche Paare, die voneinander getrennt sind, vereinbaren, daß sie zu bestimmten Tageszeiten aneinander denken, einander Briefe schreiben oder andere Dinge gleichzeitig tun, die sie trotz räumlicher Trennung zusammenführen. In manchen Situationen allerdings bauen solche «Vorfreuden» die Libido-Spannung nicht ab, sondern intensivieren sie oder mobilisieren sie vollends. In vielen Fällen ist die Befriedigung im Sexualakt um so erfüllender und vollkommener, je mehr geistige und psychische Vorfreuden dieser Art ihm vorausgegangen sind. Frauen glauben fester und schon in jüngeren Jahren als Männer daran, daß ein normales Paar eine um so größere Erfüllung in sexuellen Beziehungen findet, je stärker die Liebe zwischen ihnen ist und je mehr sie miteinander verbindet.

Wenn sexuelle Beziehungen zum anderen Geschlecht auf Grund äußerer Umstände oder der eigenen Gewissensforderungen zu lange hinausgezögert werden, dann gibt es andere Möglichkeiten. Erstens können Liebeswerben und gesellschaftliches Beisammensein eine gewisse Befriedigung gewähren. Zweitens können manche Menschen auch ohne einen Partner oder mit einem Partner des gleichen Geschlechts eine nahezu vollständige Befriedigung erlangen: durch Masturbation oder durch homosexuelle Beziehungen. Im ersten Fall haben sie zwar das richtige Sexualobjekt, eine Person des anderen Geschlechts, erreichen aber nicht das eigentliche Sexualziel: den Geschlechtsverkehr. Im zweiten Fall haben sie zwar nicht das richtige Sexualobjekt, erreichen aber das eigentliche Sexualziel, den Orgasmus. In beiden Fällen ist etwas «nicht am richtigen Platz». Wir sprechen daher von einer Libido, die von ihrem eigentlichen Ziel auf ein anderes verlagert wird, und von einer Libido, die von ihrem eigentlichen Objekt verlagert wird.

* Mit «hohem Alter» meine ich fünfundachtzig und darüber. Ein «natürliches Nachlassen» der Sexualkraft im mittleren Alter gibt es nicht, wenn auch ein «unnatürliches» Nachlassen. Auch ein Löwe, der über vierzig Jahre im Käfig eingesperrt ist, wird allmählich mutlos.

Zu den interessantesten und für die Gesellschaft nützlichsten Libido-Verlagerungen kommt es dann, wenn sowohl das Ziel als auch das Objekt zumindest teilweise ein Ersatz für das biologische Ziel und für das biologische Objekt sind. Das geschieht bei der sogenannten Sublimierung, d. h. bei einer Tätigkeit, die dazu beiträgt, sowohl ihren Urheber als auch andere Menschen den «sublimeren» oder «höheren» Dingen des Lebens näherzubringen. Um den Menschen zu solchen verfeinerten Formen der Freude zu verhelfen, werden viele geistig-seelische Funktionen ins Spiel gebracht. Ein gutes Beispiel dafür ist die Malerei. Für den Künstler tritt hier als Objekt an die Stelle des Liebespartners das Modell (und dieses Modell muß nicht unbedingt ein Mensch sein, sondern es kann auch ein lebloses Objekt sein, also etwa eine Landschaft oder eine Schale Obst) und als Ziel an die Stelle des Sexualakts die künstlerische Gestaltung.

Das Leben des Dante Alighieri ist ein Beispiel dafür, wie ein großer Dichter sich durch sein Werk offenbart, wenn es ihm versagt ist, seiner Liebe unmittelbaren Ausdruck zu verleihen. An die Stelle der wirklichen Frau, die er nicht findet oder nicht haben kann, treten für den Dichter imaginäre oder erdachte Gestalten und Dinge, und auch hier tritt an die Stelle leidenschaftlicher Liebe die Inbrunst des Schöpferischen. Für alle diese Phänomene ist die Beziehung zwischen Dantes Dichtkunst und seiner Beatrice ein hervorragendes Beispiel. Man muß jedoch nicht unbedingt ein Genie sein, um seine Sublimierung vollziehen zu können. Viele Menschen empfinden schöpferische Freude, wenn sie sich handwerklich betätigen, wenn sie ihre Münzen- oder Briefmarkensammlung bereichern oder wenn sie ein Auto oder ein Boot vorführen können, das sie mit eigenen Händen zusammengebastelt haben.

Außer den hier erwähnten Arten kann Sublimierung noch andere Befriedigung verschaffen; hier versuchen wir nur zu zeigen, wie die aufgestaute Libido sich solcher Tätigkeiten als einer indirekten Möglichkeit bedient, die geistig-seelischen Spannungen zu lösen, die eine Folgeerscheinung unbefriedigter primitiver Bedürfnisse sind.

Auch die Energie des Todestriebs strebt nach ähnlichen indirekten Ausdrucksmethoden. Ein primitives Bedürfnis des Todestriebs besteht darin, ein anderes, meist gleichgeschlechtliches menschliches Wesen zu «beseitigen». Auch bei Vögeln, Fischen und Säugetieren läßt sich diese Unterscheidung hinsichtlich des Geschlechts der Libido-Objekte und der Todestrieb-Objekte beobachten. Goldspechte, Buntbarsche, Elefanten und Hunde sind gegenüber Artgenossen des anderen Geschlechts in der Regel zärtlich und «annäherungsbedürftig», während sie gegenüber gleichgeschlechtlichen Artgenossen leicht wütend werden und sie zu «beseitigen» versuchen. Für die Menschen gilt, wenn erst einmal der äußere Firnis gesellschaftlicher Höflichkeit abbröckelt, das gleiche, wie man beim Besuch einer Kneipe feststellen kann.

Da man hierzulande in Friedenszeiten eine völlige Befriedigung des Todestriebs in der Regel nur ein einziges Mal erreichen kann, durch Mord oder durch Selbstmord, erscheint uns der Todestrieb weit geheimnisvoller als die Libido. In Kriegszeiten lernen die Psychiater mehr über den Todestrieb, da sie die Aufgabe haben, seine unmittelbaren Auswirkungen zu studieren. Totalitäre und autokratische Regierungen wissen sehr viel mehr darüber als wir. Da bei uns Gewaltanwendung und Folterung als unnatürlich und kriminell betrachtet und nicht als legitime Polizeimethoden akzeptiert werden, wissen wir über einige Aspekte des Todestriebs weit weniger. Im Alltagsleben erhält die Libido die Möglichkeit, sich in den verschiedensten Tätigkeiten abzureagieren. Für den Todestrieb gibt es solche Möglichkeiten nur in geringerem Ausmaß. Wutanfälle kommen im Leben einigermaßen zufriedener Bürger entschieden seltener vor als Orgasmen.

Es dürfte interessant sein, über den Einfluß des unbewußten Todestriebs auf politische Entscheidungen nachzudenken. Manchmal wird der psychologische Hintergrund nicht gesehen, weil sich die Aufmerksamkeit zu stark auf äußere Probleme und Situationen konzentriert. Wenn man versucht, die Entstehung von Kriegen dadurch zu verhindern, daß man die gesellschaftlichen Verhältnisse verändert, dann wirkt das etwa so, als wollte man die Entstehung von Babies dadurch verhindern, daß man für Frauen bestimmte Kleidungsvorschriften erläßt. Eine Veränderung in der Struktur der äußeren Triebobjekte kann kaum dazu beitragen, die Stärke der primitiven Triebe abzuschwächen, die sich am Ende meist dennoch durchsetzen.

Ebenso wie alles, was das Gefühl einer «Annäherung» vermittelt, dazu beiträgt, die Libido zu befriedigen, wirkt alles, was das Gefühl einer «Trennung» vermittelt, im Sinne des Todestriebs. Wenn man die Stadt verläßt, Streit vom Zaun bricht, sarkastische Bemerkungen macht oder aus purem Eigensinn alles anders macht, dann sind das indirekte Versuche, den Todestrieb zu befriedigen. Seltsamerweise wissen wir aus Erfahrung, daß hierher auch das Zurückhalten gehört, auch wenn es zunächst als das Gegenteil von «Trennung» erscheinen mag.

Sowohl Todestrieb als auch Libido lassen hinsichtlich ihrer unmittelbaren Befriedigung zwei verschiedene Aspekte erkennen. So wie die Libido bei verschiedenen Menschen auf verschiedene Weise dadurch befriedigt werden kann, daß man sich einem anderen Menschen nähert oder daß ein anderer Mensch sich einem nähert, so kann der Todestrieb dadurch befriedigt werden, daß man vor jemandem davonläuft oder daß jemand anders vor einem davonläuft. Die passive Libido eines Mannes wünscht, daß die Frau auf ihn zukommt, die aktive Libido dagegen drängt ihn, der Frau nachzujagen. In ähnlicher Weise veranlaßt ihn sein passiver Todestrieb, davonzulaufen, während sein aktiver Todestrieb ihn dazu antreibt, den Gegner im Kampf in die Flucht zu jagen. Wenn also durch irgendeine Gefahr der Todestrieb geweckt wird, laufen manche Menschen davon und andere stellen sich zum Kampf. Wir haben es hier mit zwei Emotionen zu tun, Furcht und Zorn, und das Verhalten des Individuums hängt stets davon ab, welche dieser beiden Emotionen die stärkere ist. Die Aufgabe, den Menschen von dem ihn von außen her bedrohenden Energiesystem zu trennen, wird in beiden Fällen erreicht.

Der Todestrieb hat die gleichen vielfältigen Ausdrucksmöglichkeiten wie die Libido. Statt einen Gegenspieler des gleichen Geschlechts zu beseitigen, kann er ihn angreifen, ohne ihn zu vernichten, wie beispielsweise im geschäftlichen Konkurrenzkampf oder im sportlichen Wettkampf oder durch sarkastische Bemerkungen. Oder er kann einen Menschen des anderen Geschlechts beseitigen, wie es geschieht, wenn ein Mann aus Eifersucht seine Frau umbringt, wobei ja das eigentliche Zielobjekt des Todestriebs eine Person des gleichen Geschlechts ist. Er kann das Individuum selbst vernichten, indem er es zum Selbstmord treibt, oder er kann statt eines Menschen ein Tier beseitigen wie bei der Jagd. Im ersten Fall haben wir zwar das richtige Objekt des Todestriebs, aber das endgültige Ziel wird nicht erreicht, und wir erkennen eine Zielverschiebung des Todestriebs; in den anderen Fällen handelt es sich zwar um ein anderes Objekt, aber das eigentliche Ziel, die Vernichtung, wird erreicht, und wir erkennen eine Objektverschiebung des Todestriebs. Auch der Todestrieb läßt sich sublimieren, so zum Beispiel in der Steinmetzkunst, im Schreinerhandwerk und im Bergbau: durch das «Attakkieren» lebloser Objekte werden schöne oder nützliche Dinge geschaffen. Eine der nützlichsten Sublimierungen des Todestriebs finden wir in der Chirurgie.

Wir haben uns nun mit mehreren psychologischen Gegensatzpaaren vertraut gemacht, die zum Verständnis anderer Menschen außerordentlich wichtig sind und hier noch einmal festgehalten werden sollen:

1. Schöpferische Triebe und zerstörerische Triebe.
2. Libido und Todestrieb.
3. Nach innen gerichtete Energie und nach außen gerichtete Energie.
4. Annäherung und Trennung.
5. Zielverschiebung und Objektverschiebung.
6. Aktiv und passiv.

Wir wollen uns nun wieder dem Waisenmädchen Nana zuwenden und einige dieser Gegensatzpaare in Aktion beobachten. Wir werden dabei auch feststellen, wie unvernünftig und unkritisch das Es sich gebärdet und wie sowohl die Libido-Spannung als auch die Todestrieb-Spannung sich wenn irgend möglich gleichzeitig zur Geltung zu bringen versuchen.

Wir kennen bereits einige der Gründe für Nanas frühe Neigung zur Promiskuität. Der frühe Tod ihrer Mutter, die ständigen Ausschweifungen ihres Vaters und das Entbehren jeglichen Familienlebens hinterließen bei Nana einen starken Hunger nach Zuneigung oder nach irgendeiner Ersatzform von Zuneigung. Als sie neunzehn Jahre alt war, kam ihr Vater ums Leben, als er am hellichten Tag vor der Bank von Olympia einen Raubüberfall auf einen gepanzerten Geldtransportwagen versuchte. Die verwegene Art, in der dieser Versuch unternommen wurde, ließ darauf schließen, daß Nanas Vater kein großes Interesse mehr am Leben hatte und sich daher vor dem Tod nicht weiter fürchtete. So sagte er häufig: «Ein Bursche, der keine Lust mehr hat zu spielen, dem ist es auch egal, wie die Würfel fallen.» Der Skandal machte es Nana schwer, sich ihren Lebensunterhalt zu verdienen, und bald sah sie sich gezwungen, von ihren zahlreichen Freunden Geld zu nehmen, obwohl sie einen Abscheu vor solchen erniedrigenden Beziehungen hatte. Viele Männer machten es sich zur Gewohnheit, immer dann, wenn sie ein Glas über den Durst getrunken hatten, in die Foamborne Street zu pilgern und Nana einen Besuch abzustatten. Daß die offizielle Prostituierte der Stadt, Mrs. Fayton, Nana aus Eifersucht mit den übelsten Schimpfworten belegte, wenn sie ihr auf der Straße begegnete, erhöhte nur noch Nanas Abscheu vor ihrem Beruf.

Um ihre Situation zu verbessern, fand sie sich bereit, mit Mr. Krone zusammen zu leben, einem großen, hageren alten Geizhals, der sich zu ihr hingezogen fühlte. Nana glaubte, sie hasse Mr. Krone, der sie wie früher ihr Vater häufig schlug, aber als er kurze Zeit später starb, trauerte sie zu ihrer eigenen Überraschung bitterlich um ihn, trotz der Tatsache, daß er seine Ersparnisse in seinem Testament nicht, wie versprochen, ihr vermacht hatte, sondern der Gesellschaft zur Bekämpfung der Vivisektion. Auf diese Weise sah sie sich gezwungen, ihre alte Lebensweise wiederaufzunehmen.

Kurze Zeit darauf zog sich Nana eine Geschlechtskrankheit zu. Sie hatte sich bei Mr. Meleager angesteckt, einem würdig aussehenden, aber sehr nervösen Anwalt, der oft beruflich nach Chicago fuhr. Als Dr. Pell ihr sagte, was er festgestellt hatte, war sie schockiert und konnte es kaum glauben, aber bei regelmäßiger Behandlung besserte sich ihr Zustand bald. Als sie sich für geheilt hielt, vernachlässigte sie die Anweisungen ihres Arztes und ließ sich wieder mit zweien ihrer bevorzugten Freunde ein. Die Folge war, daß sich beide, Ralph Metis und Josiah Tally, bei ihr ansteckten.

Die emotionalen Spannungen, die Nana am meisten zu schaffen machten, waren erstens: Hunger nach Zuneigung, die sie in ihrer Kindheit stets entbehrt hatte; zweitens: Hunger nach schönen Dingen, noch gesteigert durch die triste Umgebung, in der sie ihr ganzes bisheriges Leben verbracht hatte (was sie von dem Geld, das sie verdiente, nicht für ihren Lebensunterhalt brauchte, gab sie für Reproduktionen berühmter Gemälde und für Kunstbücher aus, die sie in ihrem Schrank versteckte und ihren Freunden gegenüber nie erwähnte); drittens: Ressentiments gegen ihren Vater, weil er ihr nie das Maß an väterlicher Zuneigung hatte zuteil werden lassen, dessen sie bedurfte, und viertens: Ressentiments gegen die Gesellschaft im allgemeinen, die sie für den Tod ihres Vaters und für ihre miserablen Lebensumstände verantwortlich machte.

Der Ursprung ihres Verhaltens waren ihre meist aus der frühen Kindheit stammenden unbefriedigten Es-Spannungen. Nanas «Unabhängigkeit» und ihre gesteigerte Einsamkeit seit dem Tod ihres Vaters machten es ihnen jetzt leicht, sich zum Ausdruck zu bringen.

Natürlich war es unvernünftig von ihr, die Schuld am Tod ihres Vaters der Bank zuzuschreiben, die den gepanzerten Wagen gemietet hatte, aber genau das geschah. Das Es nimmt häufig solche Schuldverschiebungen vor.

Ihre Lebensweise versetzte sie in die Lage, ihre ausgehungerte, nach außen gerichtete Libido auf mehrfache Weise zu befriedigen. Zwar verhalf sie Nana nicht zu einer normalen emotionalen «Annäherung» an ein anderes menschliches Wesen, aber sie verschaffte ihr einen, wenn auch etwas dürftigen Ersatz. Sie verhalf ihr auch zu Geld, mit dem sie ihren sublimierten Schöpfungstrieb befriedigen konnte – er offenbarte sich in ihrem heimlichen Kunstinteresse, das zuzugeben sie sich allerdings genierte, weil in ihr ein Konflikt bestand zwischen ihren sublimierten Regungen und ihren Selbstvorwürfen. Schließlich ermöglichte ihr ihre Lebensweise, sich elegant zu kleiden, und befriedigte so ihre nach innen gerichtete Libido oder Eitelkeit.

Sie befriedigte auch ihren nach innen gerichteten Todestrieb, denn für eine Frau von ihrer Sensibilität war ein solches Leben mit viel Leid verbunden. Mr. Krone verschaffte diesem Aspekt eine sehr unmittelbare Erfüllung, indem er Nana verprügelte. Ihr nach außen gerichteter Todestrieb wurde dadurch befriedigt, daß sie dem alten Geizkragen einen Teil seines wohlgehüteten Geldes abluchsen konnte und daß sie ihre beiden Freunde mit ihrer Krankheit ansteckte, was zu einer dauernden «Trennung» von ihnen führte, die wiederum ihren Zerstörungstrieb befriedigte.

Wenn wir Nanas Erklärung für diese Vorgänge beiseite lassen und uns ausschließlich an das halten, was tatsächlich geschah (ein Verfahren, wie es von Psychiatern normalerweise angewandt wird), können wir mindestens zwei Fälle von «Objektverschiebung» feststellen. Mr. Krone nahm in vieler Hinsicht den Platz ihres Vaters ein, und die Ähnlichkeit der Situation intensivierte noch Nanas unbewußtes Vergnügen daran, ihn finanziell auszunehmen und gleichzeitig zärtlich zu ihm zu sein. Daß sie sich dieser Verschiebung ihrer etwas gemischten Empfindungen von ihrem Vater auf Mr. Krone nicht vollständig bewußt war, ergibt sich daraus, daß sie selbst überrascht war, als sie beim Tod des alten Mannes Tränen vergoß. Ralph und Josiah, die beiden Männer, die in enger Beziehung zu der Bank standen und die sie mit ihrer Krankheit angesteckt hatte, waren die Sündenböcke und vertraten «die Bank», an der sie sich unvernünftigerweise für den Tod ihres Vaters rächen wollte.

Bei der «Bestrafung» der drei Männer spielten sowohl Aktivität als auch Passivität eine Rolle. Mr. Krone bestrafte sie aktiv, indem sie sich alle Mühe gab, sein Geld verschwenderisch auszugeben und ihn eifersüchtig zu machen. Die beiden anderen Männer bestrafte sie durch passives Verhalten. Sie legte es nicht darauf an, sie zu infizieren, sondern gab lediglich passiv den Überredungskünsten der beiden nach und unterließ es nur, sie über ihre Krankheit zu informieren – das alles anscheinend in gutem Glauben, da sie selbst ja von ihrer Heilung überzeugt war.

Einer der bedeutsamsten Aspekte ist, daß Nana bei fast allem, was sie tat, gleichzeitig ihre Libido und ihren Todestrieb befriedigte. Das zeigte sich am deutlichsten in jener verhängnisvollen Nacht, als sie von den beiden Männern sexuelle Befriedigung erlangte und sie gleichzeitig mit ihrer Krankheit ansteckte. Das zeigte sich aber auch in ihren gemischten Gefühlen gegenüber Mr. Krone. Tatsächlich legte sie, ohne sich dessen deutlich bewußt zu sein, gegenüber allen Beteiligten, sich selbst eingeschlossen, die gleiche doppelzüngige, zweischneidige Haltung an den Tag. Eine derartige Haltung, die gleichzeitig Liebe und Haß umfaßt, bezeichnet man als «ambivalent»: beide Empfindungen streben danach, bei allem, was das Individuum tut, gleichzeitig Befriedigung zu erlangen.

Mancher wird hier einwenden, da Nana «nicht wußte», daß sie noch krank war, sei es unfair, die Vorgänge in diesem Licht zu sehen. Zugegeben, ihrem Ich mag nicht bewußt gewesen sein, daß sie noch krank war, aber es blieben doch einige Zweifel, wie Nana später herausfinden sollte, als sie sich bei einem Psychiater in Behandlung begab. Gerade durch «Vergessen» und durch die «Unterlassungssünden» macht das Es sich bemerkbar.

6. *Wie verhalten sich die Menschen gegenüber ihrer Umwelt?*

Die Menschen verhalten sich gegenüber ihrer Umwelt in der Regel so, daß entweder die Libido oder der Todestrieb – und wenn möglich sogar beide – bei nahezu allen Unternehmungen eine gewisse Befriedigung erlangen. Diese Befriedigung erwächst aus dem Gefühl der «Annäherung» oder der schöpferischen Tätigkeit und aus dem Gefühl der «Trennung» oder der zerstörerischen Tätigkeit. Das Es besitzt jedoch, wenn überhaupt, nur eine geringe Fähigkeit, durch Erfahrung zu lernen oder die Dinge in die richtige Ordnung zu bringen beziehungsweise in das, was wir dafür halten.

Beim Ich, das normalerweise die Fähigkeiten kontrolliert, mit deren Hilfe die Menschen beispielsweise ihre Glieder bewegen oder einen Denkvorgang vollziehen, verhält es sich anders. Während das Es nur Wunschregungen haben kann, vermag das Ich Dinge zu arrangieren und aus Erfahrungen zu lernen. Das Es ist wie ein launenhafter Kaiser, das Ich dagegen wie ein treuer Diener, der versucht, die unvernünftigen Forderungen seines Herrn zu erfüllen. Der Kaiser sagt: «Ich möchte heute *truffes au champagne* speisen!» Der Diener weiß aus Erfahrung, wie und wo er bekommt, was der Kaiser begehrt, und wie er es arrangieren kann, daß die Zurichtung der Speisen dem Geschmack des Kaisers entspricht. Der Kaiser selbst wäre nicht imstande, auch nur eine einzige schwarze Trüffel aufzutreiben. Wenn er etwas begehrt, muß er es sich durch seinen Diener beschaffen lassen, der ihm sozusagen als Kommunikationsmittel zur Außenwelt dient. In ähnlicher Weise kann das Es äußern: «Ich möchte eine Frau haben und ein paar Kinder!» Das Ich muß dann das Leben des betreffenden Individuums für die nächsten paar Jahre so einrichten, daß der Wunsch des Es Erfüllung findet. Das Ich behandelt die Umwelt auf zweifache Weise: es arrangiert, und es lernt. Das Wirken des Es läßt sich bei allen Unternehmungen des Individuums dadurch nachweisen, daß man feststellt, welche Bedürfnisse im Endergebnis tatsächlich befriedigt werden (unabhängig davon, wie sie befriedigt werden oder welche Einwände das Individuum erhebt); ebenso läßt sich das Wirken des Ichs dadurch demonstrieren, daß man feststellt, in welchem Maße Ideen und Aktionen arrangiert worden sind und was das Individuum selbst getan zu haben glaubt. Im Traum kann man das Wirken des Es in den Triebansprüchen entdecken, die durch den Traum befriedigt werden; das Wirken des Ichs ist schwerer zu erkennen, es sei denn, ein größerer Ordnungsprozeß hat stattgefunden. Aus diesem Grund erscheint ein Traum dem Ich, wenn es am Morgen erwacht, oft seltsam oder unsinnig. Beim Studium der Mathematik läßt sich das Werken des Ichs in all dem erforderlichen Ordnen und Lernen leicht erkennen, während das Wirken des Es verborgen bleibt, zumal es nicht immer leicht einzusehen ist, welche unbewußten Bedürfnisse durch die Erkenntnis, daß zwei plus zwei gleich vier ist, befriedigt werden.

In gewisser Weise ist das Es «natürlicher» als das Ich – etwa so, wie eine Kuh «natürlicher» ist als ein Steak. Ein Steak ist sozusagen ein von einem menschlichen Ich «arrangiertes» Stück Kuh. In der Natur herrscht eine natürliche, nicht eine arrangierte Ordnung. Bäume wachsen in Wäldern auf natürliche Weise. Nur wenn das menschliche Ich eingreift, wachsen sie in Obstplantagen in regelmäßig angelegten Reihen. Unkraut wächst überall, wo es gedeiht oder wo der Wind den Samen hinweht. Nur das menschliche Ich ist in der Lage, Blumen auf Beeten und Rabatten wachsen zu lassen. Das Ich sperrt Tiere in Käfige ein, legt gradlinige Kanäle an, erkennt bestimmte Bilder in der Anordnung der Sterne am nächtlichen Himmel und konstruiert «Gegensätze, die einander ausschließen». In der Natur und im Es gibt es keine «Gegensätze, die einander ausschließen». Heute ist jeder Mensch mit Elektronen und Atomen vertraut. Aber wissen wir, ob ein Atom hart oder weich, dunkel oder hell, «gut» oder «schlecht» ist? Nein, wir wissen nicht einmal, ob es Materie ist oder Energie, Zeit oder Raum. Es ist beides und doch auch keines von beiden. Wie in der Physik müssen wir auch in der Psychiatrie nicht nur von der Vorstellung «einander ausschließender Gegensätze» abrücken, sondern auch die Vorstellung von «Ursache und Wirkung» aufgeben, von der wir im allgemeinen ausgehen. In der Natur gibt es für Dinge und Vorgänge keine «Ursache» und keine «Erklärung». Sie ereignen sich einfach zu «verschiedenen» Zeiten. Die Vorstellungen von «Ursache» und von «Erklärung» sind Erfindungen unseres Ichs und nicht Bestandteil der Natur. Vorstellungen dieser Art sind nur ein weiterer Beweis dafür, daß unser Ich die Dinge «einordnen» möchte. Dafür, daß gewisse Dinge sich ereignen, gibt es kein erklärendes «weil», sondern nur ein «wenn» oder «als ob» – und damit müssen wir uns zufriedengeben.

Im Es schließt die Liebe den Haß nicht aus. Liebe und Haß können gleichzeitig nebeneinander und gegenüber derselben Person bestehen und mit allen unseren Erfindungen gegenüber dieser Person verwoben sein. Die Menschen neigen jedoch dazu, Liebe und Haß als Gegensätze zu betrachten, die einander ausschließen. So kommt es, daß das Ich oft «überrascht» ist, wenn es feststellt, daß in manchen Fällen extreme Zuneigung und ein extremer Zerstörungstrieb fast gleichzeitig zum Ausdruck kommen. Extreme Zuneigung ist oft eng verbunden mit völliger Zerstörung. Aus diesem Grund kommt es häufig vor, daß ein gewalttätiger Mann eine Frau ermordet, die er leidenschaftlich liebt. Die Polizei, die sich mit Tatsachen zu befassen hat und nicht mit zurechtgelegten Vorstellungen, erkennt das durchaus und vernimmt in solchen Fällen zuerst (und nicht an letzter Stelle, wie unser «logisch» denkendes Ich uns vermuten lassen könnte) den Liebhaber. Diese Konzeption ist uns so vertraut, daß sie uns «logisch» erscheint, aber sie ist zugleich auch «unlogisch» und leitet sich aus der praktischen Erfahrung ab und aus dem Wissen, wie die Es-Instinkte der Logik zuwiderhandeln.

Die zweite wichtige Fähigkeit des Ichs ist das Lernen. Die Menschen lernen die Realität dadurch kennen, daß sie sich bestimmte Gegebenheiten merken, die es ihnen ermöglichen, allgemeine Feststellungen zu treffen, die einer Voraussage gleichkommen. Einem Menschen, der seiner Umwelt keine Beachtung schenkt, kann es passieren, daß er immer wieder im Freien vom Regen überrascht wird. Wenn er jedoch lange genug in einer bestimmten Gegend lebt, lernt er allmählich, daß bestimmte Wolken Regen bringen. Er verallgemeinert, d. h. er sagt voraus: tiefhängende schwarze Wolken bringen Regen. Aus vielen Einzelbeobachtungen des Himmels und der Atmosphäre abstrahiert sein Ich die Vorstellungen von «tiefhängend» und «schwarz», um darauf die verallgemeinernde Aussage aufzubauen. Das Es ist in dieser Hinsicht unzuverlässig, da es zu viele unrealistische Feststellungen trifft, die sich als unrichtig erweisen. Das Ich des Kindes kann, wenn seine Brüder zu Hause geboren werden, zum Beispiel lernen, daß der Besuch des Arztes mit seiner schwarzen Tasche die Ankunft eines neuen Babys bedeutet. Das Es dagegen trifft falsche verallgemeinernde Feststellungen, weil es aus den Vorgängen nicht die richtigen Bedeutungen abstrahiert: in Träumen – die das beste Material zum Studium des Es sind – kann allein schon ein Arzt die Ankunft eines Babys signalisieren, unabhängig davon, was er bei sich trägt, und ebenso kann eine schwarze Tasche auch die Ankunft eines Babys bedeuten, wenn sie nicht von einem Arzt getragen wird. Würde das Ich seine Schlußfolgerungen auf diese Weise treffen, dann würde es auf keinen grünen Zweig kommen.

Das Es befindet sich – mehr als das Ich – in einem unverfälschten Naturzustand, aber es besitzt nicht die Fähigkeit zur Bewältigung der Realität, da es die Dinge weder einordnen noch in nützlicher Weise verallgemeinern kann. Die Menschen werden mit ihrer Umwelt am besten fertig, wenn sie mit Hilfe des Realitätsprinzips beobachten lernen, allgemeine Schlüsse ziehen und die Gegebenheiten einordnen und wenn sie ihre Es-Instinkte entsprechend unter Kontrolle halten. Trotz allem jedoch läßt das Es merkwürdigerweise häufig mehr Weisheit erkennen als das Ich – ein augenscheinlicher Widerspruch, von dem bei der Erörterung der Intuition noch ausführlich die Rede sein soll.

7. Wie wächst und verändert sich der Mensch?

Es ist einleuchtend, daß ein «Ziel» der Libido darin besteht, im Erwachsenen den Wunsch nach Fortpflanzung ständig wachzuhalten. Kommt die Libido in unverhüllter Form zum Ausdruck, wie bei vielen jungen Menschen, dann haben wir es mit einem jener Menschen zu tun, die «ständig der Aussicht auf einen Orgasmus nachjagen», wie St. Cyr es treffend formulierte. Ebenso einleuchtend ist, daß der Todestrieb die Überlebenschancen des Menschen erhöht, indem er ihm das Bedürfnis vermittelt, alles, was ihn bedroht, zu vernichten. In einer zivilisierten Umgebung muß das Individuum jedoch diese primitiven Triebregungen verbergen. Da das Leben unerhört kompliziert ist, und da die Triebregungen des Es durch das Ich gefiltert werden, begegnen wir der Libido oder dem Todestrieb nur bei ganz besonderen Gelegenheiten im unverfälschten Zustand.

Das Es kann nur Wunschregungen haben. Es kann nicht lernen, denken oder sich entwickeln, obwohl sich nicht nur seine Stärke in bestimmten Lebensabschnitten wie der Pubertätszeit verändert, sondern auch seine Zielrichtung, zum Beispiel wenn das Individuum Elternpflichten wahrnimmt. Das Es wird von Spannungen beherrscht, die nach Befriedigung drängen. Es gibt nur zwei Dinge, die mit den Triebregungen des Es geschehen können: sie werden ganz oder teilweise befriedigt, oder ihre Befriedigung wird vereitelt. Werden sie befriedigt, dann resultiert daraus eine Entspannung, wie man sie bei Menschen beobachten kann, die gerade eine normale sexuelle Befriedigung erlebt haben, oder bei solchen, die sich bei einem mißglückten Selbstmordversuch verletzt haben. Wird die Befriedigung vereitelt, dann staut sich die Spannung, und es kommt zu weiteren Versuchen, sie abzubauen.

Da sich die primitiven schöpferischen und zerstörerischen Triebe nicht von Grund auf verändern lassen, besteht die Entwicklung der Persönlichkeit darin, daß die Art und Weise der Triebbefriedigung verändert wird.

Das Es kann sich nur in dem Rahmen ausdrücken, den der Körper und die Umwelt ihm abstecken. Beim neugeborenen Kind sind viele Dinge noch unentwickelt. Dem Es eines Säuglings bleiben alle Ausdrucksmöglichkeiten verwehrt, die das Gehen zur Voraussetzung haben, da die Nerven und Organe zur Betätigung der Beine noch nicht ausreichend entwickelt sind. Viele Arten des Lustgewinns bleiben dem Kleinkind versagt, denn um seinen Körper zu beherrschen, muß es erst die Entwicklung der für die verschiedenen Organe und Muskeln zuständigen Nerven abwarten. Das Kind behilft sich, so gut es geht, mit den ihm zur Verfügung stehenden Möglichkeiten. Unmittelbar nach der Geburt sind die wichtigsten Bewegungen, die es ausführen kann, das Saugen und das Ausstoßen einzelner Laute. Jede Befriedigung der Libido oder des Todestriebs muß mit Hilfe dieser Mechanismen erzielt werden; dazu kommen noch einige andere, weniger entwickelte Mechanismen. Da die Es-Instinkte in der Regel eine stärkere Befriedigung erlangen, wenn eine andere Person beteiligt ist, kann man beobachten, daß das Kind seine größte Beglückung beim Saugen an der Mutterbrust erfährt.

Während das Kind heranwächst, gewinnt sein Nervensystem über immer mehr Aktionen die Kontrolle – woraus sich neue Mittel und Wege zur Befriedigung des Es ergeben –, bis schließlich in der Pubertätszeit eine normale sexuelle Betätigung und Aggression – die Endziele – möglich werden. Mit den zunehmenden Befriedigungsmöglichkeiten wächst auch die Vielfalt seiner Tätigkeiten, denn der Mensch ist stets bestrebt, seine Wirkungsmöglichkeiten zu erweitern. Nach der Phase des Brustsaugens lernt er die Kontrolle über seinen viszeralen Bereich und ist anschließend in der Lage, aus ihm mehr Lustgewinn zu erzielen. Sobald er den Gebrauch seiner Hände und Beine erlernt hat, stehen ihm noch mehr Befriedigungsmöglichkeiten zur Verfügung. Wenn in einer späteren Lebensphase seine Sexualorgane heranreifen, werden sie für ihn zur Quelle der größten psychischen und physischen Befriedigung. In jeder neuen Lebensphase entwächst der Mensch mehr oder weniger der Lustbefriedigung, wie er sie in der vorangegangenen Phase erzielt hat, und benutzt die Organe, die ihre Rolle als Lustspender ausgespielt haben, auf eine mehr realitätsbezogene Weise. Auf diese Weise spielen beim Lusterwerb in aufeinanderfolgenden Phasen jeweils der Mund, der viszerale Bereich, der Körper und schließlich die Sexualorgane die entscheidende Rolle.

Oftmals hält jedoch der Mensch an einer bestimmten Möglichkeit, sich Befriedigung zu verschaffen, fest, wenn er mit einer neuen Möglichkeit nicht zurechtkommt oder wenn es auf Grund besonderer Umstände schwierig für ihn ist, sie zu erproben, wie das bei einem Waisenkind der Fall ist, dem viele Entwicklungsmöglichkeiten versagt bleiben und das daher auch nach der frühen Kindheit noch am Daumen lutscht – es bleibt an eine der frühen Phasen fixiert. Oder das Kind entwickelt sich normal, kehrt aber in schwierigen Situationen in eine frühere Phase zurück und gibt damit gleichzeitig eine seiner gerade erst erworbenen Methoden zur Befriedigung von Triebregungen auf, wie das bei einem älteren Kind der Fall ist, das immer dann am Daumen lutscht, wenn seine Mutter vorübergehend abwesend ist, und sofort wieder aufhört, wenn sie zurückkehrt.

Der normale Mensch macht nicht nur auf ganz natürliche Weise die verschiedenen Organphasen durch, indem er mit der Entwicklung seines Nervensystems, seines Körpers und seiner Drüsen Schritt hält, er kann, während er heranwächst, auch die Geschwindigkeit, die Art und Weise, die Häufigkeit oder das Objekt seiner Triebbefriedigung ändern. Auf diese Veränderungen übt das Ich einen großen Einfluß aus – in der Regel im Einklang mit dem Realitätsprinzip. Der Mensch macht die Erfahrung, daß bestimmte Arten der Triebbefriedigung auf lange Sicht oft zu noch größeren Unlustgefühlen führen, und versucht, sich dessen stärker bewußt zu sein. Er profitiert von seinen Erfahrungen. Das Es dagegen scheint träge und in seinen Verhaltensformen festgelegt zu sein; greift das Ich nicht energisch ein, versucht es immer wieder auf die gleiche unzulängliche Art und Weise Befriedigung zu erlangen.

Wenn das Ich nicht wachsam bleibt, zwingt das Es das Individuum wieder und wieder, die gleichen sinnlosen und unwürdigen Fehler zu wiederholen.

Das Es hat nicht nur die Tendenz, niemals etwas dazuzulernen – es bedient sich bei dem Versuch, Befriedigung zu erzielen, ständig der gleichen unzulänglichen Methoden –, sondern es gibt sich manchmal auch mit falschen «Realitäten» zufrieden, wie sie in der Phantasie, im Traum oder in den durch Drogen ausgelösten Visionen in Erscheinung treten. Es kann sogar das Ich davon überzeugen, daß seine imaginären Vorstellungen der Realität entsprechen, ein Phänomen, das wir als «Halluzination» bezeichnen. So kann sich in einem durch Alkohol hervorgerufenen Delirium der freigesetzte Todestrieb durch Visionen von unheilvollen Schlangen und Ungeheuern Befriedigung verschaffen, statt durch einen tatsächlichen Mord oder Selbstmord. Diese visuellen Halluzinationen erscheinen dem Individuum deshalb als Realität, weil beim Ich die Fähigkeit der «Realitätsprüfung» geschwächt ist. Es kommt vor, daß ein junger Mann seine Libido dadurch zu befriedigen sucht, daß er sich einbildet, irgendeine schöne Frau sei in ihn verliebt, während sie in Wirklichkeit vielleicht nicht einmal von seiner Existenz weiß. Beginnt er wirklich an seine Phantasiegespinste zu glauben, dann bezeichnet man diese unrichtigen Überzeugungen als «Wahnvorstellungen». Natürlich können auch Frauen unter solchen Wahnvorstellungen leiden.

Beim Heranwachsen zeigt sich bei den Menschen die Tendenz, sich würdig zu verhalten und sorgfältig darauf zu achten, daß sie nichts tun, was die gute Meinung gefährden könnte, die sie selbst von sich haben und die ihre Nachbarn teilen; die Todestriebspannungen neigen daher immer häufiger dazu, sich gegen das Individuum selbst zu wenden. Ein Kind kann seinem Todestrieb in einem Wutanfall Luft machen, ohne daß es ihm peinlich ist. Ein Erwachsener, den seine Mitmenschen verärgern und reizen, versucht dagegen in der Regel, sich zu beherrschen; die Folge ist, daß der Todestrieb nachteilige Auswirkungen auf den eigenen Körper haben kann.

Die beiden häufigsten Auswirkungen dieser Art sind erhöhter Blutdruck und eine Veränderung der Blutgefäße des Magens. Wenn eine solche Umwandlung psychischer Empfindungen in eine physische Rebellion allzu häufig stattfindet, können daraus mehr oder minder permamente Veränderungen resultieren. Der Blutdruck sinkt vielleicht auch nach einem erholsamen Wochenende nicht mehr, sondern bleibt unverhältnismäßig hoch, wie wir das bei Mr. King beobachtet haben; oder die ständigen Störungen in den Blutgefäßen des Magens führen schließlich dazu, daß ein kleiner Teil der Magenwand zersetzt wird und auf diese Weise ein «Magengeschwür» entsteht. Verhindern kann man eine solche Entwicklung nicht dadurch, daß man der Sekretärin auf die Finger haut oder dem Vorarbeiter einen Tritt in den Hintern versetzt, sondern dadurch, daß man lernt, sich durch unwichtige Dinge, wozu auch finanzielle Verluste gehören, nicht aus der Ruhe bringen zu lassen.

Schließlich ist der Magen wichtiger als Geld. Allerdings behält mancher Geschäftsmann lieber sein Firmenschild und opfert dafür seinen Magen dem Chirurgen.

Während das Individuum heranwächst, steigert gleichzeitig das Ich seine Leistungsfähigkeit bei der Bewältigung seiner drei Hauptaufgaben: Befriedigung der Libido, Befriedigung des Todestriebs und Reduzierung der Bedrohung durch die Außenwelt. Ein gutes Beispiel dafür ist der Beruf des Landwirts: hier verleiht der Todestrieb die Energie, die Erde zu «attackieren», die Libido verleiht die Energie, Getreide zu säen und zu ernten; der Verkauf des geernteten Getreides reduziert die Gefahr des Verhungerns und erhöht gleichzeitig die Chance, eine zusätzliche Befriedigung der Libido und des Todestriebs zu erreichen, da es auf diese Weise leichter ist, eine Ehefrau zu finden. Trotzdem bleibt auch hier noch genügend Raum für den Luxus «geistiger Unruhe» und ästhetischer Erlebnisse.

Die Persönlichkeit eines normalen Menschen entwickelt und verändert sich in dem Maß, wie er neue Methoden zur Befriedigung der Libido und des Todestriebs kennenlernt; er macht von neuen Organen und Möglichkeiten Gebrauch, sobald er sie beherrscht, und gibt frühere, weniger wirksame Methoden auf. Das Realitätsprinzip trägt zu dieser Entwicklung insofern bei, als es mithilft, den inneren Zwang zu bekämpfen, der das Individuum dazu treibt, die alten, inzwischen weniger wirksamen, wenn nicht gar gefährlichen Methoden der Triebbefriedigung immer von neuem anzuwenden.

8. Warum üben die Menschen Selbstbeherrschung?

Ein sorgloses Kind gibt sich nicht die geringste Mühe, sich zu beherrschen, bis es schließlich lernt, daß es sich nicht auszahlt, Libido und Todestrieb unmittelbar zum Ausdruck zu bringen. Will ein eigensinniges Kind einen Gegenstand kaputtmachen, zertrümmert es ihn. Will es eine Liebkosung haben, streckt es zärtlich seine Ärmchen nach der Mutter aus. Während das Kind heranwächst, lernt es, daß ein solches Verhalten am Ende vielleicht eher Unannehmlichkeiten als Lustgefühle mit sich bringt und daß die unmittelbare Lösung *einer* Spannung eine andere, noch stärkere Spannung heraufbeschwören kann. Es ist nun Sache des Ichs, zu beurteilen, sofern es dazu fähig ist, welche Verhaltensformen auf weite Sicht am nachhaltigsten zur Entspannung führen.

Wenn das Kind zum Beispiel die «singende Säge» seines Vaters beschädigt, bekommt es den Popo versohlt oder wird ausgeschimpft. Das ist eine schmerzliche Erfahrung, die zu einer psychischen Spannung führt. Hat das Kind wieder einmal eine destruktive Anwandlung, hält es vielleicht inne und stellt etwa folgende Überlegung an: «Wird das Zertrümmern dieser Ming-Vase aus dem 15. Jahrhundert mehr Spannungen abbauen, als durch die nachfolgende Tracht Prügel neue entstehen werden?» Wenn sein Vater eine feste, kräftige Hand hat, lautet die Antwort «Nein!» Und die Vase bleibt unangetastet auf dem Piedestal hinter dem Gummibaum stehen.

In einer späteren Lebensphase steht der gleiche Mensch vielleicht vor folgender Frage: «Wird der Versuch, dem Judolehrer sein Mädchen abspenstig zu machen, mehr Spannungen abbauen, als durch die Rache des Judolehrers neue entstehen werden?» Auch in diesem Fall lautet die Antwort «Nein!», und das Mädchen bleibt sozusagen unangetastet auf seinem Piedestal.

Bestrafung führt auf mehrfache Weise zu erhöhter Spannung. Wir wollen hier nur die erhöhte Libidospannung berücksichtigen, die auf den Verlust der Möglichkeit, Liebe zu bekunden, zurückzuführen ist, und die gesteigerte Todestriebspannung, deren Ursache die Unfähigkeit ist, Vergeltung zu üben. Das Kind, das eine Tracht Prügel bekommen hat, darf seinen Vater eine Weile nicht mehr zärtlich umarmen; es ist auch nicht imstande, seine Ressentiments dadurch abzureagieren, daß es seinen Vater übers Knie legt. Selbst wenn das Kind nicht verprügelt, sondern nur ausgeschimpft worden ist, bleibt der Endeffekt der gleiche.

In manchen Fällen bringt Bestrafung zugleich Erregung und Entspannung mit sich. Weckt eine Tracht Prügel gleichzeitig die Libido und den Todestrieb, dann nimmt sie sexuellen Charakter an. Viele Erwachsene und auch viele Kinder leiten aus einer Bestrafung eine merkwürdige Befriedigung ab. Das ist ein Grund dafür, daß bestimmte Leute immer wieder in schwierige Situationen geraten. Die Gefahr, verletzt zu werden, wirkt auf sie nicht als Abschreckung, sondern gehört für sie zu den Attraktionen eines gefahrvollen Lebens.

Die meisten Menschen ziehen es allerdings vor, das, was man gemeinhin als «Strafe» ansieht, zu vermeiden und mit ihren Es-Instinkten nach Möglichkeit so fertig zu werden, daß die Befriedigung im Falle einer Gefahr verschoben werden kann. Auf diese Weise hoffen sie, am Ende eine vollständige oder zumindest teilweise Befriedigung zu erlangen, ohne Nachteile in Kauf nehmen zu müssen.

Da bei Erwachsenen nur selten eine Form der Bestrafung angewandt wird, die mit körperlichem Schmerz verbunden ist, üben die Menschen hauptsächlich deswegen Selbstbeherrschung, um der seelischen Pein zu entrinnen, die aus anderen Strafen entstehen kann. Die meisten Menschen begehen zum Beispiel deshalb keine Verbrechen, weil das für sie zu einer schwerwiegenden Frustration ihrer Libido führen würde – zu einem Verlust der Selbstachtung sowie der Achtung der Freunde, der Familienangehörigen und der Berufskollegen. Sexuelle Praktiken und

Gewaltausbrüche, wie man ihnen in Gefängnissen begegnet, lassen deutlich die Steigerung der Es-Spannungen erkennen, zu denen es bei Menschen kommt, die vom normalen gesellschaftlichen Leben ausgeschlossen sind. Auf die Todestriebspannung des Selbsthasses ist den meisten Menschen höchst unangenehm.

Wir haben bisher nicht vom «Gewissen» gesprochen, von dem wir allgemein glauben, daß es das ist, was die meisten Menschen zu gesittetem Benehmen anhält. Indirekt haben wir jedoch auf seine Existenz bereits hingewiesen, als wir Begriffe verwendeten wie «Verlust der Liebe» oder «Verlust der Möglichkeit, Liebe zu bekunden» und als wir von Selbsthaß und Verlust der Selbstachtung sprachen. Im nächsten Abschnitt wird sich zeigen, in welchem Zusammenhang diese Faktoren mit dem Gewissen stehen und wie das Gewissen sich entwickelt. Die Menschen sind bei ihrer Geburt weder «gut» noch «böse», aber sie lernen bereits in einer sehr frühen Phase der Kindheit von ihren Mitmenschen bestimmte Verhaltensrichtlinien. Ist ein Kind «böse», dann fragen sich die Eltern gelegentlich: «Wieweit sind wir selbst daran schuld? Haben wir dem Kind auch ein gutes, nachahmenswertes Beispiel gegeben?»

9. Wie fällt der Mensch eine Entscheidung?

Will der Mensch eine Entscheidung fällen, so gibt es dafür zwei Methoden. Die erste besteht in einem Denkvorgang. Wir ziehen die bestehenden Möglichkeiten in Betracht, wägen sie nach beiden Richtungen hin ab und treffen unsere Entscheidung dann mehr oder minder im Einklang mit dem Realitätsprinzip. Bei der zweiten Methode kommt man ohne einen bewußten Denkvorgang aus. Wir würden uns in einem fortwährenden Zustand quälender Unentschlossenheit befinden, wenn wir über jede Kleinigkeit nachdenken müßten, die wir im Lauf des Tages tun. Müßten wir uns jedesmal, wenn wir einen Knopf zumachen, entscheiden, welchen Finger wir über und welchen wir unter den Knopf legen, dann brauchten wir zum Anziehen ebensolange wie ein kleines Kind. Wir verfügen also über Möglichkeiten, Entscheidungen zu fällen, ohne daß wir bewußt darüber nachdenken.

Eine Methode, mit deren Hilfe wir Entscheidungen treffen, ohne uns dessen bewußt zu werden, besteht in dem automatischen Prozeß der Gewohnheit, der uns die Bewältigung von alltäglichen Situationen erleichtert, bei denen das Es in keiner Weise beteiligt ist. Es gibt allerdings Menschen, die über jede unwichtige Angelegenheit, die von den meisten mit Hilfe der Gewohnheit erledigt wird, angestrengt nachdenken müssen; diese Menschen quälen sich – wie sich später am Fall von Ann Kayo noch zeigen wird – mit so vielen Dingen ab, daß sie allzuviel Zeit und Energie dafür verwenden; die Folge ist, daß ihnen zur Bewältigung ihrer eigentlichen Arbeit nur wenig Zeit bleibt. Untersuchungen haben ergeben, daß alltägliche Verrichtungen wie Zuknöpfen oder Händewaschen, die für den Durchschnittsmenschen mit keinerlei emotionalem Gehalt behaftet sind, für solche Menschen eine ganz spezielle Bedeutung gewonnen haben. Ihre Libido und ihr Todestrieb haben sich zu stark auf triviale Objekte verlagert und zu viele geistige Vorstellungen verunklärt. Da Gewohnheit sich nur zur Bewältigung von Situationen mit geringem Empfindungsgehalt eignet, denen klar umrissene Vorstellungsbilder zugrunde liegen, ist es für derart «besessene» Menschen schwierig, irgend etwas aus Gewohnheit zu tun. Ein Teil ihrer Umwelt ist in allzu starkem Maß von Libido und Todestrieb «besetzt».

Das Es selbst stellt eine unbewußte Kraft dar, mit deren Hilfe man Entscheidungen in Situationen von stärkerem Empfindungsgehalt fällen kann. Diese Kraft basiert auf emotionalen Einstellungen, die wir in unserer frühen Kindheit von unseren Eltern übernehmen und auch von anderen Menschen, an deren Liebe uns gelegen ist. Nach der frühen Kindheit sind die Menschen in der Lage, gewisse Entscheidungen auch ohne einen bewußten Denkvorgang in Übereinstimmung mit den Prinzipien zu treffen, die nach ihrer Ansicht die von ihnen geliebten Menschen vertreten. Sie verhalten sich so, als sagten sie sich zum Beispiel:

«*So* muß ich das machen, denn so würde mein Vater wollen, daß ich es tue, wenn er hier wäre. Wenn ich es nicht so mache, würde er sicherlich die Stirn runzeln und mir böse sein – wie ich es als kleines Kind erlebt habe.»

Wichtig bei diesem Vorgang ist, daß sie sich das *nicht tatsächlich* sagen müssen, aber das Ergebnis ist das gleiche, *als ob* sie es sich sagten. Auf diese Weise sparen sie bei Entscheidungen Zeit und Energie.

Bei Kindern, deren Väter sich nicht persönlich um ihre Erziehung kümmern konnten oder deren Eltern sich als schlechte Erzieher erwiesen haben, wird es in dieser Hinsicht natürlich zu Entwicklungsstörungen kommen, die dann im weiteren Verlauf ihres Lebens zu immer größeren Schwierigkeiten führen können.

Diese elterlichen Einflüsse schließen also gewissermaßen die in der Kindheit gelernten Lektionen ein, wie man sich die Zuneigung anderer Menschen erhält. Der Mensch lernt in seiner frühen Kindheit, wie er sich verhalten «soll», denn seine Eltern mißbilligen es, wenn er sich nicht so verhält, wie er es nach ihrer Meinung tun «sollte»; dieses «Sollgefühl» schlägt so tiefe Wurzeln, daß es zu einem festen Bestandteil der geistig-seelischen Struktur wird. Ein weiteres Maß an Sollgefühl erwirbt man auch später noch (d. h. vom sechsten oder siebten Lebensjahr an): es bleibt in Form des «Gewissens» im Bewußtsein haften und spielt, wenn Entscheidungen zu fällen sind, ebenfalls eine Rolle. Das frühere «unbewußte Gewissen» ist jedoch wichtiger als das «bewußte

Gewissen», denn es bildet sich früher heraus, ist tiefer verwurzelt, mächtiger, schwerer zu verändern und zu kontrollieren, und es beeinflußt das Verhalten der Menschen, ohne daß sie dies klar erkennen, und häufig sogar gegen ihren Willen.

Während der Mensch heranwächst, stehen seine Eltern zwar nicht ständig neben ihm, um ihn zu bestrafen, falls er nicht so handelt, wie er ihrer Meinung nach handeln sollte, aber ihre machtvollen und stark empfindungsgeladenen Vorstellungsbilder sind ihm stets gegenwärtig; damit wird praktisch der gleiche Effekt erzielt, denn wie wir wissen, läßt sich der Mensch bei seinen Aktionen eher von seinen geistigen Vorstellungsbildern leiten als von tatsächlichen Gegebenheiten. Daß die Vorstellungsbilder dieses «Sollgefühls» unter Umständen bereits zwanzig oder gar vierzig Jahre alt sind, ist dabei fast ohne Bedeutung, denn sie sind ja im Unbewußten angesiedelt, und wir wissen, daß das Unbewußte nicht altert und daß seine Vorstellungsbilder von einem Unsterblichkeitsgefühl durchdrungen sind, das sie frisch und jung erhält. Auch um das Individuum zu bestrafen, falls es sich eines Vergehens schuldig macht, bedarf es nicht der Anwesenheit seiner Eltern. Dafür sorgt das eigene Es.

So wie beim Menschen normalerweise ein Teil seiner Libido nach innen gewandt ist, damit er sich selbst respektiert, bewundert und beschützt, so richtet sich auch ein Teil seines Todestriebs nach innen, um mit dafür zu sorgen, daß die nötige Energie zur Selbstbestrafung vorhanden ist. Tut der Mensch etwas, das er nach dem, was er in seiner frühen Kindheit gelernt hat, nicht hätte tun sollen, dann mobilisiert dieser Teil seines Todestriebs die mißbilligenden Vorstellungsbilder seiner nicht anwesenden Eltern. Tun wir etwas, von dem wir glauben, wir sollten es eigentlich nicht tun, dann reagieren wir mit einem «Schuldgefühl». Selbst wenn das Individuum sich eines Schuldgefühls nicht bewußt ist, macht sich die aus der «Schlechtigkeit» resultierende unbefriedigte Spannung des nach innen gewandten Todestriebs in Form eines «Strafbedürfnisses» bemerkbar. Schuldgefühl und Strafbedürfnis bedeuten, daß die elterlichen Vorstellungsbilder des Individuums aktiv geworden sind und es ebenso zu bestrafen drohen, wie es die wirklichen Eltern getan hätten. Wenn dieses Strafbedürfnis nicht befriedigt wird, bleibt es weiterhin bestehen; die dadurch hervorgerufene Spannung kann sich über Jahre hin stauen und treibt den Menschen schließlich in dem Drang nach Entspannung von einer prekären Situation in die andere. Aus diesem Grund muß man die nach innen gerichtete destruktive Energie unter Kontrolle bringen. Sie kann – wie die übrigen Es-Energien – Unheil anrichten, wenn das Ich den Vorgang nicht rechtzeitig erkennt und ihm ein Ende macht. Andernfalls kann das Bedürfnis nach Strafe den Menschen in Schwierigkeiten bringen – und sei es nur aus «Vergeßlichkeit» oder «Unachtsamkeit».

Es zeigt sich also, daß die Es-Spannungen etwas komplizierter und differenzierter sind, als es zunächst den Anschein hatte. Wir haben es mit Spannungen der nach außen gerichteten Libido und mit solchen der nach innen gewendeten Libido zu tun, ferner mit Spannungen des nach außen gerichteten Todestriebs und solchen des nach innen gerichteten Todestriebs. Alle vier Gruppen drängen nach Befriedigung, und es ist Aufgabe des Ichs, sie alle unter Kontrolle zu halten. Eine der wichtigsten und zugleich schwierigsten Aufgaben des Ichs ist, darauf zu achten, daß bei der Befriedigung der anderen drei Spannungen nicht die Spannung des nach innen gerichteten Todestriebs übermäßig erhöht wird. Mit anderen Worten, das Schuldgefühl kann mehr Spannung verursachen, als durch das, was wir tun, abgebaut wird; manche Menschen, die nicht in der Lage sind, ihr Schuldgefühl unter Kontrolle zu halten, neigen dazu, sich für ein geringfügiges Vergehen eine unverhältnismäßig hohe Strafe zuzumessen.

Die unbewußten Vorstellungsbilder der Eltern und ihrer Nachfolger, die sich mit den in der Kindheit gelernten Lektionen verbinden, sind mit dem Todestrieb und der Libido besetzt, die sich vom übrigen Es abgespalten haben. Dieses System, das einen entscheidenden Einfluß auf das Verhalten des Individuums ausübt, nennt man das «Über-Ich». Das Problem des Schuldgefühls und des «Strafbedürfnisses» ist deshalb so kompliziert, weil hier ein Zusammenhang mit vielen Elementen besteht, die beim Fällen von Entscheidungen alle eine Rolle spielen. Da ist an erster Stelle das eben beschriebene eigentliche Über-Ich. Ein anderes Element ist das Ich-Ideal; es besteht aus den bewußten und unbewußten Vorstellungsbildern von dem, was man gern sein möchte; sie sind nach dem Vorbild bestimmter Menschen geformt, die man bewundert und nachahmen möchte, weil sie Eigenschaften besitzen, die man als ideal betrachtet. Ein weiteres Element ist das bewußte Vorstellungsbild, das der Mensch von Recht und Unrecht hat und das sich in erster Linie an seinen religiösen Erziehern, Schullehrern und anderen Autoritätsfiguren orientiert; auf dieser Grundlage bildet sich das, was wir gemeinhin als «Gewissen» bezeichnen.

Aus Gründen der Vereinfachung wollen wir von nun an alle drei Elemente unter der Bezeichnung «Über-Ich» zusammenfassen.

Da die Beherrschung des viszeralen Bereichs eine der ersten Lektionen ist, die dem Kind ein «Sollgefühl» vermitteln, spielt die Phase der Reinlichkeitserziehung eine wichtige Rolle bei der Entstehung des Über-Ichs. Hier finden wir ein gutes Beispiel für den zweifellos vorhandenen, aber ziemlich komplexen Zusammenhang zwischen Todestrieb und viszeralem Bereich, dem wir später noch an anderer Stelle begegnen werden.

Es muß festgehalten werden, daß es sich bei dem im Über-Ich enthaltenen Todestrieb um einen Anteil handelt, der sich von der übrigen Es-

Energie abgespalten hat, so daß es dem Über-Ich freisteht, auch mehr oder minder als Gegenspieler des Es zu wirken. Das Ich hat also mindestens drei Energiesysteme, deren Bedürfnisse vor jeder Aktion berücksichtigt werden müssen: Die Triebregungen des Es, die reale Außenwelt und das Über-Ich.

Ein Mensch kann daher seine Entscheidungen sowohl bewußt als auch unbewußt fällen. Die bewußten Entscheidungen richten sich, wie wir glauben, nach dem Realitätsprinzip und dem bewußten Gewissen. Die unbewußten Entscheidungen lassen sich bei Aktionen von geringer emotionaler Bedeutung mit Hilfe der Gewohnheit energiesparend vereinfachen. In den meisten affektgeladenen Situationen hängen die Entscheidungen vom Ausgang des Konflikts zwischen den unbewußten Kräften des Über-Ichs und des Es ab. Ist die Entscheidung getroffen, ohne daß der Mensch sich der realen Kräfte bewußt wird, die dahinterstehen, macht er es sich zur Aufgabe, nach Rechtfertigungsgründen für die Entscheidung zu suchen und sowohl sich selbst als auch seine Mitmenschen davon zu überzeugen, daß er sie in Übereinstimmung mit den Gegebenheiten der Situation getroffen hat. Einen solchen Vorgang bezeichnet man als *Rationalisierung* (Scheinmotivation).

10. Wozu ist das alles gut?

Was bedeutet «Ich»? Wir haben von den Bedürfnissen des Es gesprochen, die «dem Individuum» einen Lustgewinn vermitteln, wenn sie Befriedigung finden. Wir haben erläutert, wie das Über-Ich das Ich lenkt und wie es «das Individuum» für seine Verfehlungen bestraft. Wir haben außerdem untersucht, auf welche Weise das Ich – zwischen diesen beiden Kräften – uns durch die Gefahren der Umwelt zu steuern hat. Für wen arbeiten alle diese Kräfte? Wer ist eigentlich mein wirkliches «Ich» – das «Ich», das «Es» oder das «Über-Ich»?

Eine Frau bezeichnete ihr «Selbst» einmal als etwas, das den Rest ihres Wesens steuert. Sie betrachtete sich als jemanden, der einen Eselskarren kutschiert. Der Esel war sozusagen Bestandteil ihrer selbst, der sich jedoch gelegentlich selbständig machte und sie Dinge tun ließ, die sie nachher bedauerte. In solchen Fällen gab ihr «Selbst» dem «Esel» die Schuld. Was ist dieses «Selbst», von dem sie sprach? Nun, dieses «Selbst» ist das, was wir als «Ich» bezeichnen.

Das «Ich» ist ein System, das sich selbst betrachten kann, ähnlich wie die einzelnen Teile des Körpers einander fühlen können. Das erklärt, warum die Menschen das Gefühl haben, sie könnten ihren eigenen Geist bei seiner Tätigkeit beobachten, als handle es sich um eine fremde Person – genauso mühelos, wie sie ihre eigenen Beine berühren können, als wären es die eines anderen Menschen. Tatsächlich hat das Ich drei

Bestandteile, und sie alle können einander zu verschiedenen Zeiten beobachten. Einen Bestandteil bilden die elterlichen Vorstellungsbilder, ein weiterer ist das Erwachsenen-Ich, das im Einklang mit dem Realitätsprinzip wirkt, und schließlich lebt in der Vorstellung jedes Menschen das kleine Kind weiter, das er einmal gewesen ist. Jede Frau trägt in ihrer Vorstellung ein kleines Mädchen mit sich herum, jeder Mann einen kleinen Jungen. Der Eltern-Teil, der Erwachsenen-Teil und der Kindheits-Teil bilden drei verschiedene Ichs. Solange *ein* Ich unabhängig von den anderen agiert, fühlt das Individuum sich als ganzheitliche Person; werden jedoch zwei dieser Ichs gleichzeitig wirksam, dann betrachten sie sich gegenseitig und fragen sich, was eigentlich vorgeht.

Darüber hinaus gibt es aber noch etwas anderes – eine Kraft, die die Menschen antreibt, sich zu entwickeln, Fortschritte zu machen und aus Fehlern zu lernen. Wir können sie als vierte Kraft neben dem Ich, dem Über-Ich und dem Es betrachten. Über diese vierte Kraft wissen Psychiater und Psychologen wenig oder nichts. Religiöse Menschen könnten sie vielleicht als «Seele» bezeichnen. Die Wissenschaftler können auf diese Frage noch keine schlüssige Antwort geben. Wir sind diesem Problem bisher dadurch aus dem Weg gegangen, daß wir den Menschen einfach als Energiesystem geschildert haben – als ein System von Kräften, die ständig danach trachten, ihr Gleichgewicht aufrechtzuerhalten oder wiederzugewinnen, und dabei nicht versuchen, irgend jemanden, irgend etwas oder irgendeinen Teil von sich selbst «zufriedenzustellen» so wie die Erde nicht versucht, irgend jemanden zufriedenzustellen, wenn sie die Sonne umkreist. Es erweist sich aber als nützlich, anzunehmen, daß es ein System von Spannungen gibt, das normalerweise alle lebenden Dinge ständig in Richtung auf einen «Fortschritt» hin drängt. Wir können die Existenz eines solchen Systems voraussetzen, um uns zu erklären, warum die Menschen wachsen und heranreifen, warum die Menschheit danach trachtet, sich zu vervollkommnen, warum Tiere im Verlauf der Evolution immer kühner werden und warum dem menschlichen Geist eine schöpferische Liebe zum Schönen zuwächst, während dieses Energiesystem von der Qualle über den Frosch und den Affen bis hin zum Menschen immer komplizierter wird. Selbst wenn wir die Frage, wozu das alles gut ist, außer acht lassen, können wir trotzdem voraussetzen, daß es in uns eine Kraft gibt, die uns ständig «vorwärts und aufwärts» streben läßt.

Wie wir später noch sehen werden, bringt eine Neurose dem Menschen viele Vorteile. Wenn er nun mit seiner Neurose in mancherlei Hinsicht besser dran ist, welche Kraft treibt ihn dann, seinen Zustand bessern zu wollen? Was ist das für eine Heilkraft der Natur, die einen kranken Körper und einen kranken Geist danach trachten lassen, wieder gesund zu werden, damit sie ihre Entwicklung fortsetzen können? Was veranlaßt einen Embryo dazu, sich weiterzuentwickeln? Warum bleibt er nicht ein Embryo? Wachstum und Entwicklung bedeuten Schwerarbeit und erfordern eine Menge Energie. Was veranlaßte irgendwelche Quallen, sich in Richtung auf den Menschen hin zu entwickeln? Warum blieben sie nicht für immer Quallen? Auch Evolution ist Schwerarbeit.

Um eine Antwort auf diese Fragen zu erhalten, wollen wir über zweitausend Jahre in der Geschichte zurückgehen und uns einem bedeutenden Semiten namens Zeno von Sidon zuwenden. Zeno wanderte viele Jahre umher und widmete sich seinen philosophischen Betrachtungen. Schließlich ließ er sich in Athen nieder und begründete dort eine philosophische Schule. Er sprach viel von der *Physis*, jener Naturkraft, die ständig bestrebt ist, die Dinge wachsen zu lassen und sie im Verlauf ihrer Entwicklung zu vervollkommnen. Die Idee der *Physis* stammt zwar ursprünglich nicht von Zeno, aber er vor allem hat sie zum Wachstum und zur Entwicklung aller lebenden Dinge in Beziehung gesetzt. Seither haben sich viele Philosophen mit der schöpferischen Kraft der Natur befaßt, die dafür sorgt, daß alle Dinge sich in geordneter und «progressiver» Weise entwickelt.

Wenn ein solcher Entwicklungsdrang nicht nur im Körper, sondern auch im Geist des Menschen existiert, wie können wir ihn dann in unser Energieschema einbauen, und in welcher Beziehung steht er zu den anderen geistig-seelischen Spannungen? Wir haben über den nach innen gerichteten und den nach außen gerichteten Todestrieb sowie über die nach außen gerichtete Libido gesprochen, doch von der nach innen gerichteten Libido war bisher kaum die Rede. Vielleicht hat die Entwicklungsenergie ihren Ursprung in der Spannung der nach innen gerichteten Libido. Diese Erklärung erscheint jedoch zu einfach; ebensogut könnte das Gegenteil der Fall sein, daß nämlich die Libido nur ein Teil der Entwicklungsenergie ist. Vielleicht gibt es die *Physis* überhaupt nicht; aber auch wenn wir nicht in der Lage sind, eine endgültige Antwort zu geben, ereignen sich doch viele Dinge genauso, *als ob* es eine solche Kraft gäbe. Deshalb ist es leichter, das Wesen der Menschen zu verstehen, wenn wir die Existenz dieser Kraft voraussetzen.

Wir werden uns von nun an die Freiheit nehmen, von der Voraussetzung auszugehen, daß die *Physis* eine Kraft ist, die man beim Studium des menschlichen Geistes berücksichtigen muß, und wir wollen die Frage, wie sie mit der nach innen gerichteten Libido zusammenhängen könnte, unbeantwortet lassen. Wir haben das Problem nicht vollständig lösen können, welche der beiden Kräfte die eigentliche Antriebskraft ist und für wen das Es, das Ich und das Über-Ich ihr Spannungsgleichgewicht aufrechterhalten, damit das Individuum sich entwickeln und Fortschritte machen kann, aber wir haben erkannt, daß es beim Menschen im geistig-seelischen Bereich noch andere Möglichkeiten gibt, die wir bei unseren Betrachtungen nicht außer acht lassen dürfen.

3. Kapitel
Die Entwicklung des Individuums

1. Worin besteht der Unterschied zwischen einem Erwachsenen und einem Kind?

Erwachsene sind Kindern viel ähnlicher als Kinder den Erwachsenen. Für viele Kinder ist ein Lastwagen ein «großer Wagen». Es dauert lange, bis sie begreifen, daß man mit einem Lastwagen Güter transportiert und mit einem Personenwagen Menschen. Ähnlich ist für viele Erwachsene ein Kind einfach nur ein «kleiner Erwachsener». Sie begreifen nicht, daß ein Kind anders geartete Probleme hat als ein Erwachsener. Ein Erwachsener kann und sollte sich gelegentlich wie ein großes Kind benehmen, aber ein Kind ist nie ein «kleiner Erwachsener». Die Idee, das Kind sei ein Erwachsener *en miniature* können wir als die «Homunkulus»-Vorstellung vom Kind bezeichnen.

Wodurch unterscheidet sich nun ein Kind von einem Erwachsenen? Ein Kind ist hilflos. Mit zunehmendem Alter nimmt seine Hilflosigkeit zwar ab, aber es bleibt weiterhin darauf angewiesen, daß ihm seine Eltern zeigen, wie man etwas richtig macht. Und so wie sie ihm einiges beibringen, hat es ständig etwas Neues zu lernen, aber es kann, wie wir bereits festgestellt haben, nicht irgendwelche Dinge lernen, denen sein Nervensystem noch nicht gewachsen ist. Wann die verschiedenen Nerven – wie zum Beispiel diejenigen für seine Beine oder für den viszeralen Bereich – voll entwickelt sind, hängt von der Qualität des Nervensystems ab, das es von seinen Eltern erbt. Eine Frühgeburt muß unter Umständen eine gewisse Zeit im Brutkasten verbringen, bis der kleine Körper so weit entwickelt ist, daß das Baby in ein Kinderbett übersiedeln kann.

Die Vorstellungsbilder eines Kindes sind zunächst vage und werden erst nach und nach präziser, wenn es einzelne Dinge zu unterscheiden lernt. Schließlich haben ja auch die Erwachsenen zur Präzisierung ihrer Vorstellungsbilder jahrelang Erfahrungen gesammelt, und trotzdem sind sie nicht sonderlich geschickt darin, wichtige Dinge von unwichtigen zu unterscheiden. Das Kind hat diese Erfahrungen nicht, und darum müssen Eltern und Kind in den Jahren, in denen es lernt, viel Geduld aufbringen.

Minerva Seifuss war für ihr Alter ein außergewöhnliches kluges Kind. Als Krabbelkind stieß sie – wie Krabbelkinder nun einmal tun – gelegentlich irgendwelche Dinge um. Einmal kippte sie einen Aschenbecher um und wurde ernsthaft ermahnt, so etwas nicht wieder zu tun. Ihrer Mutter ging es bei dem Aschenbecher vor allem darum, daß er Asche enthielt, aber Minerva, das kluge Kind, konzentrierte ihre Aufmerksamkeit auf einen anderen, primitiveren Aspekt: nicht, was in dem Aschenbecher drin war, erschien ihr wichtig, sondern allein, wie er aussah. Sie wollte folgsam sein, aber in ihrem Eifer prägte sie sich etwas Falsches ein. Der Aschenbecher war leuchtend blau, und Minerva sagte sich im stillen, ich will Mutter eine Freude machen und nie wieder eines von diesen leuchtend blauen Dingern umkippen. Am folgenden Tag spielte sie, ohne sich etwas dabei zu denken, mit einem leuchtend grünen Aschenbecher herum. Die Mutter schimpfte sie aus und sagte mit erhobener Stimme: «Ich habe dir doch ausdrücklich gesagt, du sollst nie wieder mit einem Aschenbecher spielen!» Minerva war fassungslos. Sie hatte – ihrer Auslegung des von der Mutter geäußerten Verbots entsprechend – um alles blaue Geschirr einen weiten Bogen gemacht, und jetzt schimpfte man sie aus, weil sie mit einem grünen Ding spielte! Als ihre Mutter merkte, was in Minverva vorging, erklärte sie ihr den Vorgang: «Schau mal, das hier ist Asche. Das ist das, was uns an diesen Dingern interessiert. Ein Aschenbecher ist ein Behälter für dieses graue Zeug. Kipp nie etwas um, wo dieses Zeug drin ist!» Jetzt erst begriff Minerva, daß ein «Aschenbecher» nicht eine blaue Schale war, sondern etwas, das eine graue staubige Masse enthielt. Von nun an war alles in Ordnung.

Wenn die Mutter die Schwierigkeiten des Kindes nicht erkennt und ihm die Dinge nicht sorgfältig genug erklärt, so daß es genau weiß, was sie meint, dann erscheinen ihm die Strafen unter Umständen völlig sinnlos; kommt das häufiger vor, so kann es geschehen, daß das Kind gar nicht mehr versucht, folgsam zu sein, sondern tut, was es will, da es das Gefühl hat, es werde doch nie begreifen, was die Mutter will. Strafen sind für das Kind dann oft so etwas wie unvorhersehbare Naturereignisse, die von Zeit zu Zeit eintreten, wie immer es sich auch zu betragen versucht. Trotzdem entstehen bei ihm gewisse Ressentiments, und manchmal versucht es dann, sich an der Mutter zu rächen. Komplikationen dieser Art lassen sich am besten dadurch vermeiden, daß man dem Beispiel von Mrs. Seifuss folgt und dem Kind unmißverständlich klarmacht, was man von ihm erwartet und worauf es besonders achten soll.

Ein kleines Kind ist meistens mit den Grundelementen des Lebens beschäftigt, mit Atmen und Essen: auf diese Dinge kommt es ihm vor allem an. Ein Erwachsener weiß mit einiger Sicherheit, daß er unter normalen Voraussetzungen zur rechten Zeit sein Essen einnehmen wird. Das Kind fühlt sich jedoch unter Umständen unsicher, da es diese «normalen Voraussetzungen» nicht kennt und nur weiß, daß alles von der Mutter abhängt. Bald setzt sich in ihm die Vorstellung fest, die Sicherheit vor Angst und Hunger sei an erster Stelle dadurch gewährleistet, daß die Mutter das Kind liebt, und es unternimmt alle Anstrengungen, um ihre Liebe zu gewinnen. Wenn es sich ihrer Liebe nicht sicher ist, wird es ängstlich und besorgt. Tut die Mutter irgendwelche Dinge, die das Kind in seinem Alter noch nicht begreifen kann, so kann das bei ihm Verwirrung auslösen, auch wenn die Mutter selbst weiß, was sie tut. Wenn sie das Stillen des Kindes einmal abrupt unterbrechen muß, um sich beispielsweise um seinen kranken Vater zu kümmern, kann das dem Kind ebensoviel Angst einjagen, als wenn sie aus Gleichgültigkeit aufgehört hätte. Ein furchtsames Kind ist immer unglücklich und schwierig. Wenn es eine Gelegenheit sieht, sich für Vorkommnisse dieser Art zu rächen, ergreift es sie auch meist. Es kann noch nicht klar genug denken, um zu erkennen, daß ein solches Verhalten ihm möglicherweise mehr Schaden als Nutzen einbringt.

Das Leben des Kindes ist voller Schocks und merkwürdiger Dinge, die wir nicht mehr richtig einschätzen können, wenn wir erwachsen sind. Was für ein Schock muß es für ein Kind sein, geboren zu werden! Und wie erstaunt muß es sein, wenn es zum erstenmal mit der Schrift Bekanntschaft macht. Die Mutter sagt zu ihm, diese schwarzen Zeichen bedeuten «Katze». Schön und gut, aber das Kind weiß genau, daß die Katze ein pelzbekleidetes Tier ist. Wie können schwarze Zeichen das gleiche bedeuten wie ein pelzbekleidetes Tier? Das ist doch eine erstaunliche Sache! Natürlich möchte das Kind gern mehr darüber wissen.

2. *Welche Gedanken macht sich ein Neugeborenes?*

Das ist im Grunde eine unlogische Frage, denn ein Neugeborenes macht sich vermutlich überhaupt keine Gedanken. Sein geistig-seelisches Leben beschränkt sich, soweit wir wissen, auf Gefühle und heftiges Verlangen.

Das Neugeborene hat eine der beschwerlichsten Reisen des Lebens hinter sich – die Reise durch den Mutterschoß in die Außenwelt, wo es hinsichtlich seiner Sicherheit und seines Wohlbefindens vollständig auf andere angewiesen ist und keine Vorstellung davon hat, wie es seine Bedürfnisse zur Geltung bringen soll, bis es entdeckt, daß lautes Schreien bis zu einem gewissen Grad Abhilfe schaffen kann. Sein Herz muß das Blut auf völlig neue Weise durch den Körper pumpen, denn einige der nach der Geburt benutzten Blutgefäße unterscheiden sich erheblich von den vorher benutzten; auch funktioniert sein Kreislauf am Anfang nicht besonders gut. Es hat überdies einen erhöhten Blutbedarf, besonders im Kopf, denn das Gehirn benötigt in dieser Phase zum Wachsen eine verstärkte Blutzufuhr. Die Lungen müssen sich ebenfalls erst an ihre neue Aufgabe gewöhnen, so daß auch das Atmen anfangs ein Problem sein kann.

Seine Nahrung erhält der Neugeborene nun nicht mehr automatisch aus dem Blut der Mutter, sondern er muß sie sich durch Saugen verschaffen, und auch hier kann es zunächst Schwierigkeiten geben, wenn die dabei beteiligten Nerven und Muskeln noch nicht ausreichend koordiniert sind.

In dieser Situation erweist es sich als hilfreich, dem Baby eine Geborgenheit zu vermitteln, die seiner bisherigen pränatalen Lage möglichst nahekommt. Das läßt sich am besten dadurch erreichen, daß die Mutter das Kind in den Armen wiegt und es dabei möglichst nahe an ihre Brust, seine Nahrungsquelle, hält. Durch die Wärme und die Nähe werden die sehnsüchtigen Empfindungen des Kindes teilweise befriedigt und seine Ängste etwas gelindert, und durch das Hin- und Herwiegen und Liebkosen unterstützt die Mutter seine Atmung und seinen Kreislauf.

Mit fortschreitender Entwicklung des Gehirns ist das Kind immer besser in der Lage, sich auch dann wohl zu fühlen, wenn es nicht in den Armen der Mutter ruht, und je besser es die Welt begreifen lernt, desto sicherer fühlt es sich in ihr. Man sagt, ein Baby, das Liebkosungen entbehren muß und nicht ungehindert saugen darf, entwickle sich langsamer und ängstige sich mehr als andere Kinder. Auf Grund eines systematischen Studiums der Entwicklung bei Hunderten von Kindern wird sogar behauptet, daß die Entwicklung des Gehirns gefördert wird, wenn man dem Kind Liebe und Wärme entgegenbringt. Eine Mutter, die sich zu ihrem Kind stark hingezogen fühlt, macht sicher manches besser als eine gleichgültige Mutter. So sorgfältig sie auch alle zum Wohlbefinden des Babys notwendigen Verrichtungen ausführt – es reicht nicht aus, wenn sie es nicht auch streichelt und in die Arme nimmt. Es ist sogar vorgekommen, daß Babies, die alle Liebkosungen entbehren mußten, an «Deprivation» gestorben sind, obwohl sie reichlich Nahrung bekamen und auch sonst ordentlich versorgt wurden.

Wir sollten daran denken, daß das Baby Angst vor der Welt hat und sich vermutlich nach einem Ort sehnt, zu dem niemand je wieder zurückkehren kann. Es kann noch nicht denken und verfügt noch nicht über die inneren Kräfte zur Bewältigung seiner Angstgefühle und seiner Wunschregungen. Den Magen des Babys kann man mit der Flasche füllen, aber sein Gefühl der Sicherheit und sein Bedürfnis, zu wachsen und sich zu entwickeln, wird am besten durch die mütterliche Umarmung gefördert.

3. Die psychische Entwicklung des Säuglings

Will man die Emotionen eines Kindes im Säuglingsalter begreifen, darf man nicht in den «Homunkulus»-Irrtum verfallen und fragen: «Wie würde ich – bei meinen geistig-seelischen Voraussetzungen – empfinden, wenn ich ein Säugling wäre?» Vielmehr sollte man fragen: «Wie empfindet ein Kind – bei seinen geistig-seelischen Voraussetzungen?»

Wir müssen bedenken, daß ein Kind keine politischen Ansichten hat, keine Vorstellungen von Bescheidenheit, Sauberkeit und Höflichkeit, und auch keine Erfahrungen hinsichtlich der Vergnügungen der Erwachsenen. Es läßt sich bei seinem Verhalten einzig und allein von seinen primitiven Triebregungen und Ängsten leiten.

Welche Vorstellungen von der Welt hat ein Kind in dieser Phase? Die Welt ist für ein Kind ein sich ständig verändernder Ort, wo «alles geschehen kann» und wo sich in der Tat schreckenerregende Dinge ereignen. Irgendwo ist etwas, das warm und liebevoll ist und dem Kind das Gefühl der Sicherheit gibt. Dieses «Etwas» stillt auch seinen Hunger und streichelt seine Haut, so daß es in einen erquickenden Schlaf fällt. Am stärksten wird das Gefühl der Sicherheit, wenn das Kind diesem wärmenden und liebevollen Einfluß ganz nahe ist. Wenn es einsam ist oder sich verlassen fühlt, weil die Mutter ihm nicht die nötige Liebe schenkt, ist es unglücklich. Wenn es in den Armen einer liebevollen Mutter liegt oder ihren liebevollen Zuspruch hört, ist es glücklich und fühlt sich sicher.

Sein Streben scheint zunächst vor allem dahin zu gehen, sich alles einzuverleiben: Wärme, Milch und Liebe. Seine Vorstellung von der Welt ist noch so vage, daß die einzelnen Elemente mehr oder weniger austauschbar sind. Wenn es keine Milch bekommen kann, braucht es mehr Liebe. Wenn es keine Liebe bekommt, will es mehr Milch haben, und es gedeiht unter der Einwirkung der infraroten Strahlen, die von der Haut seiner Mutter ausgehen.

Das Saugen an der Mutterbrust ist die erste «gesellschaftliche» Tätigkeit des Kindes, d. h. die erste Tätigkeit nach der Geburt, bei der ein optimales Ergebnis nur mit Hilfe eines anderen Menschen zu erreichen ist. Es hat fast den Anschein, als bekomme jedes Kind bei seiner Geburt ein gewisses Minimum an Saugbedürfnis mit, und wenn es dieses Bedürfnis nicht befriedigen kann, dann tut es das später. (Das gleiche gilt auch für das Hackbedürfnis bei Küken und das Saugbedürfnis bei jungen Hunden.) Das Saugen an der Mutterbrust befriedigt in einer bestimmten Phase meist einen größeren Teil dieses Bedürfnisses als jede andere Art des Saugens. Wenn dieses Verlangen durch die Nahrungsaufnahme nicht vollständig befriedigt wird, versucht der Säugling, den Mangel auf andere Weise auszugleichen, indem er zum Beispiel zwischen seinen Mahlzeiten am Daumen lutscht. Wenn auch das nicht hilft, kann es vorkommen, daß diese frühe und starke orale Angst sich noch Jahre später auswirkt, selbst wenn das älter werdende Kind sich dieser Spannung nicht mehr bewußt ist.

Bewußt oder unbewußt drängt dieses Bedürfnis weiterhin nach Befriedigung und beeinflußt so das spätere Verhalten des Menschen. Er versucht dann etwa, ein «Flaschenkind» zu bleiben, und zwar auf eine Art und Weise, die gesellschaftlich tragbar und seiner Selbstachtung nicht abträglich ist, sei es, daß er an seiner Pfeife zieht oder aus einer anderen Art Flasche trinkt. In normalen Zeiten mag es ihm gelingen, dieses Verlangen zu unterdrücken, da er im Grunde seines Herzens weiß, daß er es noch nicht überwunden hat. Erlebt er jedoch eine Enttäuschung, mit der er nicht sofort fertig wird, dann versucht er das dadurch auszugleichen, daß er wieder dem ersten großen Verlangen seines Lebens nachgibt, dem infantilen Begehren, den Mund zu betätigen. So beginnen nach einer Enttäuschung viele Menschen übermäßig zu rauchen, zu trinken, zu essen, oder sie wenden sich irgendeiner anderen oralen Tätigkeit zu, vorzugsweise einer solchen, die außer der hier besprochenen noch andere Bedürfnisspannungen abbaut.

Unter günstigen Voraussetzungen ist nach einer gewissen Zeit das Minimum des kindlichen Saugbedürfnisses mehr oder weniger befriedigt, und das Baby «entwächst» der Brust und der Flasche. Das mag teilweise darauf zurückzuführen sein, daß es mit zunehmender Entwicklung des Nervensystems beginnt, die Befriedigung anderer Triebregungen zu beherrschen. So hat es nach und nach mehr Freude daran, beim Umgang mit Gegenständen die Hände statt den Mund zu benutzen, und die Entwicklung der Nerven des Darm- und Blasenbereichs ermöglicht es ihm, neue und seltsame Erfahrungen bei der Beherrschung dieser Organe zu machen, die ihm jetzt mehr Lustgewinn vermitteln als das Saugen.

Wir erkennen also in dem Verlangen, Dinge in den Mund zu stecken und an ihnen zu saugen, eine «Methode», und das Saugen kann daher als erste Manifestation der Libido angesehen werden. Das Kleinkind befriedigt seine Libido weitgehend mit Hilfe des Mundes, der zugleich dasjenige Organ ist, das es am besten beherrscht. Man kann gut verstehen, daß die Brust das Kind glücklicher macht als die Flasche, denn je intimer eine Beziehung ist, desto unmittelbarer befriedigt sie die Libido. Die gleichen Triebregungen, die in dieser Phase durch die Nähe der Mutter befriedigt werden, spielen später eine Rolle bei dem Verlangen, anderen Frauen nahe zu sein.

Sowohl in der Kindheit als auch im Erwachsenendasein ist die unmittelbare Befriedigung der Libido stets vom Anschwellen bestimmter schwammiger Gewebe begleitet. Während der ersten Lebensmonate befinden sich solche schwammartigen Gewebe im Mund, und nach dem Stillen sind sie meist geschwollen (selten jedoch nach der Aufnahme von Flaschennahrung). Sowohl in physischer als auch in geistig-seelischer Hinsicht bestehen gewisse Ähnlichkeiten zwischen der Libido-Befriedigung des Säuglings und der des erwachsenen Menschen.

Wir wollen nun sehen, welche Auswirkungen die Säuglingsphase auf den Todestrieb hat. Wenn die Mutter dem Kind bei der Befriedigung seiner Libido nicht hilft, sondern eine vollständige Befriedigung verhindert, indem sie ihm die Brust oder die Flasche entzieht, bevor es gesättigt ist, kann es nicht über die Situation nachdenken oder sich fragen: «War diese Unterbrechung notwendig, oder hätte die Mutter bei mir bleiben sollen?» Da es enttäuscht und noch ein Säugling ist, sucht es sofort nach anderen Methoden zur Befriedigung seiner Triebregungen, und wenn ihm die Befriedigung seiner Libido nicht möglich ist, sucht es nach einer Linderung des Todestriebs. (Das gleiche gilt für Frustrationen anderer Art.)

Da es seine Glieder noch nicht beherrscht, stehen ihm nur wenige Möglichkeiten offen. Der Erwachsene kann kämpfen oder davonlaufen. Dem Säugling bleibt beides versagt. An passiven Reaktionen hat er hauptsächlich die Möglichkeit, still dazuliegen und das Saugen zu verweigern. Manchmal unterläßt er sogar jeden Versuch, die aufgenommene Nahrung zu verdauen; das führt dann zu krankhafter Unterernährung oder gar zu jenem lebensgefährlichen Zustand, den man als «Marasmus» bezeichnet. Schon in der Zeit vor der modernen Psychiatrie wußten viele Ärzte aus Intuition und Erfahrung, daß die beste Behandlung dieser Art Trotzhaltung, die zum Marasmus führt, in zärtlicher Liebe und im Stillen des Säuglings besteht.

Wenn der Säugling aktiv reagiert, muß er es mit Hilfe der ihm zur Verfügung stehenden Muskeln tun, und in den ersten Lebensmonaten beherrscht er außer den Saugmuskeln am besten die Atem- und Streckmuskeln. Wenn er sich also über irgend etwas «ärgert», hält er den Atem an, bis er blau anläuft, und streckt seine Muskeln, bis sie ganz starr werden.

In einer etwas späteren Phase drückt das Kind seinen Ärger meist in einer aggressiveren Form aus, nämlich indem es beißt. Es kann so heftig in die Brust seiner Mutter beißen, daß sie anfängt zu bluten. Hier bedient sich der Todestrieb zu seiner Befriedigung des gleichen Objekts wie die Libido – ähnlich wie bei dem Manne, der seine Geliebte umbringt. Die befriedigendste Methode, mit deren Hilfe ein Kleinkind in diesem Alter Dinge «beseitigen» kann, besteht darin, daß es sie aufißt. Wenn es also die Brust, über die es sich geärgert hat, verschwinden lassen will, versucht es einfach, sie abzubeißen (wobei es stets von der Vorstellung ausgeht, daß die auf diese Weise bestrafte Brust wiederauftauchen und es ordentlich stillen wird). Glücklicherweise ist das Gebiß des Kindes noch nicht weit entwickelt, so daß es keinen ernsthaften Schaden anrichten kann.

Das Hineinbeißen in die Brustwarzen erinnert an «Kannibalismus», und das ist mehr als bloßer Zufall. Wir wissen, daß erwachsene Kannibalen mancher Stämme mit größter Erregung und Feierlichkeit diejenigen Organe verzehren, die sie für die wichtigsten halten.

Der gleiche schicksalhafte Zwang, der beim Saugen in Erscheinung tritt, zeigt sich auch bei den destruktiven Impulsen des Kindes. Eine allzu intensive Frustration scheint ein bestimmtes Maß an grausamen

Triebregungen auszulösen, und wenn diese nicht gleich befriedigt werden, kann es geschehen, daß sie im Bereich der Es-Instinkte bestehen bleiben und, solange das Individuum lebt, nach Befriedigung drängen. Verdrängte Triebregungen dieser Art, die sich aus der Zeit der frühen Kindheit erhalten haben, erklären zu einem Teil, warum manche Menschen soviel Zeit und Energie darauf verwenden, grausam zu sein. In ihnen drängt eine ungeheure, unbefriedigte Todestriebspannung nach Entladung, und da dieser Trieb in einer zivilisierten Gesellschaft nie voll befriedigt werden kann, entlädt er sich von Zeit zu Zeit in Teilbefriedigungen. Wenn ein Individuum oder eine Gruppe die Hülle der Zivilisation ablegt, kommt die Grausamkeit zuweilen mit voller Kraft zum Ausbruch.

Unglückliche Persönlichkeitsbildungen dieser Art, die im späteren Leben nicht nur dem Individuum selbst, sondern auch seinen Mitmenschen Not und Elend bringen, lassen sich dadurch verhindern, daß man geeignete Methoden zur Kindererziehung und zur psychotherapeutischen Beratung der Eltern entwickelt, und teilweise wohl auch mit Hilfe der Erkenntnisse der Biochemie. Nur wenn das Kind bestimmte Unarten häufig wiederholt und wenn genügend Anzeichen dafür sprechen, daß sein Nervensystem für eine fortgeschrittenere Verhaltensweise reif ist, sollten die Eltern sich ernsthaft Gedanken darüber machen, ob in der psychischen Entwicklung des Kindes etwas schiefgegangen ist.

Zwar ist das Beißen beim Kind gelegentlich auf Frustrationen zurückzuführen, aber es gibt auch noch andere Gründe dafür. So kann das Kind durch Beißen zum Ausdruck bringen wollen, daß seine Beißmuskeln aktionsbereit sind und daß es das Saugen aufgeben kann. Es ist Sache der Mutter und des Arztes, jeweils herauszufinden, inwieweit das Beißen des Kindes auf Ärger zurückzuführen ist.

Es heißt, daß ausgiebiges Stillen und spätes Entwöhnen Großmut und Optimismus fördern und daß ungenügendes Stillen und frühes Entwöhnen zu Geiz und Habgier führen können. In seiner unter dem Titel *«Black Boy»* erschienenen Autobiographie berichtet Richard Wright, wie er nach einer in bitterer Armut verbrachten Kindheit auch dann noch Lebensmittel zu horten pflegte, als er genau wußte, daß er genug zu essen haben würde. Frühe Angstgefühle verfolgen den Menschen auch noch im späteren Leben, während eine glückliche und zufriedene Kindheit eine ständige Quelle der Zuversicht und Dankbarkeit ist.

4. Wie lernt das Kind, sich richtig zu verhalten?

Mit fortschreitender Entwicklung des Nervensystems scheint sich beim Kind ein, wie wir jetzt sagen könnten, auf der *Physis* basierendes Bedürfnis herauszubilden, die alten Formen des Lustgewinns aufzugeben und von den sich neu eröffnenden Möglichkeiten Gebrauch zu machen. Außerdem zwingen es schon die Menschen in seiner Umgebung dazu, seine Fähigkeiten anzuwenden, da sie es mehr und mehr ihm überlassen, die Probleme zu bewältigen, mit denen das Leben ein heranwachsendes Kind in ständig zunehmendem Maß konfrontiert.

Verlaufen die im letzten Abschnitt beschriebenen Entwicklungsphasen normal, wendet sich das Kind, nachdem es seine Lust am Saugen und am Beißen befriedigt hat, etwas anderem zu. Wenn es überleben will, besteht eine seiner Hauptaufgaben darin, Erfahrungen über die physische Welt, die es umgibt, zu sammeln. Es muß damit beginnen, die vier Dimensionen des «Raum-Zeit-Kontinuums» in bestimmte wichtige Elemente zu zergliedern, nämlich: Zeit, Raum und Schwerkraft.

Die Erkenntnisse des Kindes erwachsen aus harten Erfahrungen. Da die Befriedigung seiner Bedürfnisse nicht mehr automatisch erfolgt wie im Mutterleib, muß es zunächst einmal warten lernen. Seine Fähigkeit, zu warten, ohne zu leiden, hängt, wie wir bereits vorausgesetzt haben, davon ab, wie leistungsfähig sein Gehirn als Energiespeicher ist. Das Gehirn befördert sozusagen das Kind durch die Zeit.

Später macht das Kind die Erfahrung, daß Dinge, die räumlich zusammensein sollten, um die Befriedigung seiner Wünsche zu ermöglichen, häufig getrennt sind; daher muß es gehen lernen, um solche Wünsche zu befriedigen. Der Körper befördert sozusagen das Kind durch den Raum.

Warten und Gehen (oder Kriechen) sind zwei der für das Realitätsprinzip wichtigsten Lektionen; dazu kommt das Sprechen als eine Art Abkürzungsverfahren, das dazu beiträgt, sowohl die Zeit als auch den Raum dadurch zu verkürzen, daß das Kind seine Bedürfnisse anderen Menschen mitteilt.

Inzwischen macht es durch kontinuierliche Erfahrungen Bekanntschaft mit der Schwerkraft. Es findet heraus, daß Gegenstände, die es umstößt, immer herunterfallen und niemals hinauf; gelegentlich hat es jedoch den Anschein, als akzeptiere es diese Tatsache eine ganze Zeitlang nicht als die notwendige Ordnung der Dinge. Es verhält sich dann so, als glaube es, früher oder später werde es etwas finden, das diese Regel durchbricht – natürlich hat es damit ganz recht, und das ist der Grund dafür, daß wir heute Raketen und Flugzeuge besitzen.

Die Eltern des Kindes sind entzückt, wenn es gehen und sprechen lernt; dabei tauchen in der Regel keine ernsthaften psychischen Probleme auf, und um Fortschritte zu machen, bedarf das Kind nur der Ermutigung. Die eigentlichen Schwierigkeiten stellen sich erst ein, wenn es Blase und Darm beherrschen lernt. Es merkt sehr bald, daß es jetzt selbst «obenauf» ist, während bisher die Eltern die Oberhand hatten. Es entdeckt, daß sie seinen Exkrementen großen Wert beimessen. Das ist für das Kind keine Überraschung, da es sie selbst sehr hoch einschätzt. Sie sind das erste, was das Kind selbst «produzieren» konnte, seine ureigene Schöpfung und daher von größter Bedeutung. Woher aber weiß das Kind, daß die Eltern ihnen einen so hohen Wert beimessen? Nun, weil sie es ständig darum bitten.

Sitzt das Kind auf seinem Töpfchen, dann weiß es genau, daß die Mutter ungeduldig wird, wenn es nichts produziert, und daß sie entzückt ist, wenn es etwas zustande bringt. Es weiß auch, daß die Mutter sich leicht aufregt, wenn es zur unrechten Zeit oder am unrechten Ort sein Geschäftchen verrichtet. Damit verfügt das Kind zum erstenmal über wirksame Methoden, nicht nur die Aktionen, sondern auch die Empfindungen anderer Menschen und obendrein der wichtigsten Menschen zu steuern. Es kann ihnen Ärger verursachen, indem es diese «Wertgegenstände» zur falschen Zeit produziert oder indem es sich weigert, sie zu produzieren, wenn man es von ihm erwartet; und es kann ihnen Freude machen, indem es sie zur rechten Zeit produziert. Wenn wir versuchen, uns in die Rolle des Kindes zu versetzen, und uns vergegenwärtigen, was es weiß und was es nicht weiß, dann können wir begreifen, wie stark und mächtig es sich jetzt fühlen muß. Die Situation ist etwa so, als besäße das Kind ein paar Handvoll Gold und als brauchte seine Mutter dringend Geld. Dem Kind gefällt der Anblick des gelbbräunlichen Metalls selbst sehr gut, und es beobachtet, wie befriedigt sich auch die Mutter bei seinem Anblick zeigt. In dieser Phase können wir das Kind mit einem mutwilligen kleinen Jungen vergleichen, der das Barvermögen seiner Angehörigen kontrolliert: er kann ihnen Unannehmlichkeiten bereiten, indem er das Geld zum Fenster hinauswirft oder nicht hergibt, aber er kann sie auch erfreuen, indem er es ihnen gibt, wenn sie es wünschen.

So sehen wir das Kind auf seinem «Thron» sitzen und seinen Augenblickseingebungen folgen: entweder spielt es den freigebigen Monarchen und schenkt seiner Mutter, was sie erbittet, oder aber es rächt sich an ihr für eine wirkliche oder eingebildete Vernachlässigung, indem es die erbetene «Gabe» zurückhält oder am falschen Ort «deponiert».

Zunächst wirkt sich diese Situation zugunsten des Kindes aus: tut es, was man von ihm erwartet, wird es mit Lob überhäuft, andernfalls bekommt es nur eine geringfügige Strafe. Mit der Zeit jedoch büßt das Kind diese vorteilhafte Position ein. Es merkt, daß man leider dazu übergeht, seine Freigebigkeit und seine Bemühungen für selbstverständlich zu halten und es immer schärfer zu tadeln, wenn es seine Gaben einmal zurückhält (das Schicksal aller freigebigen Monarchen). Statt auf Grund seiner Bemühungen weiterhin Gewinn zu erzielen, muß es jetzt Verluste hinnehmen, wenn es sich einmal nicht bemüht. Wenn es nur wüßte, wie oft ihm eine solche Wandlung im Lauf seines Lebens noch begegnen wird! Auf diese Weise stößt das Kind schon im zarten Alter zum erstenmal auf Undankbarkeit.

Anfangs fügt sich das Kind, weil seine Mutter, deren Liebe es sich versichern möchte, unmittelbar neben ihm steht. Später ereignet sich eines der erstaunlichsten Phänomene: das Kind verhält sich so, wie es glaubt, daß seine Mutter es wünschen würde, auch dann, wenn die Mutter *nicht* anwesend ist!* Mit anderen Worten: es beginnt, in Übereinstimmung mit ihrem Leitbild zu handeln, so daß die reale Anwesenheit der Mutter nicht mehr erforderlich ist, um sein Verhalten zu lenken. Zunächst mag dieses Vorstellungsbild bewußt empfunden werden, doch im Laufe der Jahre sinkt es immer tiefer ins Unbewußte, so daß sich die Exkretionsgewohnheiten mehr und mehr automatisch vollziehen.

Dieses Bild der auf die Exkremente wartenden Mutter, das das Kind nach und nach seiner unbewußten Persönlichkeit einverleibt und das im weiteren Verlauf seines Lebens die gleiche Wirkung ausübt, als stünde die Mutter neben ihm, ist einer der ersten Faktoren, aus denen sich das Über-Ich entwickelt. Mit ihm verbindet sich ein Vorstellungsbild von der eigenen Person als einem «guten Kind», d. h. einem Kind, das sich so verhält, wie es sowohl den Wünschen der Mutter als auch dem eigenen Entwicklungstrieb oder der *Physis* entspricht.

Dieses Bild ist einer der ersten Faktoren des Ich-Ideals, des idealen Ichs, das das Kind gern sein möchte.

Die Etablierung der Exkretionsgewohnheiten hängt also sowohl von der Entwicklung des Nervensystems als auch von der Entwicklung des Über-Ichs einschließlich des Ich-Ideals ab. Zu «Entgleisungen» kommt es hauptsächlich, wenn Ressentiments geweckt werden und die Todestriebspannung so stark wird, daß sie die regulierenden Kräfte des Über-Ichs ausschalten kann. Die Befriedigung des Todestriebs kann dann sowohl aktiv als auch passiv erreicht werden. So kann ein trotziges Kind aktiv werden und seine Verdauung unter Umständen tagelang zurückhalten, bis die Frustration beseitigt oder die Liebesbindung zur Mutter wiederhergestellt ist; es kann aber auch die Selbstkontrolle aufgeben und passiv allerlei «Unfälle» geschehen lassen. Solche «Unfälle» verschaffen ihm eine zusätzliche Befriedigung, wenn es bereits die Bedeutung des Wortes «schmutzig» kennt, weil es dann weiß, daß seine Mutter dadurch gedemütigt und bestraft wird, daß sie den Schmutz beseitigen muß.

Diese beiden Muster der Rache und der Befriedigung des Todestriebs werden häufig mit ins spätere Leben übernommen, und zwar von Men-

* Es ist bemerkenswert, daß außer dem Menschen auch andere Säugetiere die Fähigkeit zu besitzen scheinen, vermittels eines ähnlichen Introjektionsprozesses ein Über-Ich zu entwickeln. Solche Tiere sind gute Hausgenossen, weil man sich auf sie verlassen kann. Andere Tiere sind fähig, Kunststücke zu vollbringen, eignen sich aber nicht so gut als Hausgenossen, da man sie zwar dressieren, sich aber nicht auf sie verlassen kann.

schen, deren Persönlichkeit teilweise an die sogenannte «anale Phase» fixiert bleibt. Natürlich gestattet das Ich-Ideal solchen Menschen nicht, sich so rüde zu verhalten, wie sie es als Kinder getan haben, aber ihr Verlangen weist die gleichen Merkmale auf. Sie drücken ihren Trotz und ihre Ressentiments auf zwei verschiedene Weisen aus: entweder sie bringen alles durcheinander, buchstäblich oder im übertragenen Sinn, was ziemlich einfach ist und kaum Originalität, Steuerung oder Entschlossenheit erfordert, oder aber sie sind stur, enthalten anderen bestimmte Dinge vor und versuchen in kleinlicher Weise, Herr der Lage zu bleiben, was eher lästig als bedrohlich ist – so als wollten sie sagen: «Die Dinge werden genau in der Reihenfolge ablaufen, die ich bestimme, selbst wenn du am Ende die Oberhand behältst.» Gehen sie jedoch mit mehr Entschlossenheit vor, kann es sein, daß sie am Ende selbst die Oberhand behalten.

Gelingt es dem «analen Todestrieb» nicht, sich in der Kindheit genügend Befriedigung zu verschaffen, kann es geschehen, daß er sich nicht nur bei speziellen Gelegenheiten bemerkbar macht, sondern auch weiterhin als Haupttriebkraft der Persönlichkeit bestehen bleibt. Daraus ergeben sich beim erwachsenen Menschen zwei «anale» Persönlichkeitstypen, die sowohl in reiner Form als auch in Mischformen auftreten können: der «passive» oder unordentliche Typ, der sich durch Schlampigkeit und Mangel an Entschlußkraft auszeichnet und häufig an Diarrhöe oder Kolitis leidet, und der «aktive» oder ordnungsliebende Typ, der sich als stur und geizig erweist, in seinem Denken und Handeln eine übertriebene Pedanterie an den Tag legt, einerlei, ob er damit etwas erreicht oder nicht, und der häufig an Konstipation leidet.

Vergleichen wir die «anale» Art der Befriedigung des Todestriebs mit der zeitlich vorhergehenden «oralen» Art, dann erkennen wir deutlich den Unterschied zwischen den beiden Entwicklungsphasen. «Passive» orale Ressentiments äußern sich in Verweigerung der Nahrungsaufnahme und in Krankheit, «passive» anale Ressentiments dagegen in Unordentlichkeit; «aktiver» oraler Zorn drückt sich in grausamem Beißen aus, «aktiver» analer Trotz dagegen in Sturheit und Geiz und gelegentlich in einer besonderen Art von Grausamkeit.

Es ist noch nicht eindeutig erwiesen, warum manche Menschen so stark an eine dieser beiden frühen Entwicklungsphasen fixiert sind und auch noch als Erwachsene kaum verhüllte anale oder orale Reaktionsweisen erkennen lassen. Zwar lassen sich solche Entwicklungsstörungen im allgemeinen mit aus der frühen Kindheit übernommenen, unbefriedigten Bedürfnisspannungen in Verbindung bringen, doch scheint dabei auch die Konstitution eine Rolle zu spielen. Das zeigt sich am deutlichsten an bestimmten «analen» Persönlichkeitstypen, für die ein entschieden ektomorpher Körperbau charakteristisch ist; vielleicht ist es auch bezeichnend, daß Menschen vom ektomorphen Typ häufig unter

Magen- und Darmbeschwerden leiden. Dagegen sind Menschen vom viszerotonen Typ nach Auffassung mancher Wissenschaftler oft «orale» Typen.

Der alte Mr. Krone, den wir bereits als eines von Nanas Opfern kennengelernt haben, war ein nahezu rein analer Typ. Vom Körperbau her gehörte er eindeutig zum ektomorphen Typ: groß, dünn und schlaksig, mit langen, unbeholfenen Beinen und einem länglichen Gesicht. Er hatte einen dürren Hals, abstehende Ohren, und seine Mundwinkel waren stets nach unten gezogen. Seine Haltung war steif, seine Bewegungen wirkten ruckartig, und seine Haut war dünn und grau. Er hatte nie irgendwelche Freunde, da er sich mehr für seine Verdauungsbeschwerden und sein Einkommen interessierte als für andere Menschen.

Mr. Krone hatte ein gutes Einkommen, aber er war ein Geizkragen. Er hauste in einer winzigen Wohnung in der Railroad Avenue und lebte nur von Brot und Tee. Täglich nahm er zur gleichen Zeit in der gleichen Zimmerecke die gleiche Mahlzeit ein und stellte anschließend Tag für Tag das Geschirr an genau den gleichen Platz zurück. Vormittags machte er sich nervös im Bad zu schaffen, nachmittags kalkulierte er dann seine Ausgaben für den folgenden Tag, und abends sah er die alten Hauptbücher aus früheren Jahren durch und blätterte in Heften aus seiner Sammlung von Magazinen.

Seit dreißig Jahren suchte der inzwischen fast siebzigjährige Mr. Krone zweimal wöchentlich seinen Arzt, Dr. Nagel, auf, um über seine Darmtätigkeit zu klagen. Er hatte sein ganzes Leben lang unter Konstipation gelitten, und in seinem Küchenschrank stand ein ganzes Fach voller Laxative. Bevor er mit Nana zusammen lebte, bestand die einzige Abwechslung in seinem Leben darin, daß er sich alle paar Tage für ein anderes Medikament entschied. Das eine war ihm zu stark, das andere zu schwach, und bei wieder einem anderen dauerte es ihm zu lange, bis es zu wirken begann. Jedesmal, wenn er beim Arzt war, beschrieb er ihm seine Darmtätigkeit bis ins kleinste Detail, manchmal voll Stolz, manchmal mit einem gewissen Bedauern, je nachdem, wie eigenartig und stark sie seiner Meinung nach war; dabei erwartete er von seinem Arzt, daß er sie – wie ein ärztlicher Schriftsteller einmal sagte – im Geiste mit einem neben dem Urmeter in Paris unter Glas aufbewahrten Standard-Darmtätigkeitsmaß verglich.

Mr. Krone hatte ein Hobby, das darin bestand, daß er in seinen Magazinen Bilder nackter Frauen mit einem Bleistift verunstaltete. Und er hatte eine besondere Vorliebe: Prostituierte in den Popo zu kneifen. Die Kosten für diese Vergnügen trug er einschließlich der Busfahrtkosten neben seinen übrigen Ausgaben sorgfältig in sein Hauptbuch ein, und so konnte er jederzeit sein Hauptbuch aus dem Schrank nehmen und genau feststellen, welchen Betrag er zum Beispiel im Jahre 1937 dafür ausgegeben hatte. Als Mr. Krone krank wurde, war er zu stur, sich von Dr. Nagel untersuchen zu lassen, und starb an Darmkrebs.

Bei Mr. Krone treten die typischen Merkmale einer analen Persönlichkeit deutlich in Erscheinung: Sturheit, Geiz, eine pedantische Ordnungsliebe, Grausamkeit und ein übermäßiges Interesse an seiner Darmtätigkeit, die ihm das größte Vergnügen bereitete.

Sein Beispiel zeigt, daß mit der Darmtätigkeit sowohl die Libido als auch der Todestrieb befriedigt werden können. Das Kind hat eine naive Freude an seiner Darmtätigkeit. Es genießt, daß es seinen Körper beherrscht und daß es «schöpferisch» tätig ist, denn die Darmtätigkeit ist seine hauptsächliche «schöpferische» Tätigkeit, und es kann die Resultate dieser Tätigkeit sehen. Gelegentlich spielt es sogar mit dem, was es «geschaffen» hat. Bei Erwachsenen begegnen wir einer so ungebrochenen Freude an der Darmtätigkeit in erster Linie bei Geisteskranken, daß sich kindliche Interessen bei ihnen deutlicher offenbaren, und ebenso in Träumen, wo das gleiche geschieht. Mit einer psychologischen Analyse sind normale Menschen in der Lage, in ihren alltäglichen Verrichtungen Tendenzen dieser Art in verhüllter From zu entdecken. Zu den bereits beschriebenen analen Merkmalen kommen häufig noch bestimmte andere Interessen, beispielsweise für Gesäße, Rücken, Rückseiten aller Art, rückwärtige Eingänge und eine Vorliebe für Toilettenwitze statt für Schlafzimmerwitze. Manchmal besteht auch ein gewisser Zusammenhang zwischen analen Interessen und Homosexualität.

Folgende Dinge sind in diesem Abschnitt besonders wichtig: erstens: die Möglichkeit, daß während der analen Entwicklungsphase im zweiten und dritten Lebensjahr eine Störung eintritt, die sich nachteilig auf das Verhalten des Individuums auswirken kann, wenn es heranwächst; zweitens: der Zusammenhang der analen Phase mit der Bildung des Über-Ichs und des Ich-Ideals, die in der Weise erfolgt, daß das Kind das Bild der Mutter an Stelle der realen Mutter als leitende Autorität akzeptiert, so daß es sich auch dann, wenn seine Eltern längst aus seinem Leben verschwunden sind, immer noch so verhält, wie sie es gewünscht hätten. (Da in der Regel die Mutter das Kind zur Sauberkeit erzieht, war hier vorwiegend von ihr die Rede. Übernimmt der Vater diese Aufgabe oder teilen sich beide Eltern in sie, dann gilt sinngemäß das gleiche.) Man sollte sowohl in dieser Phase als auch später vor allem vermeiden, einem Kind regelmäßig einen Einlauf zu machen.

5. Der kleine Junge und das kleine Mädchen

Wir wollen uns jetzt nach Brschiss begeben, ein mythisches Land im Fernen Osten, voll von Riesen und Zwergen, von Troglodyten und Kleistokarpen, von Kaprimulgen und Kynokephaliden, von Kameloparden und anderen wundersamen Kreaturen, wie sie Plinius, sSanang sSetsen, Alcofribas und Cyprian St. Cyr für uns beschrieben haben.

Die Brschisser sind ein kriegerisches Volk. Sie haben im Umkreis von hundert Meilen alle Ausländer getötet, und die Inzucht ist bei ihnen so ausgeprägt, daß sie an seltsamen Entstellungen leiden. So haben, wie St. Cyr berichtet, beide Geschlechter die gleichen Sexualorgane, unterscheiden sich aber dadurch voneinander, daß die Männer lange Nasen haben und die Frauen überhaupt keine Nasen. Infolgedessen spielen Nasen in ihrer Religion eine große Rolle: sie sind zu heiligen Objekten und heiligen Körperteilen geworden. Aus diesem Grund trägt jeder Brschisser von frühester Kindheit an eine Art Halbmaske über der Nase und den Wangen, den sogenannten «Nasenschurz». Erwachsene dürfen einen Angehörigen des anderen Geschlechts nur dann ohne Nasenschurz sehen, wenn sie mit ihm verheiratet sind, und Kinder verschiedenen Geschlechts dürfen einander nicht neugierig hinter den Nasenschurz spähen.

Wenn die Kinder in Brschiss nach Sinn und Zweck des Nasenschurzes fragen, sagt man ihnen, das würden sie später begreifen, wenn sie erwachsen sind. Inzwischen ist es ihnen verboten, in der Nase zu bohren oder mit den Fingern an ihr herumzuspielen, und wenn sie es trotzdem tun, werden sie manchmal streng bestraft. Kleinen Jungen droht man gelegentlich sogar, man werde ihnen die Nase abschneiden, wenn sie sie dauernd anfassen.

Natürlich sind die Kinder neugierig und möchten wissen, was sich bei Kindern vom anderen Geschlecht hinter dem Nasenschurz verbirgt. Und manchen bereitet es offenbar ein besonderes Vergnügen, die Regeln, die ihnen die Erwachsenen beizubringen versuchen, zu verletzen, obwohl sie Schuldgefühle und ein bißchen Angst haben, wenn sie in der Nase bohren oder an ihr herumfingern. Und schließlich gelingt es ihnen trotz der strengen Beaufsichtigung, hinter das Geheimnis zu kommen und den Unterschied zwischen den beiden Geschlechtern festzustellen. Entdeckt ein kleiner Junge, daß Mädchen keine Nase haben, fragt er sich unwillkürlich, warum das so ist, und die einzige Erklärung, die er in seinem Alter dafür finden kann, ist, daß man sie den Mädchen zur Strafe für irgendwelche Vergehen abgeschnitten hat – so wie seine eigenen Eltern es ihm vielleicht schon angedroht haben. Das jagt ihm einen ziemlichen Schrecken ein, vor allem wenn er die Regeln verletzt hat. Die Mädchen ihrerseits fühlen sich benachteiligt und sind neidisch und machen unter Umständen ihre Eltern für diesen untergeordneten Status im Leben verantwortlich. So wie ein Dschungelbewohner in einem Hurrikan den Ausdruck göttlichen Zorns über eine von ihm verübte Missetat sieht, so bringt ein Kind alle Dinge mit den machtvollen Wesen seiner nächsten Umgebung, den Eltern, in Verbindung und hat das Gefühl, seine eigene Lage hänge von ihrem guten oder bösen Willen ab.

Für den Nasenkult der Brschisser gibt es eine Art Parallele bei uns: hier haben die kleinen Jungen und Mädchen zwar ähnliche Nasen, dafür aber verschiedene Sexualorgane. Wenn sie diesen Unterschied entdecken, sind ihre Empfindungen meist weitgehend die gleichen wie die der Kinder in Brschiss. Die Jungen bekommen es mit der Angst zu tun, und die Mädchen werden neidisch. In der Regel vermeiden sie es, mit ihren Eltern über diese Reaktionen zu sprechen, besonders dann, wenn ihnen praktisch schon von Geburt an eingehämmert worden ist, Empfindungen dieser Art zu verbergen. Je mehr es sie aufgeregt hat, um so mehr wird es ihnen widerstreben, darüber zu sprechen und sich in späteren Jahren an Einzelheiten zu erinnern. Soldaten, die bei einem Gefecht einen schweren psychischen Schock bekommen, können sich hinterher ohne psychiatrische Hilfe oft nicht mehr an Einzelheiten des Geschehens und der Schockwirkung erinnern. In ähnlicher Weise neigen Kinder, wenn sie über ihre Entdeckungen hinsichtlich der Sexualorgane stark erregt sind, später dazu, die Angelegenheit oder doch zumindest die mit ihrer Entdeckung zusammenhängenden Emotionen aus ihrem Bewußtsein zu verdrängen. Unter Umständen bedarf es einer sorgfältigen psychiatrischen Analyse, um die verborgene Macht der verdrängten Furcht oder des verdrängten Neids aufzudecken, die, ohne daß es den Kindern bewußt war, ihr Verhalten ständig beeinflußt hat. Der Junge hat vielleicht angefangen, sich so zu verhalten, als könnte ihm der Penis abgeschnitten werden, wenn er sich nicht anständig benehme oder gar zu frech werde, und in dem Mädchen haben sich vielleicht Ressentiments festgesetzt, so als habe es selbst einmal einen Penis besessen und die Eltern hätten ihn, als es noch ein kleines Baby war, zur Strafe für irgendein Vergehen abgeschnitten.

Natürlich machen sich der Stolz des Jungen auf seinen Penis (und die Angst davor) ebenso wie der Neid des Mädchens (und seine Ressentiments) bei verschiedenen Individuen auch in unterschiedlicher Weise bemerkbar. Wenn wir jedoch tief genug in das Innere eines Mannes vordringen, stoßen wir im allgemeinen auf irgendeine aus der Zeit der Kindheit zurückgebliebene Besorgnis um sein Sexualorgan. Meist handelt es sich dabei um ein Angstgefühl, er könnte seinen Penis verlieren und wie ein Madchen werden, wenn er gewisse Dinge tut, insbesondere solche Dinge, die sein Vater oder sein Vaterbild nicht billigen würde. Bei einer Frau finden wir in der Regel noch Spuren von ihrem – manchmal ganz bewußten – Penisneid oder auch von ihren ursprünglichen Ressentiments gegen ihre Eltern.

Selbstverständlich kann eine solche Triebregung wie der Penisneid mancher Frauen nie eine unmittelbare Befriedigung finden und muß daher indirekt befriedigt werden, indem man etwas anderes bekommt, was Jungen nicht besitzen. Die natürlichste Möglichkeit, das zu erreichen, besteht darin, Kinder zu bekommen, was Männern nun einmal nicht möglich ist; außerdem kann ein Mann nur *einen* Penis haben, eine Frau aber viele Kinder bekommen. Manche Frauen vermeiden jedoch so ausgesprochen weibliche «Erwerbungen» wie Babies sie darstellen und versuchen, den Mann in seiner eigenen Domäne, im Beruf, zu schlagen, um ihren Neid zu besänftigen; sie ergreifen Berufe, in denen sie in direkte Konkurrenz mit männlichen Kollegen treten. Eine Frau, deren Berufswahl auf einem solchen Penisneid basiert, wird am Ende allerdings doch unglücklich, da sie die Triebregung ihrer *Physis* frustriert, die sie in eine weibliche Entwicklungsrichtung drängt.

Bei vielen Menschen, insbesondere bei zaghaften Männern und aggressiven Frauen, können Angst- und Neidgefühle dieser Art unter den vielen Persönlichkeitsaspekten eine bedeutende Rolle spielen. Die Entdeckung der Unterschiede zwischen den Geschlechtern ist ein weiteres Problem, mit dem das Kind innerlich fertig werden muß. Wenn die entsprechenden Erfahrungen keine oder jedenfalls keine bleibenden Wunden hinterlassen, werden sie auch später keine Schwierigkeiten machen. Ergibt sich daraus jedoch ein emotionales Problem, das nicht gelöst werden kann, so führt das im späteren Leben zu Schwierigkeiten.

6. Umgang mit den Mitmenschen

Bei seiner Geburt weiß das Kind nichts darüber, wie man in der Welt zurechtkommt – es muß alles erst von anderen Menschen lernen. Bis zum Alter von ungefähr zwei Jahren ist es so stark mit der Erkundung seines eigenen Körpers beschäftigt, daß es kaum Zeit und Energie darauf verwendet, zu beobachten, wie sein Verhalten auf andere Menschen wirkt – die Hauptsache ist, es bekommt jederzeit, was es gerade will. Etwa im Alter von zwei Jahren beginnt das Kind zu begreifen, daß die Befriedigung seiner Wünsche nicht nur davon abhängt, daß es sie zum Ausdruck bringt, sondern zum Teil auch davon, ob seine Eltern mit ihm zufrieden sind oder nicht.

Um herauszufinden, wie es mit seinen Eltern am besten umgehen soll, beobachtet es, wie sie miteinander umgehen. Was es in den nächsten drei Jahren, also bis zum Alter von fünf Jahren, lernt, hat einen entscheidenden Einfluß darauf, wie es im späteren Leben seine Energie für den Umgang mit seinen Mitmenschen verwenden wird (es sei denn, es ist später noch bereit, von seinen Lehrern, seinen Freunden, seiner Frau oder einem Psychiater zu lernen). Zwar spielen auch die Geschwister eine wichtige Rolle, doch wollen wir darauf nicht näher eingehen, um die Dinge so einfach wie möglich zu schildern.

Die Eltern sind für das Kind die am leichtesten erreichbaren Lehrer und zugleich diejenigen, bei denen ihm am meisten daran gelegen ist, daß es gut mit ihnen auskommt. Daher lernt es auch am meisten von ihnen. Wenn es keine Eltern mehr hat oder nur noch einen Elternteil, bedeutet das ein gewisses Handikap, da es später mit Menschen konkurrieren muß, die von beiden Elternteilen lernen konnten. Schon allein aus diesem Grund ist es ein wesentlicher Vorteil für das Kind, wenn es von beiden Elternteilen gemeinsam erzogen wird. Ein Kind, das schon in seiner frühen Kindheit seine Muttersprache ordentlich spricht, hat es später natürlich leichter als ein Kind, das sie erst im Alter von fünfzehn Jahren richtig zu lernen beginnt. Ähnlich wird ein Kind, bei dessen Erziehung zu Hause ein vernünftiger Mann mitwirkt, in der Regel später besser mit anderen Männern auskommen, als ein Junge, der vaterlos aufwächst. Auch wenn ein vaterlos aufgewachsenes Kind diesen Nachteil später ausgleichen kann, so hat es doch einen schlechten Start gehabt.

Das Baby hat von den verschiedenen gesellschaftlichen Verhaltensweisen nicht die geringste Ahnung, und sein Schicksal liegt in den Händen der Familie. Sieht es, daß sich die anderen ständig streiten und rücksichtslos gegeneinander sind, dann fühlt es sich in der Regel dazu ermutigt, ebenfalls aggressiv und rücksichtslos zu sein. Es sagt sich gewissermaßen:

«Soweit ich sehe, muß man, um in der Welt zurecktzukommen, aggressiv und rücksichtslos sein und ständig kämpfen.» In diesem Fall ist die Wahrscheinlichkeit groß, daß das Kind sich auch in dieser Richtung entwickelt. Stellt es fest, daß das, was es haben will, schwer zu bekommen ist, schiebt es oft der Welt die Schuld dafür zu, und durch seine Ressentiments wird es nur noch rücksichtsloser.

Beobachtet das Kind dagegen, daß das gegenseitige Verhältnis der Eltern vor allem von Zuneigung, Großmut und Rücksichtnahme bestimmt ist, wird seine eigene Großmut dadurch gefördert, und es sagt sich:

«Soweit ich sehe, kommen die Menschen in der Welt am besten mit Liebe, Rücksichtnahme und Großmut zurecht.» Und es versucht sich danach zu richten, und wenn es damit nicht immer so gut zurechtkommt, wie es sich das erhofft hat, ist es wohl auch bereit, aus der Erfahrung zu lernen.

Das Kind kann zwar selbst entscheiden, wie und in welchem Maße es dem Beispiel seiner Eltern folgen will, doch steht es in deren Macht, das Kind in seinen verschiedenen Entwicklungsmöglichkeiten zu bestärken oder zu entmutigen. Sie können seine rücksichtslosen Tendenzen ebenso fördern wie seine Neigung zur gegenseitigen Rücksichtnahme, und seine Fähigkeit, liebenswürdig zu sein, ebenso wie seine Fähigkeit, unverträglich zu sein. Wenn sich das Kind nicht in der Richtung entwikkelt, in die sie es zu lenken glauben, müssen die Erziehungsmaßnahmen unter Umständen einer Überprüfung unterzogen werden.

Das Kleinkind ist der Mittelpunkt seiner eigenen Welt. Beobachtet man es sorgfältig, dann erkennt man eindeutig, daß es seine Zuneigung in erster Linie den Menschen schenkt, die seine unmittelbaren Bedürfnisse befriedigen. Dieses System, Zuneigung nur für unmittelbare Gunstbeweise zu gewähren, kann auf die Dauer nicht bestehen bleiben, wenn das Kind später einmal seine eigenen Kinder möglichst gut erziehen soll. Um später einmal die Zuneigung der künftigen Mutter seiner Kinder gewinnen und mit ihr glücklich leben zu können, und um dann auch seine Kinder in einer glücklichen Familie aufwachsen zu lassen, muß das Kind lernen, auch ohne Hoffnung auf sofortige «Belohnung» Liebe zu schenken. Es darf die Menschen nicht mehr als Quellen zur Befriedigung seiner Wünsche ansehen, sondern muß lernen, sie «um ihrer selbst willen» zu lieben. Das gilt gleichermaßen für beide Geschlechter. Wir bezeichnen eine solche selbstlose Liebe als «Objektivliebe», während die Liebe, die die Menschen für Dinge empfinden, die ihnen sofortige Befriedigung gewähren, sehr stark der Eigenliebe ähnelt.

Wenn das Denken des Kindes von Selbstsucht bestimmt ist, verhält es sich wie jemand, der in sich selbst verliebt ist. Das erinnert uns an die griechische Sage von dem Jüngling Narziß, der sich in sein eigenes Bild verliebte, als er es im Wasser gespiegelt sah. Daher bezeichnen wir die nach innen, auf das eigene Ich gerichtete Libido als *narzißtische Libido* (oder *Ich-Libido*) und die nach außen auf die Objekte der Außenwelt gerichtete Libido als *Objektlibido*. Man kann also sagen, daß die Aufgabe der Kindheit darin besteht, die narzißtische Libido in die Objektlibido zu verwandeln. Das ist erforderlich, wenn man später mit anderen Menschen friedlich zusammen leben will, und es ist besonders wichtig, um eine gute Ehe führen und seinen eigenen Kindern ein guter Vater beziehungsweise eine gute Mutter sein zu können, denn in diesen Situationen muß das Individuum bereit sein, andere menschliche Wesen zu lieben, zu schätzen und für sie zu sorgen, auch wenn es dafür Opfer bringen muß. Bei der Erfüllung dieser Aufgabe unterstützt ihn sein Über-Ich.

Die Bildung des Über-Ichs – mit seinem Gefühl für Pflicht und Verantwortung – in der frühen Kindheit schafft also die Grundlage für das spätere Ehe- und Familienleben. Wenn die Entwicklung des Über-Ichs schon ziemlich weit fortgeschritten ist, kommt im Alter von etwa sechs bis zehn Jahren eine Phase, in der das Kind zwar schon einigermaßen gelernt hat, sich in der Welt zurechtzufinden, aber noch nicht in der Lage ist, ohne den Schutz der Erwachsenen für sich selbst zu sorgen. Diese Jahre verbringt es damit, weitere Erfahrungen über die Menschen und Dinge in seiner Umwelt zu sammeln, so daß es später, wenn seine Muskeln erstarkt sind und seine Drüsen in der Pubertätszeit auf Hochtouren zu arbeiten beginnen, besser imstande ist, selbständig mit allen auftauchenden Problemen fertig zu werden.

7. *Wann regt sich die Sexualität?*

Viele Menschen können sich daran erinnern, daß sie bereits im Alter von drei Jahren oder sogar noch früher ausgesprochen sexuelle Empfindungen gehabt haben. Bei objektiver Betrachtung kann also kein Zweifel bestehen, daß Kleinkinder sexuelle Erlebnisse im üblichen Sinn des Wortes haben können. Wer die Ansicht vertritt, die Sexualität beginne erst mit dem ersten Orgasmus, dürfte kaum eine Erklärung für solche frühen Lustempfindungen finden.

Wir können nicht der bloßen Neugierde zuschreiben, was sich zwischen kleinen Jungen und kleinen Mädchen hinter Scheunen und in Heuschobern abspielt, die ihnen so interessant und verlockend erscheinen – oft auch später noch, wenn sie daran zurückdenken.

Die zärtlichen Beziehungen der frühen Kindheit ähneln ihrem Charakter nach durchaus denen des späteren Lebens. Man kann diese kindlichen Liebesbeziehungen als «sexuell» bezeichnen, obwohl es dabei nicht zu einem Orgasmus kommt (allerdings häufig zu einer Erektion). Die normalen Wollustgefühle eines Erwachsenen stellen erst die vierte Stufe einer lebenslangen Entwicklung dar.

Mit den beiden frühesten Methoden unmittelbarer Libido-Befriedigung, die wir der Einfachheit halber als «orale» und «anale» Befriedigung bezeichnen, sind wir bereits vertraut. Während der dritten Entwicklungsphase besteht die Befriedigung in Lustgewinn, der mit Hilfe der Sexualorgane erreicht wird, aber ohne echte Beteiligung einer anderen Person, also ohne eigentliche Objektlibido; sie wird, wie man bei Kindern im Alter zwischen vier und sechs Jahren häufig beobachten kann, durch spielerische Manipulation mit dem Sexualorgan erreicht. Viele Erwachsene bleiben an dieses Stadium fixiert und «benutzen» ihre Partner nur, um sich selbst Lustgewinn zu verschaffen, statt daß sie die Lust mit ihnen teilen. Es gibt also zur Promiskuität neigende Männer, die Frauen nur als «Samenablage» mißbrauchen, und Frauen, die Männer nur als eine Art «Vaginaltampon» mißbrauchen. Solche Menschen kümmern sich um das Glücksempfinden ihres Partners entweder gar nicht oder höchstens aus Eitelkeit.

Nur glückliche oder weise Menschen erreichen die vierte Phase der Sexualität – die Erwachsenenphase – und sind in der Lage, Lust und Freude mit einem anderen Menschen zu teilen, statt einen Partner nur zur Stimulierung der eigenen sexuellen Organe zu «benutzen». Das Sexualgefühl eines erwachsenen Mannes besteht in dem Verlangen, zu «durchdringen», um Freude zu schenken und zu empfangen. Die Sexualität einer erwachsenen Frau basiert auf dem Verlangen, «anzunehmen» und sich «durchdringen» zu lassen, um Freude zu schenken und zu empfangen. Das gilt auch für das Geben und Nehmen von materiellen Dingen sowie für die gegenseitige «emotionale Durchdringung».

Der Unterschied zwischen der dritten und der vierten Phase tritt besonders deutlich bei Frauen zutage. In der dritten Phase beziehen sie den Lustgewinn hauptsächlich von dem kleinen Penis außer an ihrem Körper, der sogenannten «Klitoris», und sind vor allem daran interessiert, daß dieses Organ stimuliert wird. In der Erwachsenenphase ziehen sie ihren größten Lustgewinn aus der Vagina, die erheblich wirksamer dazu beitragen kann, den Lustgewinn des männlichen Partners zu steigern.

Bei sorgfältiger Untersuchung läßt sich auch feststellen, daß der Sexualakt in gewisser Weise den Todestrieb ebenso befriedigt wie die Libido. Beim Mann bedeutet Durchdringung nicht nur größtmögliche, libidinöse Nähe, sondern auch vom Todestrieb geprägte Destruktion. Und bei der Frau befriedigt das Durchdrungenwerden ebenfalls beide Triebe.

Manchmal werden die auf den Todestrieb ausgerichteten Befriedigungen in den sexuellen Beziehungen für das Individuum wichtiger als die auf die Libido ausgerichteten; es bezieht dann ein abnormes Maß an Lustgewinn aus der Tatsache, daß es vor und während des Sexualakts dem Partner Schmerzen zufügt oder selbst Schmerzen empfindet. Handelt es sich um eine aktive Todestriebspannung, dann wird der Betreffende einen Vorwand finden, um seinen Sexualpartner physisch oder psychisch zu erniedrigen. Handelt es sich dagegen um eine passive Todestriebspannung, dann wird der Betreffende sich in eine Position hineinmanövrieren, in der sein Partner gute Gründe hat, ihn psychisch oder physisch leiden zu lassen, und er wird ihn sogar noch dazu ermutigen. Trifft ein sadistischer Mensch auf einen masochistischen Partner, haben beide die besten Möglichkeiten, ihre Todestriebspannungen durch bewußt geplante physische Leiden oder weniger bewußt herbeigeführte psychische Leiden zu befriedigen. Parties, bei denen es zu regelrechter Flagellation kommt, sind nicht so ungewöhnlich, wie man denken sollte, und in gewissen Zeitschriften stößt man sogar auf entsprechende Inserate. Häufiger noch und auch leichter zu beobachten sind Männer und Frauen, die es fertigbringen, ihre Liebesbeziehung so einzurichten, daß sie immer wieder ihren Todestrieb durch aktive Grausamkeit oder passives Leiden befriedigen, und die offenbar nie eine Lehre aus ihren Erfahrungen ziehen. In Wirklichkeit wollen sie jedoch gar nicht daraus lernen, denn wenn sie es je täten, würden sie sich um diese Art der Befriedigung bringen.

Alecta Abel war die Tochter von Prete Abel, dem das Schlachthaus in Olympia gehörte. Ihr Vater war in seiner Ehe, mit seinen Kindern und im Geschäft so vom Unglück verfolgt, daß Mr. Weston, der Geistliche der Episkopalkirche, einmal zu ihm sagte, er müsse wohl das «Zeichen Abels» auf der Stirn tragen, denn der Herr habe ihn offenbar dazu ausersehen, ein Opferlamm zu sein gleich seinem biblischen Namensvetter.

Mr. Abels Unglück kam jedoch stets durch eine Verkettung äußerer Umstände zustande.

Alectas Leben schien nach dem gleichen Muster zu verlaufen, nur mit einem wichtigen Unterschied: sie hatte sich ihr Unglück meist selbst zuzuschreiben. Ihr erster Mann war nüchtern und bedächtig und sorgte gut für seine Familie, aber das war Alecta offenbar zu langweilig. Jedenfalls begann sie ihn zu betrügen, bis er sie schließlich verließ. Alecta behauptete zwar, sie hinge an ihrer kleinen Tochter, doch führte sie trotzdem auch weiterhin ein ausschweifendes Leben, das der seelischen Entwicklung des Kindes keinesfalls förderlich war. Eines Tages erfuhr Alecta von einem alten Freund, ihr Mann lasse sie durch Privatdetektive beobachten, damit ihm das Sorgerecht für das Kind zugesprochen werde. Alecta war von panischem Schrecken ergriffen, aber noch am gleichen Tage kam sie abends mit einem Mann nach Haus, den sie in einer Bar aufgelesen hatte. Bei der Scheidungsverhandlung wurde ihr die Tochter weggenommen, bis sie nachweisen könne, daß sie fähig sei, das Sorgerecht auszuüben.

Alecta heiratete wieder. Ihr zweiter Mann, Dion Chusbac, war ein Trinker und schlug sie regelmäßig. Sie hatten ebenfalls eine Tochter, an der Alecta sehr zu hängen schien, aber wieder wurde ihr auf Grund ihrer Promiskuität das Sorgerecht entzogen – und diesmal ihrer Schwiegermutter, Mrs. Chusbac senior, zugesprochen. Ihr dritter Mann war nicht nur Trinker und ein Hypochonder, sondern hatte obendrein Syphilis. Alecta wußte bereits, bevor sie ihn heiratete, daß er geschlechtskrank war und sich keiner ordnungsgemäßen Behandlung unterzog. Jetzt verbrachte sie ihre Zeit damit, ihn zu pflegen und sich abzurackern, um das Geld für seine Alkoholika zu beschaffen. Seines Zustands wegen mußten sie in Nevada heiraten, wo keine Blutuntersuchung verlangt wird.

Alecta war an sich weder dumm noch bösartig. Ihre Vernunft und ihre Idealvorstellungen befanden sich in ständigem und heftigem Widerspruch zu ihrem Verhalten, aber von Zeit zu Zeit gewann der nach innen gerichtete Todestrieb bei ihr die Oberhand und brachte sie immer näher an den Rand der Selbstzerstörung. Dr. Nagel – ein Freund ihres Vaters, der sie seit ihrer Kindheit kannte – überredete sie schließlich, sich in psychiatrische Behandlung zu begeben, die zum Glück erfolgreich verlief. Um eine Besserung ihres Zustandes zu erreichen, mußte sie von der grausam befriedigenden Vorstellung loskommen, es in allem ihrem Vater gleichtun zu müssen, und in einer freundlicheren Umgebung zu sich selbst finden. Sie lebt heute still und zufrieden mit ihrem dritten Kind in der Nachbarstadt von Arcadia.

Es handelt sich hier um ein extremes und abschreckendes Beispiel für «moralischen Masochismus» und Selbsterniedrigung von seiten einer Frau sowie für «moralischen Sadismus» und brutale Grausamkeit von seiten zweier ihrer Ehemänner, in abgemilderter Form machen Verhaltensweisen dieser Art Tausende von Männern, Frauen und Kindern für ihr ganzes Leben unglücklich. Bei Alecta basierte das Bedürfnis nach Selbstzerstörung teilweise auf der Vorstellung, ebenso veranlagt zu sein wie ihr unglücklicher Vater – d. h. sie «identifizierte» sich mit ihm. Ein oberflächlicher Beobachter wäre vielleicht zu dem Schluß gekommen, sie habe ihr Unglück von ihm «geerbt».

8. Wie reagiert das Kind auf das Verhalten seiner Eltern?

Man hat schon viele Überlegungen und Untersuchungen über die Vorliebe des Jungen für seine Mutter und die Vorliebe des Mädchens für seinen Vater angestellt. Dieses Thema ist recht kompliziert, denn die Mutter ist in der Regel sanft und nachsichtig, der Vater dagegen strenger und unnachgiebiger, und außerdem versorgt die Mutter Söhne *und* Töchter in den ersten Lebensabschnitten und oft auch später noch mit Nahrung. Um die wahren Gefühle des Kindes gegenüber seinen Eltern kennenzulernen, muß man entweder ein sehr scharfer Beobachter sein oder aber einem ungewöhnlich offenherzigen Kind begegnen. Glücklicherweise herrschen bei den Bewohnern von Brschiss Lebens- und Verhaltensformen vor, die es uns erleichtern, dieses Problem zu studieren.

Wir erinnern uns, daß es in Brschiss Riesen und Zwerge gibt. Ihre Frauen sind von normalem Wuchs, und jede Familie besteht aus einem Riesen, einem Zwerg und einer normal großen Frau. Der Zwerg lebt mit der Frau zusammen, die er liebt und die seine Zuneigung erwidert, aber es bestehen keine direkten sexuellen Beziehungen zwischen ihnen. Der Zwerg verbringt den größten Teil seiner Zeit in ihrer Gesellschaft; er hat im übrigen nichts zu tun, da alle Verpflichtungen dem Riesen obliegen.

Tagsüber genießt der Zwerg sein Glück nahezu ungestört; während die Frau ihre Hausarbeit verrichtet, folgt er ihr auf Schritt und Tritt, liebkost sie hin und wieder und wird von ihr mit Zärtlichkeiten und Schmeicheleien verwöhnt. Am späten Nachmittag beginnen die Schwierigkeiten. Täglich um 17.17 Uhr kommt der zu ihnen gehörende Riese – Körpergröße 2,75 Meter, Schuhgröße 60 – ins Haus gestapft. Sogleich läßt die liebliche Hausfrau (in Brschiss sind alle Frauen hübsch) ihren Zwerg im Stich, eilt dem Neuankömmling entgegen und umarmt ihn herzlich, während der Zwerg zum Zuschauen verurteilt ist. Von diesem Augenblick an kümmert sich die Frau fast ausschließlich um den Riesen. Sofort nach dem Abendessen muß der Zwerg schlafen gehen, und wenn er dann im Bett liegt, hört er, wie die beiden anderen sich im Nebenraum miteinander unterhalten, bis sie schließlich auch zu Bett gehen (in manchen Fällen, vor allem wenn sie arm sind, sogar im gleichen Zimmer, in dem auch der Zwerg schläft). Nun hört er, wie sie im Bett miteinander flüstern und kichern, und nach einer Weile dringen merkwürdige andere Geräusche an sein Ohr, deren Bedeutung er zwar nicht recht begreift, die ihm aber ernst und eindringlich vorkommen.

In manchen Fällen stürzt all dies den Zwerg in schreckliche Verwirrung. Er liebt die Frau, und er liebt auch den Riesen, der ja schließlich für alle seine materiellen Bedürfnisse sorgt und ihn meist zärtlich und rücksichtsvoll behandelt; dennoch kann es geschehen, daß er seinen Groll über die Verhältnisse nicht mehr zu unterdrücken vermag. Trotz seiner guten Absichten und obwohl er fühlt, daß es nicht recht ist, wird er nach und nach immer eifersüchtiger auf den Riesen und wünscht sich, er würde überhaupt nicht mehr nach Hause kommen. Natürlich kann der Zwerg nichts an alldem ändern, denn das ist nun einmal die Art und Weise, wie man – nach St. Cyr – in Brschiss lebt, und es ist auch niemand da, mit dem er darüber sprechen kann. Die Leute würden ihn nur auslachen oder mit ihm schelten, wenn er sich über etwas beklagte, was, wie jeder weiß, ein vollkommen normales und glückliches Familienleben ist. Der Zwerg schämt sich so sehr über sich selbst, daß er sich nicht einmal traut, mit dem Zwerg aus dem Nachbarhaus darüber zu sprechen. Er wüßte auch gar nicht, wie er sein Problem zur Sprache bringen sollte. Gelegentlich hat er sogar das Gefühl, daß man es dem Riesen nicht verdenken könnte, wenn er ihm zur Strafe für seine Undankbarkeit die Nase abschnitte, so daß er wie ein Mädchen aussähe. Falls der Zwerg noch Geschwister bekommt, ist er auch auf sie eifersüchtig.

Selbst wenn er weiß, daß seine Gefühle nicht gerechtfertigt sind, kann er sie nicht ändern. Aus Ärger über sich selbst wird er mit der Zeit, wenn er merkt, daß er nicht jünger, sondern immer älter wird, zusehends mürrischer und verliert seinen Appetit. Die beiden anderen begreifen das nicht. Ihnen erscheint das Leben zu dritt durchaus natürlich, und sie kommen gar nicht auf die Idee, daß der Zwerg eifersüchtig sein könnte. Sie würden es nicht glauben, daß er ihnen gegenüber solcher Gefühle fähig ist. Schließlich sagt die Frau zu dem Riesen: «Ich weiß gar nicht, was in der letzten Zeit mit dem Kleinen los ist.» Sie versuchen, ihn zum Essen zu überreden, aber er weigert sich störrisch. Nach einer Weile geben sie ihre Versuche auf und beachten ihn nicht weiter, und sie lassen ihn gewähren, ob er nun essen will oder nicht. Das macht die Sache für ihn nur noch schlimmer. Er zieht sich in sich selbst zurück und fängt an, vor sich hinzubrüten. Jeden Nachmittag, wenn es auf 17.17 Uhr zugeht, bekommt er Magenschmerzen. Eine Zeitlang gelingt es ihm, seine Empfindungen zurückzuhalten, aber eines Samstags explodiert er. Er fängt an zu schreien, stolpert, fällt der Länge nach hin und liegt, mit Armen und Beinen fuchtelnd, auf dem Fußboden und brüllt die Frau an und den Riesen, wütend über seine eigene Hilflosigkeit und Schmach. Dann beginnt er bitterlich zu weinen, und in der folgenden Nacht kann er bis zum Morgengrauen nicht einschlafen und lauscht den beiden anderen. Von jetzt an leidet er an Schlafstörungen. Er hat häufig Albträume und fängt auch an zu nachtwandeln – wobei er meist im Schlafzimmer der beiden anderen landet.

Dieser Zwerg tut offenbar nichts dagegen, daß seine Gefühle mit ihm durchgehen. Der Zwerg im Nachbarhaus hat das gleiche Problem, findet sich aber mit den Dingen weit besser ab. Statt Tumult zu machen, paßt er sich der Situation an. Zwar wissen wir nicht genau, was «sich anpassen» bedeutet, aber es steht fest, *daß* es etwas bedeutet, denn diejenigen, die sich, wenn es erforderlich ist, anpassen, sind zufriedener und umgänglicher als diejenigen, die es nicht tun. Vielleicht hat es etwas mit der Flexibilität der Vorstellungsbilder des jeweiligen Menschen zu tun. Wie der Magnetismus ist auch die Anpassung eines jener Natur-Phänomene, über die wir mehr auf Grund ihrer Auswirkungen wissen, als durch Verständnis dessen, was sie ihrem Wesen nach sind.

Da der Zwerg hinsichtlich seines Wohlbefindens und seines Zärtlichkeitsbedürfnisses so stark auf die Frau angewiesen ist, muß man seine Reaktion auf die nachmittägliche Heimkehr des Riesen als das wichtigste Ereignis in seinem Gefühlsleben ansehen. Dieses Ereignis hat – nach Ansicht von St. Cyr – auf sein persönliches Glück in der Regel einen größeren Einfluß als Geld, äußerer Erfolg oder das in der Schule erworbene Wissen, und letztlich beeinflußt es auch stärker als alle diese Dinge sein Verhalten und seine Reaktionen auf andere Ereignisse.

Bei uns reagiert ein durchschnittlicher Junge in einer durchschnittlichen Familie auf das, was sich zu Hause abspielt, im wesentlichen nicht anders als die Zwerge in Brschiss. Die Tatsache, daß bei uns die Riesen etwas kleiner und im allgemeinen nicht über 1.80 Meter groß sind und daß die Zwerge etwas jünger, nämlich drei oder vier Jahre alt sind, ändert – vom Standpunkt des Zwerges aus gesehen – im Grunde nichts an der Situation. Entweder muß er sich anpassen, oder er wird seinen Appetit verlieren und mürrisch werden, Wutanfälle und Magenschmerzen bekommen und unter Angstgefühlen, Schlaflosigkeit und Albträumen leiden.

Wenn er bereits auf dieses frühe Problem verhängnisvoll reagiert, können wir mit Sicherheit annehmen, daß er auf manche späteren Probleme ähnlich reagieren wird, vielleicht nach dem gleichen Muster: Appetitlosigkeit, Reizbarkeit, Magenbeschwerden, Schlaflosigkeit und Albträume; seine Reaktionen auf den «riesigen» Vater und die den Zwerg «im Stich lassende» Mutter bleiben unter Umständen unverändert und hinterlassen in seiner Verhaltensweise ihre Spuren für den Rest seines Lebens. Wenn es ihm später gelingt, seine Vorstellungsbilder von seinen Eltern zu ändern, so daß das Vaterbild nicht mehr das des rivalisierenden Riesen ist und das Mutterbild nicht mehr das der ihn im Stich lassenden Frau, wird er fähig sein, diese Probleme zu überwinden und sich für andere Dinge zu interessieren. Wenn es ihm jedoch nicht gelingt, diese Vorstellungsbilder aus der Kindheit zu ändern, und wenn er den Rest seines Lebens damit verbringt, im Einklang mit ihren Prinzipien zu handeln und sich mit den durch sie aufgeworfenen Problemen auseinanderzusetzen, werden sie ihn einen Großteil seiner Energie kosten – sei es, daß er ewig nach einer Frau sucht, die keinen anderen Mann anschaut, oder daß er, wie Don Juan, ewig auf neue Eroberungen aus ist, um seinen Vater zu übertreffen; wenn das Bild des rivalisierenden Vaters stärker ist als das seiner ihn vernachlässigenden Mutter, besteht seine Reaktion vielleicht darin, daß er in Bars gelegentlich ihm unbekannte Männer zu Boden schlägt, um sich selbst und seinem Vaterbild zu beweisen, daß er den «Alten» durchaus hätte verprügeln können, wenn er damals als kleiner Junge nicht ein solcher Feigling gewesen wäre.

Wir erkennen deutlich, daß es sich in allen Fällen um eine Objektverschiebung der Libido und des Todestriebs handelt, denn in Wirklichkeit will er ja seine Mutter für sich gewinnen und seinen Vater verprügeln. Wenn er aber so stark an Selbstbestätigung interessiert ist, bleibt ihm in jedem Fall weniger Zeit und weniger Energie zur Bewältigung der wichtigeren Aufgaben in dieser Welt.

Bei Mädchen ist die Situation etwas komplizierter, doch müssen sie eine ähnliche Phase der emotionalen Anpassung oder Nichtanpassung durchmachen, und das Ergebnis, mit dem sie den inneren Aufruhr bewältigen, zeigt sich in ihrem späteren Leben – sieht man von den geschlechtsbedingten Unterschieden ab – auf ganz ähnliche Weise. Mädchen verbringen weniger Zeit mit ihren Vätern als Jungen mit ihren Müttern, und insofern ist das Problem, heranzureifen und Interesse für das andere Geschlecht zu entwickeln, in beiden Fällen verschieden. Jungen haben schon von früher Kindheit an eine starke Bindung zum anderen Geschlecht, Mädchen jedoch in der Regel nicht (sieht man einmal von dem komplizierten Problem des Verhältnisses zwischen Brüdern und Schwestern ab). Außerdem erhält der Junge normalerweise seine Nahrung vom andersgeschlechtlichen Elternteil und ernste Tadel vom gleichgeschlechtlichen Elternteil, während bei Mädchen die Situation etwas anders ist. Auf lange Sicht sind jedoch die Folgen unzureichender Erziehungsmaßnahmen bei Kindern beiderlei Geschlechts gar nicht so verschieden; so gibt es Mädchen, die von Mann zu Mann flattern, und Mädchen, die alle Frauen verachten. Eine weitere Komplikation wurde bereits erwähnt: Jungen beziehen ihren sexuellen Lustgewinn von frühester Kindheit an hauptsächlich vom Penis, Mädchen dagegen müssen im Verlauf ihrer Entwicklung nicht nur ihre Zuneigung vom gleichen Geschlecht auf das andere Geschlecht übertragen, sondern sie müssen ferner ihre Möglichkeiten, sexuellen Lustgewinn zu erzielen, von der

Klitoris auf die Vagina verlagern, wenn sie eine völlige Befriedigung ihrer Libidospannungen erreichen wollen.

Wenn das Kind vier Jahre alt ist, haben sich bei ihm die wichtigsten Verhaltens- und Reaktionsmuster im Ansatz herausgebildet; es hat bereits erkennen lassen, wie es sich verhalten wird, wenn es über irgend etwas glücklich oder unglücklich ist. Die meisten Kinder sind eine Zeitlang über das Familienleben beunruhigt, passen sich aber schließlich an. Bei neurotischen Kindern kann sich der geweckte Todestrieb sowohl nach außen als auch nach innen richten: wenn das Kind unglücklich ist, macht es entweder anderen Menschen Schwierigkeiten oder aber es behält seinen Kummer für sich und quält nur sich selbst. Manche bringen ihren Kummer vorwiegend tagsüber zum Ausdruck, andere hauptsächlich nachts. Wir kennen das «ungezogene» Kind, das einen gesunden Schlaf hat, und das willige Kind, das unter Albträumen, Bettnässen und Schlafwandeln leidet.

Je früher sich ein bestimmtes Verhaltensmuster etabliert, desto schwerer läßt es sich hinterher noch ändern. Spätere Erlebnisse können noch gewisse Veränderungen in der Persönlichkeitsstruktur bewirken, doch im wesentlichen hängt das Glück des heranwachsenden Kindes davon ab, wie gut die Eltern mit der heiklen «Ödipussituation» zwischen dem gebliebten Baby und dem geliebten Riesen fertig geworden sind. Wenn es gelingt, dem Kind das Gefühl zu vermitteln, daß es nicht so etwas wie das fünfte Rad am Wagen ist, sondern als Dritter im Bunde dazugehört, wird es sich wahrscheinlich gut anpassen. So wie man in Gegenwart eines Kindes nicht essen soll, wenn es selbst hungrig danebensitzt, sollte man in seiner Gegenwart auch keine Zärtlichkeiten austauschen, ohne ihm seinen Anteil zukommen zu lassen. Da es jedoch nicht immer einbezogen werden kann, lernt es allmählich ganz von selbst, kein Spielverderber zu sein. So begreift es etwa, daß es tatsächlich sehr viel mehr Schlaf braucht als seine Eltern.

Nach der Kindheit ist die nächste problematische Phase die Reifezeit. Wenn der Junge anfängt, sich für junge Mädchen zu interessieren, stößt er von neuem auf Schwierigkeiten. Übt seine Persönlichkeit oder seine äußere Erscheinung keine Anziehungskraft auf Mädchen aus, verlassen sie ihn und wenden sich anderen Jungen zu. Und falls er schon als Kind übelgenommen hat, daß seine Mutter ihn nachts «im Stich ließ», machen ihn diese neuen Enttäuschungen noch unglücklicher und verbitterter. Er läßt sich unter Umständen auch zu leicht entmutigen. Wenn ihm aber seine Eltern, als er noch klein war, das glückliche Gefühl vermittelt haben, daß er dazugehört, können ihn diese neuen Schwierigkeiten vielleicht enttäuschen, doch werden sie ihn nicht verbittern; auch wird er nicht bereit sein, sich zu leicht entmutigen zu lassen, denn er besitzt eine gute Grundlage. Die Gewißheit, daß seine Mutter ihn geliebt hat, gibt ihm mehr Selbstvertrauen gegenüber den Mädchen, und er kann sich auf eine Art und Weise weiterentwickeln, die irgendwelche Nachteile mehr als ausgleicht, besonders dann, wenn es sich um vernünftige Mädchen handelt. Das gleiche gilt für die Beziehung zwischen einem unscheinbaren Mädchen und den jungen Männern, denen sie im Laufe der Zeit begegnet.

Andererseits kann aber auch der Fall eintreten, daß ein Junge sich besonders attraktiv entwickelt. In diesem Fall wird die in der Kindheit entstandene Bitterkeit über die «verlorene» Mutter durch seine späteren Erfolge abgeschwächt, wenn auch vielleicht nie ganz beseitigt. Wenn er dagegen schon in der Kindheit seine Mutter und in der Zeit des Heranwachsens seine Freundinnen allzuleicht für sich einzunehmen vermag, ist es unter Umständen schwierig für ihn, etwas zu erreichen, wozu es einer Anstrengung bedarf. Auch viele verführerische Frauen gehören zu diesem Typ. Als kleine Kinder haben sie mühelos ihre Väter «erobert», und als junge Mädchen erobern sie ebenfalls mühelos junge Männer. Die Folge ist, daß manche sich damit zufriedengeben und im Vertrauen auf ihre physische Anziehungskraft die Dinge an sich herankommen lassen; sie machen nicht den geringsten Versuch, ihre Persönlichkeit auf vernünftige Weise zu entfalten, und haben, abgesehen von ihrer Schönheit, keinerlei ernsthaftes Interesse. Wenn sie älter werden und ihren verführerischen Charme verlieren, sind sie überrascht und gekränkt, wenn das Leben an ihnen vorübergeht, und das Alter wird für sie zu einer Periode der Frustration und des Versagens, statt zu einer Zeit der Reife und des Rückblicks auf vollbrachte Leistungen.

Eine weitere problematische Phase beginnt für den Menschen dann, wenn er anfangen muß, für seinen eigenen Lebensunterhalt aufzukommen und einen wirtschaftlichen Anpassungsprozeß zu vollziehen. Auch hier können in der Kindheit entstandene Verhaltensweisen verstärkt oder abgeschwächt werden, wobei es zweifelhaft ist, ob sie sich grundlegend ändern lassen. Mühelos verdientes Geld macht verbitterte Menschen nicht zu wirklich freundlichen Menschen, und harte Arbeit vermag gütige Menschen nicht so leicht zu verbittern. Doch ein Mann, der in seiner Kindheit durch seine Eltern oder Pflegeeltern bitter enttäuscht worden ist, wird oft noch verbitterter, wenn es ihm finanziell nicht so gut geht wie denen, die er beneidet. Dagegen wird ein Mann, der seinen Eltern eine glückliche Kindheit verdankt, glücklich und dankbar bleiben, auch wenn er für seine Mühen nicht immer den gerechten Lohn erhält.

Jemand, der eine bittere Kindheit hatte und später durch Zufall oder auf Grund seines Talents Karriere macht, mißbraucht sein Geld und seine Macht vielleicht dazu, den Neid der anderen zu erregen und aus privatem Rachegefühl heraus andere leiden zu lassen; dagegen wird jemand, der eine glückliche Kindheit hatte und es später auf Grund äußerer Umstände nicht weit bringt, seine Situation vielleicht als ein

Beispiel unnötigen Leidens ansehen und sich bemühen, Gerechtigkeit und Sicherheit nicht für sich selbst, sondern auch für seine Leidensgenossen zu suchen.

Ehe und Elternschaft sind ein guter Prüfstein für die Stabilität der eigenen Persönlichkeit und für die Wirksamkeit der Erziehungsmethoden, denen man als Kind ausgesetzt war. In schweren Zeiten enthüllen oft die verschiedensten Situationen verborgene Stärken und Schwächen eines Menschen, die unter normalen Lebensbedingungen verdeckt geblieben sind. Die Wechseljahre bei den Frauen und die Abnahme der physischen Kräfte bei den Männern in späteren Lebensjahren sind weitere kritische Phasen, in denen eine glückliche und gesunde Kindheit eine wirksame Stütze sein kann.

So werden in Sicherheit und in Unsicherheit aufwachsende Kinder im Laufe ihres Lebens gestärkt oder geschwächt.

Die Klugen und die Schönen haben keinen Grund, stolz zu sein, da sie kein Verdienst an diesen Vorteilen haben. Die Schwerfälligen und die Unscheinbaren brauchen sich nicht zu schämen, da sie ihr Schicksal nicht verschuldet haben. Die Gehässigen sollte man nicht tadeln, da sie nichts dafür können, daß sie gehässig geworden sind, und aus dem gleichen Grund sollte man auch die Gütigen nicht loben. Wohl aber kann man die Gehässigen dafür tadeln, daß sie ihren Haß nicht im Zaum halten, und die Gütigen dafür loben, daß sie ihre Liebe zum Ausdruck bringen.

4. Kapitel
Der Traum und das Unbewußte

1. Was ist das Unbewußte?

Vom «Unbewußten» war bereits mehrfach die Rede. Wir wollen nun versuchen, es etwas genauer zu identifizieren.

In erster Linie ist das Unbewußte ein Energiezentrum, in dem die Es-Instinkte Gestalt anzunehmen beginnen. Um es besser zu verstehen, wollen wir es mit einer Fabrik vergleichen. Diese Fabrik ist voller Dynamos, die die Energie für den Betrieb der Maschinen erzeugen. Von draußen werden alle möglichen Arten von Rohstoffen in die Fabrik geschafft. Dieses Rohmaterial wird von den Maschinen verarbeitet, die von den Dynamos in Gang gehalten werden, und daraus entsteht dann das fertige Produkt.

Zwei wesentliche Dinge sind zu beachten. Erstens unterscheiden sich die Endprodukte erheblich von den Maschinen, die sie herstellen. Zweitens sehen die einzelnen Bestandteile des Produkts anders aus als das fertige Produkt. Das läßt sich am Beispiel von Automobilen erläutern. Die hydraulischen Pressen, die Stanzmaschinen und die Schmelzöfen, die zur Herstellung eines Autos gebraucht werden, sehen völlig anders aus als ein Auto. Auch jedes Einzelteil eines Autos, wie beispielsweise ein Vergaser, sieht anders aus als ein fertiges Auto. Vom Aussehen eines Vergasers könnte man nie auf das Aussehen eines Autos schließen. Andererseits könnte man vom Anblick eines Autos nie darauf schließen, wie eine Stanzpresse oder ein Vergaser aussieht.

Ebenso kann ein Mensch aus der Beobachtung seiner Gedanken nicht darauf schließen, wie sie entstehen. Gedanken sind fertige Produkte, und wenn man sie beobachtet, kann sich, abgesehen von einem Fachmann, niemand eine Vorstellung davon machen, wie ihre einzelnen Bestandteile aussehen oder wie die «Maschinen» aussehen, die sie erzeugt haben.

Wenn wir nun aber einen speziell ausgebildeten Ingenieur ein Auto betrachten lassen, wird er vermutlich in der Lage sein, uns zu sagen, aus welchen Einzelteilen es besteht und welche Maschinen zu ihrer Herstellung verwendet worden sind. Ähnlich kann ein ausgebildeter Psychiater, wenn man ihm erlaubt, sich die Gedanken eines Menschen anzuhören, ziemlich genau beurteilen, woraus sie sich zusammensetzen und woher sie kommen. Merkwürdigerweise trauen sich unausgebildete Leute oft eher zu, daß sie einen Gedanken erklären können, als daß sie ein Auto erklären können, obwohl ein Gedanke etwas viel Komplizierteres ist als ein Auto. Ein Auto ist überschaubar, d. h. es enthält eine bestimmte Anzahl von Einzelteilen, und zu seiner Herstellung wird eine bestimmte Anzahl von Maschinen benötigt. Gewiß, es sind viele Maschinen, aber ihre Anzahl ist doch begrenzt. Ein Gedanke setzt sich dagegen in unzähligen Prozessen aus unzähligen Einzelteilen zusammen. In wie viele Einzelteile man ihn auch immer zerlegt, bei genauerer Betrachtung entdeckt man noch weitere. Ein gutes Beispiel dafür ist der Gedanke, der dazu führte, daß Mr. Midas King erhöhten Blutdruck bekam. Wie gründlich Dr. Treece auch darüber nachdachte, durch weiteres Forschen kam er zu immer neuen Erkenntnissen. Wir werden das später noch eingehend erläutern, wenn wir mehr von Mr. King hören und Mr. Meleagers Traum erörtern. Das Erforschen eines jeden Gedankens wird immer nur aus Zeitmangel beendet und nicht etwa, weil wir alles darüber wüßten.

Kehren wir zu unserer Fabrik zurück. Die Dynamos in der Fabrik entsprechen der Energie des Unbewußten, die von den Es-Instinkten kommt. Diese Dynamos übertragen ihre Energie auf Maschinen, die den Vorstellungsbildern im Unbewußten entsprechen. Die Maschinen in der Fabrik sehen anders aus und arbeiten anders als das von ihnen hergestellte Produkt. Ähnlich sehen auch die Vorstellungsbilder im Unbewußten anders aus und wirken anders als ihr Produkt: die bewußten Vorstellungsbilder. Man versteht das am besten, wenn man an Träume denkt, die ihrem Zustand nach ungefähr in der Mitte zwischen bewußten und unbewußten Vorstellungsbildern liegen und beiden ein wenig ähneln, sich aber auch von beiden ein wenig unterscheiden. Das Bewußte ordnet Dinge und geht logisch vor, das Unbewußte dagegen «verwirrt» Empfindungen und geht nicht logisch vor. Ein Traum, also ein flüchtiger Blick ins Unbewußte, kann dem Träumenden ebenso seltsam vorkommen, wie eine Stanzpresse in einer Automobilfabrik einem Taxifahrer seltsam erscheinen mag.

Das Unbewußte ist also eine Energiequelle und ein Bestandteil des menschlichen Geistes, in dem Gedanken «fabriziert» werden; allerdings arbeitet das Unbewußte auf andere Weise als das Bewußte.

Das Unbewußte ist zweitens eine Region, in der Empfindungen gespeichert werden. Es handelt sich nicht um ein «totes Lager», sondern um ein höchst «bewegtes», das mehr einem Zoo als einem Warenlager ähnelt, denn alle im Unbewußten gespeicherten Empfindungen sind ständig bestrebt, hinauszugelangen. Empfindungen werden gespeichert, indem sie mit irgendwelchen Vorstellungsbildern verbunden werden, so wie man Elektrizität speichert, indem man sie in etwas anderem kondensiert. Elektrizität als solche kann man nicht speichern, sie muß *in* etwas gespeichert werden. Ähnlich muß eine Empfindung auf etwas gespeichert werden. Wird eine Empfindung im Unbewußten gespeichert beziehungsweise «verdrängt», dann trennt sie sich entweder von der Objektvorstellung, durch die sie ausgelöst wurde, und verbindet sich mit einem im Unbewußten bereits vorhandenen Vorstellungsbild, oder aber sie nimmt die zu ihr gehörende Objektvorstellung mit in das Unbewußte hinab. Im ersten Fall bleibt die Objektvorstellung bewußt, und die Empfindung selbst wird unbewußt, so daß das Individuum sie nicht mehr wahrnimmt; im zweiten Fall wird auch die Objektvorstellung vergessen, da sie ebenfalls unbewußt wird. Vergessen ist also eher durch Verdrängung als durch «Abnutzung» bedingt. Die Speicherung eines Vorstellungsbildes, also einer Empfindung plus einer Objektvorstellung, durch Verdrängung ist stets damit verbunden, daß man etwas vergißt. Man kann es auch andersherum sagen: Vergessen bedeutet, daß eine Objektvorstellung verdrängt wird. Wir haben bereits von einer anderen Variation dieses Phänomens gesprochen, bei der die Objektvorstellung verdrängt wird und die Empfindung bewußt bleibt.

Wir erinnern uns, daß Mr. King, als er und seine Frau über ihre Party sprachen, noch genau wußte, wie Mr. Castor, der Reiter aus Hawaii, aussah, sich aber nicht mehr auf seine Empfindungen für ihn besinnen konnte. In diesem Fall hatte sich die Empfindung von der Objektvorstellung losgelöst und war ins Unbewußte verdrängt worden, wo sie sich mit einem anderen (und unerfreulichen) Vorstellungsbild verband, das ebenfalls mit dem Reiten zusammenhing. Die Objektvorstellung blieb also bewußt, während die Empfindung ins Unbewußte sank, so daß King sich seiner Abneigung gegen Castor nicht bewußt war.

Im weiteren Verlauf der Unterhaltung verdrängte Mrs. King ihre Empfindungen gegenüber Mrs. Metis, auf die sie böse war, und in diesem Fall hatte die Empfindung sogar den Namen der Person ins Unbewußte mit hinabgenommen, so daß Mrs. King vergaß, daß Mrs. Metis überhaupt existierte. Als sie dann die Einladungen ausschrieb, hatte Mrs. King das Gefühl, sie habe irgendeine wichtige Person vergessen, aber es fiel ihr beim besten Willen nicht ein, um wen es sich handelte, und so beging sie den Fauxpas, Mrs. Metis, die Frau des Bankdirektors, nicht zu ihrer Party einzuladen.

Ferner konnte sich Mrs. King nie auf den Namen des «wundervollen Mr. Soundso» besinnen; in diesem Fall war zwar die Empfindung nicht verdrängt worden, aber der Name in Vergessenheit geraten, weil die Objektvorstellung verdrängt worden war. In all diesen Fällen zeigt sich deutlich, daß Verdrängung Vergessen bedeutet und daß das Vergessen auf Verdrängung zurückzuführen war.

In der psychoanalytischen Praxis und in Träumen bestätigt sich immer wieder, daß Vergessen nicht Abnutzung oder Verschleiß bedeutet; im Verlauf solcher Prozesse erinnert sich der Mensch oft an Dinge, von denen er meint, er habe sie «natürlich» schon seit Jahren vergessen, wie etwa Fragmente eines Kindergedichts oder einen Vorfall, der sich in seiner frühen Kindheit ereignet hat. So träumte Mr. King häufig von Pferden, und im Verlauf seiner Behandlung bei Dr. Treece erinnerte er sich plötzlich an einen Vorfall während einer Reise nach Hawaii, die er als Dreijähriger mit seinem Vater gemacht hatte. Sein Vater, ein ausgezeichneter Reiter, hatte dem kleinen Midas einen Sattel gekauft. Eines Tages, als Midas zu seiner Mutter ungezogen war, hatte der Vater ihm den Sattel weggenommen und ihn verkauft, und Midas hatte zuerst einen Wutanfall bekommen und war dann tief bekümmert. Seither hatte er «nie wieder an den Vorfall gedacht», bis er ihn sich bei Dr. Treece ins Gedächtnis zurückrief.

Ein Grund dafür, daß die meisten Menschen sich kaum noch an das erinnern können, was sich vor ihrem vierten Lebensjahr ereignet hat, ist, daß das Denken der Erwachsenen sich in Worten vollzieht oder doch zumindest in Bildern von Dingen, die Namen haben. Vor dem Alter von drei Jahren kennt das Kind nicht viele Wörter, weiß also auch die Namen vieler Dinge nicht, so daß Empfindungen mit «namenlosen» Bildern gespeichert werden müssen, die das Individuum später weder sich selbst noch anderen Menschen leicht erklären kann. Was unter solchen Umständen später noch in der Erinnerung auftaucht, ist oft nur eine «namenlose» Empfindung für einen «namenlosen» Gegenstand. Fast jeder hat ein paar solcher «unbeschreiblichen» Empfindungen für ein paar nicht zu beschreibende Dinge, und gewöhnlich begreift man nicht, woher sie eigentlich kommen. Sie können sich auf die Zeit beziehen, in der das Individuum noch nicht imstande war, Wörter zu gebrauchen. Es brauchte lange Zeit, bis Mr. King in der Lage war, dem Arzt eine «unbeschreibliche» Empfindung zu erklären, die, wie sich aus bestimmten, von ihm erwähnten Umständen schließen ließ, zumindest bis in sein zweites Lebensjahr zurückreichen mußte. Schließlich wurde ihm bewußt, daß sie sich darauf bezog, daß seine Mutter ihm, wenn er nicht rasch genug aufaß, einfach das Essen wegnahm. Diese Empfindung spielte später, als er erwachsen war, eine große Rolle bei seinem Wunsch, möglichst rasch reich zu werden und von seinem Besitz nichts wieder herzugeben; sie war auch der Grund dafür, daß er immer in Eile war und sich aufregte, wenn etwas schiefging, so daß sein Blutdruck abends nach der Arbeit stets ungewöhnlich hoch war.

Es gibt einen guten Grund dafür, daß die Menschen für die unbefriedigten Spannungen ihrer Libido und ihres Todestriebs irgendeinen Speicherraum brauchen. Wäre jede unbefriedigte Zuneigung und jeder unbefriedigte Groll, die ein Mensch vom Tag seiner Geburt an empfunden hat, in seinem Bewußtsein ständig gegenwärtig, dann wäre er nicht in der Lage, weiterzuleben. Er würde sich in einem fortdauernden Zustand der Verwirrung und des inneren Aufruhrs befinden und könnte infolgedessen den praktischen Angelegenheiten des Lebens gar keine Aufmerksamkeit widmen. (Bei manchen Formen von Geisteskrankheit geschieht so etwas tatsächlich.) Damit der Mensch ungehindert wichtige Angelegenheiten des Augenblicks im Einklang mit dem Realitätsprinzip bewältigen kann, besitzt sein Ich die Fähigkeit, aufgestaute

Empfindungen ins Unbewußte zu verdrängen, wo sie ihm nicht im Wege sind.

Wie bereits erwähnt, handelt es sich bei dem Speichergut im Unbewußten nicht um ein «totes» Lager. Es ist nicht etwa so, wie wenn man einen Stapel Bücher in den Keller bringt, wo sie langsam verstauben und unverändert liegenbleiben, bis sie eines Tages wieder gebraucht werden. Es ist eher so, als sperrte man einen Haufen Kaninchen ein. Diese «Kaninchen», die mit den Empfindungen des Augenblicks gefüttert werden, vermehren sich und werden immer stärker; sie würden den menschlichen Geist bald vollständig in Besitz nehmen, wenn sie nicht freigelassen würden. Doch ebenso wie die Freilassung von ein paar kleinen Kaninchen, ohne daß man sich um die ausgewachsenen Männchen und Weibchen kümmert, die Kaninchen nicht ein für allemal davon abhalten würde, sich im ganzen Hause breitzumachen, so führt auch eine indirekte Befriedigung der Es-Spannungen nicht zu einem dauerhaften Ergebnis, sondern muß ständig von neuem erfolgen, um das Es daran zu hindern, über das Ich herzufallen. Einerlei wie oft die Spannung indirekt abgeleitet wird, die ursprünglichen «Eltern»-Spannungen sind immer noch vorhanden und können neue kleine Spannungen erzeugen. Nur durch eine direkte Befriedigung der ursprünglichen Spannungen könnte das Es (wenn auch nur vorübergehend) vollständig von unbefriedigter Libido und unbefriedigtem Todestrieb befreit werden. Unter normalen Voraussetzungen ist das natürlich ausgeschlossen.* Die meisten Menschen wissen sehr wohl, daß sie sich nach solchen gewaltsamen Aktionen höchst unwohl fühlen würden. Eine der stärksten Spannungen ist der nach innen gerichtete Todestrieb des Über-Ichs; er würde nach einem Versuch, die vollständige Befriedigung der beiden anderen Spannungen zu erreichen, in der Mehrzahl der Fälle an Intensität zunehmen. Dagegen wird nach einem befriedigenden Sexualakt mit einem geliebten Menschen die vollständige Entspannung der Libido für eine Zeitlang nahezu erreicht.

Das Unbewußte ist also die Energiequelle des Es, eine «Gedankenfabrik» und ein Speicherraum. Es kann so wenig denken, wie eine Autofabrik eine Reise machen kann. Es kann nur Empfinden und Wünsche haben, und es beachtet weder Zeit noch Raum, noch die physikalischen

* Die von den Nazis durchgeführten Massaker und Massenvernichtungen und andere Massenmorde zeigen deutlich, daß selbst die brutalsten Morde den Todestrieb nur vorübergehend befriedigen. Schon nach kurzer Zeit ist das verbrecherische Individuum bereit, mit weiteren Morden den Prozeß zu wiederholen. In Situationen kompletter Barbarei, wie im Vernichtungslager Treblinka, genügt unter Umständen schon eine einzige Nacht, um die Todestriebspannung zu erneuern, während es unter «normalen» Bedingungen etwa ein oder zwei Monate dauert, bis der Drang zu töten wieder in der alten Stärke auftritt.

Gesetze des Universums; das sieht man häufig bei Träumen, in denen die Toten wieder zum Leben erweckt und die Getrennten wieder vereint sind, und in denen die Gesetze der Schwerkraft keine Gültigkeit haben.

2. *Was enthält das Unbewußte?*

Der Inhalt des Unbewußten besteht hauptsächlich aus «unerledigten Angelegenheiten der Kindheit» und Dingen, die damit zusammenhängen. Dazu gehören Spannungen, die niemals ins Bewußtsein vorgedrungen sind, trotzdem aber das Verhalten indirekt beeinflussen können, und Spannungen, die einmal bewußt waren und verdrängt worden sind. Zusammen mit diesen Spannungen findet man die entsprechenden Vorstellungsbilder: manche, die niemals ins Bewußtsein vorgedrungen sind, und andere, die aus dem Bewußtsein verdrängt worden sind.

Da Phantasievorstellungen für das Unbewußte ebenso real sind wie tatsächliche Erlebnisse, haben viele der im Unbewußten vorhandenen Objektvorstellungen kaum einen Zusammenhang mit der Realität, und doch sind sie ebenso einflußreich wie die Realität. Eine «gute» Objektvorstellung vom Vater kann auf Erinnerungen an ihn basieren, auf Phantasievorstellungen davon, wie er war, oder auf gegenwärtigen Erfahrungen seiner Güte; sowohl die Erinnerungen als auch die Phantasievorstellungen können in gleichem Maß dazu beitragen, die Einstellung des Individuums gegenüber seinem Vater zu bestimmen.

Die Spannungen im Unbewußten sind «unerledigte Angelegenheiten», da sie noch nicht befriedigt worden sind. Sie verschwinden nicht, bevor sie befriedigt werden, und streben ständig nach vollständiger oder partieller Befriedigung durch ihre eigentlichen Ziele und Objekte oder durch Ersatzziele und Ersatzobjekte.

Die Hauptspannungen im Unbewußten der meisten Menschen sind unbefriedigte orale Wünsche, unbefriedigte anale Wünsche und unbefriedigte Wünsche aus der späteren Phase nach dem fünften Lebensjahr. Sie entstammen in der Regel sowohl der Libido als auch dem Todestrieb und sind verbunden mit Liebe und Haß. Sie sind sowohl nach innen als auch nach außen gerichtet. Die nach außen gerichteten Spannungen nehmen die Form von Zuneigung und Feindseligkeit an. Die nach innen gerichteten nehmen die Form eines Bedürfnisses nach Zuneigung und Beifall und eines Bedürfnisses nach Bestrafung an. Die Skala ihrer Ziele reicht von Geschlechtsverkehr und Mord bis zum bloßen Betrachten des Objekts oder zum Wissen, daß es existiert. Die Skala der Objekte reicht von Eltern und Verwandten bis zu zufälligen Bekannten und leblosen Dingen. Jede oder mehrere dieser Spannungen, sogar widersprüchliche, können unter geeigneten Umständen bewußt werden und unmittelbare

Befriedigung durch das eigentliche Ziel und das eigentliche Objekt suchen oder aber indirekte Befriedigung durch eine entsprechende Ziel- oder Objektverschiebung. In allem, was das Individuum tut oder sich vorstellt, suchen so viele – bewußte und unbewußte – Spannungen wie möglich Befriedigung.

Die unbewußten Spannungen lassen sich (ebenso wie die bewußten) in zwei Gruppen einteilen: diejenigen, die sich auf das Es beziehen, und diejenigen, die sich auf das Über-Ich beziehen (wobei wir uns erinnern, daß das Über-Ich ein abgespaltener Teil des Es ist, so daß letztlich doch beide Gruppen den Es-Instinkten entstammen). Was das Individuum tatsächlich tut und in welchem Maße es sich selbst zum Ausdruck bringt, ist das Ergebnis eines Kompromisses zwischen diesen beiden Spannungsgruppen, der unter der Kontrolle des Ichs zustande kommt (das seinerseits, wie manche Ärzte glauben, ebenfalls ein abgespaltener Teil vom Es ist). (Wir brauchen uns durch diese Abspaltungen nicht verwirren zu lassen. Wir müssen uns nur merken, daß das Es beim Erwachsenen gespalten ist, beim Kleinkind dagegen noch nicht.)

Wenn alle Menschen versuchten, sämtliche Wünsche ihres Es zu befriedigen, wären anarchistische Verhältnisse die Folge. Die Befriedigung von Es-Wünschen bedingt oft, daß andere Menschen leiden müssen, und wenn das Es ungehemmt zum Ausdruck gebracht wird, so bedeutet das Vergnügen für die Mächtigen und Elend für die Schwachen. Viele politische Situationen haben uns das im Laufe der Geschichte klar vor Augen geführt.

Die Strebungen des Über-Ichs zielen normalerweise darauf ab, andere Menschen glücklich zu machen. Sie tragen zu Großmut und Rücksichtnahme bei. Unsere Kultur basiert weitgehend auf dem Triumph des Über-Ichs über das Es, und wenn unsere Kultur weiterbestehen soll, muß auch dieser Triumph andauern: Die *Physis*, der Entwicklungstrieb, dessen Spuren wir beim einzelnen Menschen und in der Gesellschaft erkennen, wirkt, wenn sie in der Kindheit richtig gefördert wird, gemeinsam mit dem Über-Ich darauf hin, daß das Individuum ein Bedürfnis hat, sich weiterzuentwickeln und sein Verhalten zu vervollkommnen – d. h. es in Einklang zu bringen mit den Prinzipien der Erwachsenenstufe der sexuellen Entwicklung, bei der auch das Glück der anderen Menschen eine Rolle spielt. Sowohl das Über-Ich als auch die *Physis* widersetzen sich normalerweise jeder rohen oder brutalen Wunschäußerung des Es. Sie bringen das Individuum dazu, seine Windeln nicht mehr schmutzig zu machen, und gipfeln in den Idealen der Menschheit.

Wenn die Entwicklung des Über-Ichs gehemmt wird oder sich auf eine ungewöhnliche Weise vollzieht, so kann das, wie wir später noch sehen werden, leicht zu Schwierigkeiten führen. Ebenso können sich unerwünschte Konsequenzen ergeben, wenn die durch die Kräfte der

Verdrängung im Unbewußten gespeicherten Empfindungen und Objektvorstellungen gestört werden.

3. Warum träumen die Menschen?

Es dürfte dem Leser jetzt nicht mehr schwerfallen, zu verstehen, was ein Traum ist. Ein Traum ist ein Versuch, die Befriedigung einer vom Es ausgehenden Triebregung zu erreichen, indem man sich eine Wunscherfüllung vorspielt. Ob man wach ist oder schläft, das Es strebt unablässig nach Befriedigung seiner Triebregungen. Während des Wachlebens wird es daran gehindert, sich unmittelbar durchzusetzen, und zwar durch das Über-Ich mit seinen strengen Vorstellungen, was Recht und was Unrecht ist, und durch das Ich, daß sich vergegenwärtigt, welche nachteiligen Folgen eine unkluge Befriedigung von Triebregungen haben kann. Im Schlafzustand läßt die Verdrängungstätigkeit des Ichs nach, und das Realitätsprinzip, mit dessen Hilfe es seine Herrschaft auszuüben versucht, ist außer Kraft. Der Inhalt des Es ist also zumindest teilweise von der üblichen Kontrolle befreit. Das Über-Ich ruht jedoch während des Schlafes kaum, und sein Wirken macht sich deutlich bemerkbar, wenn das Es sich durchzusetzen versucht. Das bedeutet, daß das Es selbst während des Schlafes die wahre Natur seiner Strebungen verbergen muß, um das Über-Ich nicht zu kränken. Daher wagen sich diese Strebungen nur verschleiert zu zeigen, so daß der Traum selten aufrichtig ist, sondern die Wünsche des Es meist verzerrt darstellt. Wer einen Traum deuten will, muß es sich also zur Aufgabe machen, diese Verschleierung zu durchdringen und die wahre Natur der Es-Wünsche aufzudecken, die danach streben, sich zum Ausdruck zu bringen.

Da der Mensch schläft, kann er sich nicht von der Stelle bewegen, um die ersehnte Befriedigung tatsächlich zu erlangen. Er kann sie sich nur im Geiste vorstellen. Und da das Ich mit seiner Fähigkeit zur Realitätsprüfung jetzt nicht in Aktion ist, vermag er zu glauben, seine Visionen seien Wirklichkeit, und nun befriedigen sie ihn fast ebenso, wie es der Fall sein würde, wenn sie Wirklichkeit wären. So kann ein sexueller Traum für den Schläfer ebenso befriedigend sein wie ein wirklicher Sexualakt im Wachleben. Wenn das Ich wach ist, zieht es reale Befriedigungen vor. Wenn es schläft, begnügt sich der Geist unter Umständen mit imaginierten Befriedigungen.

Zwei Ausnahmen in bezug auf das, was im vorangegangenen Absatz gesagt wurde, werden dazu beitragen, den Vorgang zu verdeutlichen. Erstens bewegt sich das Individuum doch zuweilen im Schlaf von der Stelle. Wenn wir ein Beispiel von Schlafwandeln analysieren, stellen wir fest, daß ein Zusammenhang mit den Träumen des Betreffenden besteht und daß es gleichsam ein Versuch ist, durch das Wandeln das zu erlangen, wonach seine Träume gewöhnlich streben. Ein gutes Beispiel dafür ist der Zwerg in Brschiss, der im Schlaf in das Schlafzimmer seiner «Eltern» wanderte. Er hatte den Wunsch, seine «Eltern» voneinander zu trennen, und sein Schlafwandeln war so etwas wie ein Versuch, das zu erreichen. Zweitens glaubt das Individuum unter Umständen auch im Wachleben zeitweise an seine eigenen Phantasievorstellungen. Bei gewissen Formen von Geisteskrankheit ist das durchaus der Fall. Wir haben bereits das Beispiel des Alkoholikers erwähnt, der seine schreckenerregenden, vom Todestrieb bestimmten Halluzinationen für Wirklichkeit hält. Demzufolge besteht offenbar eine der möglichen Auswirkungen des Alkoholismus auf den Geist darin, daß das Verfahren der Realitätsprüfung ausgeschaltet wird, so daß imaginierte Anblicke und Geräusche als Wirklichkeit erscheinen; derartige Vorgänge bezeichnet man dann als Halluzinationen.

Welche Wirkung (oder welches Ziel) hat das Träumen? Ein Traum ist ein Versuch, den Schlafenden davor zu bewahren, daß er durch die Schamlosigkeit oder die erschreckende Art seiner eigenen Es-Wünsche aufgeweckt wird. Der Traum ist der Hüter des Schlafes.

Wenn das Ich schläft, werden die Verdrängungen teilweise aufgehoben, und die Triebregungen des Es werden freigesetzt. Wir wissen, daß das Es rücksichtslos ist und keine Moral kennt. Wie würde es auf den Menschen wirken, wenn er diese Spannungen in ihrer ganzen Stärke empfände? Womöglich hätte er das Bedürfnis, sofort aufzustehen und den Tod und sexuelle Gewalttätigkeit über die Menschen in seiner Umgebung zu bringen, einerlei, wie eng er mit ihnen verwandt ist. Ja, seine nächsten Verwandten könnten seine Hauptopfer sein, da sie die Menschen sind, denen gegenüber er die intensivsten Empfindungen hat. Das unverfälschte Es hält nicht viel von moralischen Differenzierungen und halbherzigen Maßnahmen, wie man häufig bei Verbrechen sieht, wenn die Verdrängung versagt und die entsetzlichsten Untaten begangen werden. Der Schlafende braucht indes nicht aufzustehen, um seine Wünsche zu erfüllen. Er kann sich damit zufriedengeben, daß er sich ihre Erfüllung in der Phantasie vorstellt. Da seine Halluzinationen (d. h. seine Träume) für ihn Realität besitzen, ist jede Aktion überflüssig. So kann er seine Es-Freuden genießen und dabei weiterschlafen.

Wenn ihm allerdings die wahren Ziele und Objekte der Triebregungen eines Es bekannt wären, würden ihn die entrüsteten Reaktionen seines Über-Ichs sofort aus dem Schlaf wecken. Doch die Traumentstellungen täuschen das Über-Ich, so daß es keinen Anlaß zur Entrüstung sieht, und der Schlaf kann fortdauern. Auch hier gibt es eine augenscheinliche Ausnahme, die die Situation erhellt. Wenn die Es-Spannungen so stark sind, daß sie trotz des Über-Ichs und der Verdrängung, soweit sie im Schlaf noch wirksam ist, hervorzubrechen drohen, dann wacht das Ich halb auf, und es kommt zu einem dramatischen Kampf, um das Es davon abzuhalten, sich offen zum Ausdruck zu bringen und dadurch den Zorn des Über-Ichs heraufzubeschwören. Wenn das Ich in seinem Halbschlafzustand diesen Kampf nicht gewinnen kann, schlägt es Alarm, und der Schläfer erwacht, mit klopfendem Herzen und schweißgebadet, zu Tode erschrocken, daß er nur mit knapper Not der Gefahr entronnen ist, sich der Macht und Rücksichtslosigkeit der von seinem Es ausgehenden Triebregungen bewußt zu werden. Ein Albtraum ist ein Traum, dem es nicht gelungen ist, seine Funktion als Hüter des Schlafes zu erfüllen. Wenn der Mensch spürt oder aus Erfahrung weiß, wie gefährlich es für ihn ist, die Unterdrückung seiner Triebregungen dadurch zu lockern, daß er schlafen geht, zieht er es manchmal vor, die ganze Nacht wachzubleiben, statt zu riskieren, daß er seiner unbewußten Triebe gewahr wird. Schlaflosigkeit ist häufig die Folge einer solchen Angst vor dem Einschlafen. Zuweilen ist diese Angst bewußt, aber in der Regel ist sie unbewußt. Im letzteren Fall bleibt dem Menschen die wahre Ursache für seine Schlaflosigkeit verborgen, und er legt sich alle möglichen Gründe dafür zurecht, beispielsweise Sorgen, Lärm usw., die ihn und meistens auch seine Familie zufriedenstellen.

Der Traum versucht den Schlafenden nicht nur davor zu bewahren, daß er von den Triebregungen seines eigenen Es geweckt wird, sondern er versucht ihn auch davor zu bewahren, daß von außen an ihn herandringende Reize ihn wecken. Ein bekanntes Beispiel dafür ist der Mann, der im Winter seinen Wecker überhört und weiterschläft. Würde sein schlafendes Ich das Weckerläuten richtig interpretieren, dann müßte er aufwachen, aus seinem warmen Bett kriechen und in der morgendlichen Finsternis und Kälte zur Arbeit eilen. Indem er das Weckerläuten «verträumt», täuscht er sowohl sein Über-Ich als auch sein Ich so, daß sie ihn weiterschlafen lassen und ihm die Unerfreulichkeiten des Wintermorgens ersparen. Das Es, stets bereit, jede sich bietende Möglichkeit für seine eigene Befriedigung zu nutzen, ergreift die günstige Gelegenheit, um einige seiner Triebspannungen abzubauen. In diesem Fall kann es zum Beispiel den Schläfer im Traum in die glücklichen Tage seiner Kindheit versetzen, in die Zeit, als er noch nicht gezwungen war, seine Befriedigung zu kontrollieren und aufzuschieben, und als das Leben noch heiter und angenehm war. Er träumt vielleicht, er höre Kirchenglocken läuten, und das ist ebenso, als wenn er sagte:

«Was für ein wunderbarer Klang! Das sind die Kirchenglocken von Olympia. Wie gut, zu wissen, daß ich wieder da bin und meine sorgenfreien Kindertage noch einmal erlebe!»

Wenn der Traumdeuter die Reaktion des Patienten auf diesen Traum in Erfahrung gebracht hat, findet er vielleicht heraus, daß die Glocken ihn an seine längst verstorbene Mutter erinnern. So befriedigt der Traum drei Wünsche. Erstens den Wunsch, weiterzuschlafen: da der Traum dem Schläfer gestattet, zu glauben, er höre Glocken läuten und nicht das Läuten des Weckers, besteht keine Veranlassung aufzustehen. Zweitens den Wunsch, wieder ein Kind zu sein: wenn er diese besonderen Glocken hört, muß er ja wieder ein Kind sein, denn genauso hat er ihren Klang aus der Kindheit in Erinnerung. Drittens den Wunsch, seine Mutter wäre noch am Leben: in den Tagen, als er den Klang dieser Glokken vernahm, war seine Mutter stets in seiner Nähe; wenn er jetzt die Glocken wieder hört, muß sie auch wieder da sein.

In diesem Fall versucht der Schläfer, sein pflichtbewußtes Über-Ich zu täuschen oder zu beschwatzen und ebenso sein vernünftiges Ich, das weiß, daß er pünktlich zur Arbeit gehen muß. Allzu lange kann er sich das nicht leisten, wenn er sich nicht selbst schaden will, und so beginnt er sich im Schlaf unruhig hin und her zu wälzen. Dann springt er plötzlich hellwach auf und begreift, daß er zu spät zur Arbeit kommt, wenn er sich nicht beeilt. Widerwillig verläßt er seine Traumwelt und stürzt sich in die frostige Wirklichkeit des Morgens.

Häufig hört man, Träume seien auf von außen kommende Reize zurückzuführen. Das ist nicht richtig. In Wirklichkeit *benutzt* das Es von außen kommende Reize als leicht erreichbares Material, um das es seine Wunscherfüllungen weben kann. Bei seinem Bestreben, sich zum Ausdruck zu bringen, wählt das Es den Weg des geringsten Widerstands und benutzt die am leichtesten zugänglichen Kanäle. Dies kann man als ein Gesetz oder sogar als *das* Gesetz des Es bezeichnen. Das gilt nicht nur für Träume, sondern auch für neurotische Symptome. So kennen wir wunscherfüllende Träume, die auf Verdauungsstörungen basieren, aber nicht von ihnen «verursacht» werden, und wunscherfüllende Neurosen, die auf alten Körperverletzungen basieren, aber nicht von ihnen «verursacht» werden. Der durch die Verdauungsstörungen ausgelöste Schmerz kann zum Beispiel vom Es dazu benutzt werden, einen Traum von einer «analen» Befriedigung zu bilden. Da anale Befriedigungen für das Über-Ich des Erwachsenen meist etwas Erschreckendes haben, kann sich daraus ein dramatischer innerer Kampf entwickeln. Deshalb werden solche Träume leicht zu Albträumen.

Der Traum versucht nicht nur, den analen Wünschen Ausdruck zu verleihen, sondern er versucht auch, den Wunsch nach weiterem Schlaf zu befriedigen. Er muß sich also ebenso mit dem Schmerz selbst wie mit der erhöhten Es-Spannung, die der Schmerz aktiviert, auseinandersetzen. Dadurch, daß das Es den Schmerz als Material für einen wunscherfüllenden Traum «verbraucht», wird der gleiche Beruhigungseffekt erreicht wie in dem Fall mit dem Wecker. Nähme der Schlafende das Weckerläuten als solches wahr, so würde er aufwachen; ebenso würde er aufwachen, wenn er den Schmerz als Schmerz wahrnähme. Falls aber zum Beispiel seine Mutter ihm den Bauch zu massieren pflegte, wenn er als Kind unter Verstopfung litt, wird der Schmerz unter Umständen in einer angenehmen Halluzination «weggeträumt», in der eine seiner

Mutter ähnelnde Frau seinen Bauch massiert, so daß er trotz seiner Schmerzen selig weiterschläft. Wenn die Vorstellung einer solchen Massage allerdings das Über-Ich verletzt, wird der Traum zum Albtraum und verfehlt überdies seinen eigentlichen Zweck, so daß der Träumende aus zweierlei Gründen aufwacht. Hier nun ein Beispiel für einen solchen Albtraum.

Wendell Meleager träumte eines Nachts, nach einem ausgiebigen und erlesenen Abendessen, ein häßliches Riesenweib jage mit einem flammenden Gegenstand hinter ihm her, der einer Gummirolle glich, wie man sie in Massagesalons verwendet. Der Traum war so schrecklich, daß Mr. Meleager angsterfüllt aufwachte.

Mr. Meleager hatte sich wegen der Symptome, die sich nach dem Tod seines Onkels bei ihm bemerkbar machten, in psychiatrische Behandlung begeben. Zu Beginn klagte er über Zittrigkeit, Herzklopfen, Schlaflosigkeit, Albträume, übertriebene Angstvorstellungen, Depressionen, Konzentrationsschwäche und Impotenz. Sein ganzes Leben lang hatte er an Konstipation und unter Mangel an Selbstvertrauen gelitten, und er hatte das Gefühl, daß gegen beides häufige Besuche in Massagesalons halfen.

Mr. Meleager hatte folgende «Assoziationen» zu seinem Traum: das Riesenweib sah zwar nicht wie seine Mutter aus, aber irgendwie erinnerte es ihn an sie. Dann fiel ihm ein, daß es die gleichen Hände wie seine Mutter hatte und den gleichen Ehering trug. Er berichtete dann von seinen angenehmen Erfahrungen im Massagesalon. Plötzlich fiel ihm etwas ein, woran er seit seiner Kindheit nicht mehr gedacht hatte: wenn er in seiner Kindheit an Verstopfung litt, hatte seine Mutter ihm immer den Bauch massiert. Außerdem erinnerte er sich an etwas, das ihn noch mehr erschreckte: an das *Lustgefühl*, das er bei solchen Gelegenheiten empfunden hatte. Jetzt, im Sprechzimmer des Arztes, mußte er zu seinem Entsetzen dieses Gefühl in seiner ganzen Bedeutungsschwere, einschließlich der Angst vor seiner Mutter, noch einmal durchleben.

Das Traumgeschehen läßt sich wie folgt rekonstruieren: ihm lag der Wunsch zugrunde, daß seine Mutter ihm den Bauch massieren sollte, was für sein Es eine starke Befriedigung bedeutet hätte. Für sein Über-Ich war ein solcher Traum dagegen unannehmbar, da er nur zu deutlich enthüllte, wie sehr er früher den physischen Kontakt mit seiner Mutter genossen hatte und noch immer herbeisehnte und wie sehr diese Prozedur und die mit ihr verbundene Befriedigung in seiner Kindheit die Tendenz zur Obstipation gefördert hatten. Bei der «Fabrikation» des Traumes wurde daher die wahre Natur des nach Erfüllung drängenden Es-Wunsches verschleiert. Zunächst war aus seiner hübschen Mutter ein häßliches Riesenweib geworden, damit das Über-Ich das eigentliche Traumobjekt nicht erkannte. Zweitens hatte er sich im Traum nicht die tatsächliche Massage vorgestellt, sondern er hatte sie mit dem Bild der flammenden Gummirolle in der Hand des Riesenweibs in ein Symbol übersetzt. Das bedeutete nicht: «Sie massiert dich», sondern eher: «Sie wird dich gleich massieren»; das war zwar weniger befriedigend, aber doch zumindest ein annehmbarer Ersatz und hätte, wäre die Täuschung geglückt, zu einer gewissen Befriedigung geführt, die mit weniger Schuldgefühlen verbunden gewesen wäre.

Zu Mr. Meleagers Unglück ließ sich jedoch in diesem Fall sein Über-Ich durch die Indirektheit und die Verkleidung des Traums nicht beirren, sondern begann heftig zu protestieren, und ein bedrückender Albtraum war die Folge. Als das Es endgültig hervorzubrechen drohte, und als es so aussah, als werde das Riesenweib ihn fangen und massieren (wie es in Albträumen nicht selten vorkommt, konnte er trotz seiner Angst nicht laufen, so daß das Riesenweib drauf und dran war, ihn zu erwischen), bestand die Gefahr, daß sein Über-Ich die Kontrolle verlor. Es wurde Alarm gegeben, und Mr. Meleager wachte auf. Vermutlich empfand auch sein Ich diesen Traum als eine Bedrohung, denn als kleiner Junge hatte er tatsächlich große Angst vor seiner Mutter gehabt.

Dieser Traum und seine Deutung mit Hilfe von Mr. Meleagers Assoziationen bedeuteten einen Wendepunkt in seiner Behandlung. Ihm erschloß sich ein so reicher Schatz an seit langem vergrabenen Empfindungen und Erinnerungen, daß er von nun an rasche Fortschritte machte. Wichtig ist, daß der Prozeß der Traumdeutung ohne Mr. Meleagers Assoziationen nicht so erfolgreich hätte verlaufen können. Der Angelpunkt für die Deutung war die plötzliche Erinnerung an das in der Kindheit empfundene Lustgefühl, das vierzig Jahre lang im Unbewußten geschlummert hatte und erst durch die «freie Assoziation» der Psychoanalyse, von der in einem späteren Kapitel noch ausführlicher die Rede sein soll, ins Gedächtnis zurückgerufen wurde. Ohne diese Assoziation hätte der Traum weder für Mr. Meleager noch für den Psychoanalytiker besondere Bedeutung gehabt. Der Arzt hätte über seine Bedeutung nur sehr allgemeine Vermutungen anstellen können, die ihm vielleicht geholfen hätten, Mr. Meleager besser zu verstehen, aber Mr. Meleager nicht geholfen hätten, sich selbst besser zu verstehen. Erst als er sich durch freie Assoziation an das tatsächliche *Gefühl* erinnerte, das er bei dem Erlebnis, auf dem der Traum basierte, empfunden hatte, konnte er aus der Deutung Nutzen ziehen.

Es sollte nicht unerwähnt bleiben, daß dieser nützliche Erinnerungsprozeß, der nach und nach zu einer vorteilhaften Reorganisation seiner Persönlichkeitsstruktur führte, erst nach sechs Monaten täglicher Besuche beim Analytiker einsetzte und daß es noch etliche Monate bedurfte, um das Ziel zu erreichen. Wie Mr. Meleager seinen Freunden berichtete, machte es ihm jedoch seine im Endergebnis gesteigerte Leistungsfähigkeit möglich, in seiner Anwaltspraxis mehr zu verdienen, so daß seine Gesundung und der wiedergewonnene Friede mit sich selbst und mit seiner Familie ihn im Grunde gar nichts kosteten, denn das Geld, das er in seine Behandlung investiert hatte, konnte er nun wieder zurückverdienen.

Wir haben in diesem Abschnitt gelernt, daß die Funktion des Traumes darin besteht, der Hüter des Schlafes zu sein, und daß die Träume getarnte Wunschvorstellungen sind. Wir haben gesehen, daß man auf die Assoziationen des Träumers angewiesen ist, um einen Traum richtig deuten zu können, und daß Deutungen dieser Art die unbewußten Wünsche des Träumers in einem solchen Ausmaß enthüllen, daß man Träume als die «via regia zum Unbewußten» bezeichnet hat (Freud).

Wahrscheinlich haben die Träume noch eine andere Funktion, nämlich die, das menschliche Gemüt nach seelischen Verwundungen und bedrückenden seelischen Erlebnissen wieder heilen zu helfen. Wie wir später noch sehen werden, stellten die schrecklichen Schlachtenträume von Si Seifuß vermutlich einen mißlungenen Versuch dar, nach seinen verheerenden Kriegserlebnissen diese Heilung zu bewirken. Es ist inzwischen erwiesen, daß sogar ganz gewöhnliche emotionale Erlebnisse im Traum irgendwie verarbeitet werden müssen, damit das Individuum sich wohl fühlen kann. Wird einem Menschen die Möglichkeit zu träumen genommen, so kann das zu starker geistiger Verwirrung führen. Vielen Psychosen geht eine längere Periode der Schlaflosigkeit und damit der mangelnden Gelegenheit zu träumen voraus. Es könnte sein, daß die so entstehende Anhäufung unverarbeiteter Emotionen einen gewissen Einfluß auf das Entstehen der Psychose hat.

4. Die Traumdeutung

Wir haben an einem Beispiel gesehen, welche Methode bei der Traumdeutung angewandt wird. Man erhält das für die Deutung benötigte Material auf folgende Weise: nachdem der Patient den Traum erzählt hat, berichtet er alles, was ihm in den Sinn kommt, wenn er an das Traumgeschehen denkt; dabei darf er nicht den geringsten Versuch machen, eine Zensur über seine Gedanken auszuüben oder sie zu ordnen.

Der Sinn der Traumdeutung ist, herauszufinden, welche Triebregungen des Es sich in dem Traum zum Ausdruck zu bringen versuchen, welches ihre wahren Ziele und Objekte sind und welche Bedeutung sie für das Individuum haben. Diese Faktoren bezeichnet man als *latenten Trauminhalt*. Den Traum selbst, so wie ihn der Träumer erlebt und erzählt, bezeichnet man als *manifesten Trauminhalt*. Die Deutung ist ein Versuch, aus seinem manifesten Inhalt Rückschlüsse auf seinen latenten Inhalt zu ziehen. Auch ohne die vom Patienten beigesteuerten

Assoziationen könnte ein erfahrener Traumdeuter in der Lage sein, allein aus dem manifesten Inhalt darauf zu schließen, welche Es-Spannungen versucht haben, sich in dem Traum Ausdruck zu verschaffen, welches ihre wahren Ziele und Objekte sind, aber das Wichtigste von allem könnte er nicht herausfinden: welche Signifikanz diese Dinge für das Individuum besitzen. Und solange der Träumer solche Signifikanzen nicht erkennt, indem er sie *empfindet*, hat die Deutung des Traums keinen unmittelbaren Wert für ihn, sondern ist nur eine interessante wissenschaftliche Studie. Nur dadurch, daß er Assoziationen zu seinem Traum hervorbringt, kann er diese überaus wichtigen Empfindungen erleben.

Es ist ein weitverbreiteter Irrtum, zu glauben, das *Herausfinden* der Bedeutung des Traumes sei das Wichtigste. Das ist nicht der Fall. Die Bedeutung muß empfunden werden, und diese Empfindungen müssen in die richtige Relation zu anderen, früheren und gegenwärtigen Empfindungen gebracht werden, damit die Deutung eine Veränderung der dem Traum zugrunde liegenden Es-Spannungen bewirken kann, denn das ist das Ziel des Verfahrens.

Der Traumdeuter muß stets daran denken, daß ein Traum ein verschleierter Versuch ist, während des Schlafes eine Empfindung bildlich darzustellen. Die folgenden Faktoren beeinflussen die Entstehung des manifesten Traums aus dem latenten Trauminhalt:

1. Während des Schlafes ist das Ich weitgehend ausgeschaltet. Der Traum wird also gestaltet, ohne daß das Ich viel zum Ordnen beiträgt und ohne daß die Erfahrungen des Ichs im Lernen aus der Wirklichkeit voll verwertet werden. Daher kann der Traum dem Ich, wenn der Träumer erwacht ist, seltsam vorkommen. Er kann absurd, ungeordnet und verzerrt erscheinen, und er ist auch nicht an die Forderungen der Realität gebunden: Zeit, Raum, Schwerkraft, Tod und andere grundlegende Faktoren, die das Ich im Wachleben berücksichtigen muß, haben im Trauminhalt und im Traumgeschehen unter Umständen keine Logik*.

2. Während des Schlafes ist auch das Über-Ich teilweise ausgeschaltet. Daher tut der Träumer in seinem Traum Dinge, die zu tun oder auch nur zu denken er im Wachleben nie wagen würde.

3. Unter den Einflüssen, die das Ich im Wachzustand mehr oder minder zu Inaktivität verdammt oder zumindest unter Kontrolle hält, die aber im Traum freiere Ausdrucksmöglichkeiten haben, befinden sich drei «*Absoluta*». In seinen Träumen ist das Individuum immer unsterblich (stellt es sich im Traum seinen Tod vor, dann überlebt es als

* Nach den Erfahrungen des Autors kommen folgende Dinge der Unwirklichkeit des Traums am nächsten: im Bereich der dynamischen Realität ein Zeitlupenfilm und im Bereich der statischen Realität die Gemälde von Salvador Dalí.

Betrachter); seine Anziehungskraft ist unwiderstehlich (es kann mit jeder Frau, die es begehrt, Sexualverkehr haben und hat ihn); und seine Gedanken sind allmächtig (glaubt es, es könne fliegen, springt es in die Luft, und siehe da, es fliegt).

4. Die Aufgabe des Traums besteht darin, komplizierte Empfindungen bildlich darzustellen. Eine Empfindung läßt sich natürlich nicht direkt bildlich darstellen. Nur der Handlungsakt, für den die Empfindung kennzeichnend ist, läßt sich darstellen. Es gibt kein Bild von der Angst an sich, aber ein Ausdruck von Angst oder der Akt des Davonlaufens läßt sich bildlich darstellen. Es gibt auch nicht so etwas wie ein Bild von der Liebe, aber Annäherung, Verehrung oder Sexualakt lassen sich bildlich darstellen. Und auch vom Haß als solchem gibt es kein Bild, aber Akte des Zerstörens, des Verstoßens oder des Verletzens lassen sich darstellen. Manchmal hat der Traum die Aufgabe, alle drei Empfindungen zu einem einzigen Bild zu verdichten und sie außerdem so zu verdecken, daß das Über-Ich nicht merkt, was das Bild repräsentiert. Auch die Ziele und die Objekte der Empfindungen können verdichtet und verdeckt werden. Aus diesem Grund kann manchmal die Analyse eines einzigen Traumsymbols Stunden in Anspruch nehmen.

In Mr. Meleagers Traum war sowohl das Prinzip der «Verdeckung durch Darstellung des Gegenteils» wie das der «Verdeckung durch Symbolbildung» sehr wirksam. Als er schließlich die Bedeutung seines Traumes *empfand*, berichtete *er* dem *Arzt* (und nicht umgekehrt), daß es sich um ein lange vergessenes Verlangen gehandelt habe, engeren physischen Kontakt zu seiner Mutter zu haben. Auf diese Weise konnte das Verdeckte aufgedeckt werden. Seine hübsche Mutter erschien nach dem Prinzip der Darstellung durch das Gegenteil als häßliche Frau; statt zu ihr hinzulaufen, lief Mr. Meleager nach dem gleichen Prinzip vor ihr davon; statt daß er selbst das männliche Genitale besaß, hatte sie es. Das männliche Genitale wurde durch die Gummirolle symbolisiert, und die Leidenschaft, die er schon als Kind empfunden hatte, durch die Flamme.

Die Figur der Riesin ist ein anschauliches Beispiel für die «Verdichtung» verschiedener Elemente. Erstens repräsentierte sie seine Mutter. Zweitens repräsentierte sie zwei üppige, häßliche Masseusen, die eine seltsame sexuelle Faszination auf ihn ausübten. Außerdem repräsentierte die Häßlichkeit der Riesin die «Häßlichkeit» seiner Triebregungen; die Gräßlichkeit der Riesin repräsentierte die Furcht, die diese Triebregungen in ihm erweckten, und ihre ungeheure Größe repräsentierte die ungeheure Macht seiner Triebregungen. Mr. Meleager berichtete dem Analytiker das alles mit starker Erregung, so daß er Herzklopfen bekam und in Schweiß ausbrach.

5. Vor allem denkt der Traumdeuter daran, daß der Träumer sozusagen sein eigenes Drehbuch schreibt. Der Traum ist das alleinige Produkt

seines individuellen Geistes. Wie der Autor jedes Drehbuchs kann er darin auftreten lassen, wen er will, und mit seinen Figuren tun, was ihm beliebt. Er kann die Heldin heiraten, töten, schwanger machen, ihr ein Geschäft einrichten, sie versklaven, schlagen oder verschenken, kurz, er kann alles mit ihr tun, was seine Phantasie ihm eingibt und was sein schläfriges Über-Ich zuläßt. Ist er von Leidenschaft erfüllt, dann kann er liebkosen; empfindet er Neid, dann kann er andere berauben; fühlt er sich schuldig, dann kann er sich selbst bestrafen; empfindet er Zorn, dann kann er töten; und falls er irgendwelche ungewöhnlichen Bedürfnisse hat, kann er auch sie befriedigen. Doch was er auch immer tut, mit wem oder gegen wen auch immer er es tut, und nach welchem Prinzip er auch immer seine Bedürfnisse verdeckt, der Traum selbst ist sein ureigenstes Produkt und nicht das irgendeines anderen Menschen. Der manifeste Traum ist in der Regel ein Kompromiß zwischen den Zensurbestrebungen des Über-Ichs und den unbefriedigten Wünschen des Es, und die Analyse führt dann zurück zu den latenten Traumgedanken, die durch diese beiden Kräfte hervorgebracht werden. Man kann sagen, daß der Einfluß des Ichs außerdem auch in der «sekundären Bearbeitung» der manifesten Traumelemente zu erkennen ist.

5. Was ist Schlaf?

An Träumen ist nicht nur ihre psychologische Deutung interessant. Seit den Tagen Freuds hat man viel über den Zusammenhang zwischen Traum und Schlaf gelernt. Während des Schlafes sendet das Gehirn, ebenso wie während des Wachseins, elektrische Impulse aus, die von einem Gerät, das man Elektroenzephalograph nennt, aufgezeichnet werden können. Diese Impulse zeigen, daß sich der Schlaf in vier verschiedenen Tiefen oder Stadien vollzieht. Am interessantesten ist, daß in einem dieser Stadien, in dem die aufgezeichneten Hirnwellen eine ganz spezielle Form annehmen, sich die Augäpfel unter den geschlossenen Lidern rasch zu bewegen beginnen. Im Rahmen wissenschaftlicher Untersuchungen hat man Menschen in den verschiedenen Schlafstadien geweckt und so herausgefunden, daß sich nahezu alle Träume während jenes Stadiums mit den raschen Augenbewegungen abspielen, das man – nach der englischen Bezeichnung *«rapid-eye-movement»* – *REM*-Schlaf nennt.

Während des REM-Schlafes ist der Körper unter Umständen sogar aktiver als im Wachleben, selbst wenn das Individuum in der gleichen Position in seinem Bett verharrt. Das Herz schlägt schneller, der Blutdruck erhöht sich rascher und sinkt rascher, der Atem wird unregelmäßig, und die Arm-, Bein- und Gesichtsmuskeln beginnen zu zucken. Die Blutzufuhr zum Gehirn ist größer als im Wachleben, und bei Männern kommt es häufig zu Erektionen des Penis. Bei einem wissenschaftlichen Experiment ergab sich, daß 80 % aller REM-Phasen von einer Erektion begleitet waren. Das ist eine bemerkenswerte Bestätigung für Freuds These, daß nahezu alle Träume sexuellen Ursprungs seien. Freud kam durch psychologische Intuition und Interpretation zu dieser Schlußfolgerung, und er hatte keine Möglichkeit, sie experimentell nachzuprüfen.

Erst jetzt, rund siebzig Jahre später, beweisen jene Experimente, daß Freud recht hatte, zumindest soweit es sich um Männer handelt, und es besteht kein Anlaß, daran zu zweifeln, daß seine These nicht ebenso für Frauen zutrifft, obwohl hier der Nachweis noch schwerer zu erbringen ist.

Der normale Nachtschlaf besteht aus Tiefschlaf, der von REM-Phasen unterbrochen wird. Diese Phasen wiederholen sich etwa alle neunzig Minuten, also drei- bis fünfmal pro Nacht, und jede dauert etwa zwanzig Minuten. Beide Schlafarten sind notwendig, damit das Individuum seine Funktionen normal erfüllen kann. Entzieht man zum Beispiel einem Menschen den REM-Schlaf, indem man ihn immer dann weckt, wenn eine solche Phase beginnt, können sich bei ihm schon nach wenigen Nächten schwere Störungen einstellen. Läßt man ihn dann wieder so schlafen, wie er will, dann holt er die gesamte REM-Schlafzeit nach und hat jetzt alle die Träume, die er während des Experiments entbehren mußte. Mit Hilfe des Elektroenzephalographen läßt sich nachweisen, daß außer dem Menschen auch andere Säugetiere im Schlaf REM-Phasen haben – Katzen, Kühe, Hunde und sogar das Opossum, das seit über hundert Millionen Jahren auf dieser Erde lebt.

Schlafen und Wachen hängen von einem Teilbezirk des Gehirns ab, den man als «aufsteigendes retikuläres aktivierendes System» – kurz ARAS genannt – bezeichnet. Ist das ARAS aktiv, dann ist der Mensch wach, ist es inaktiv, schläft er ein. Wenn bestimmte Hormone während des Schlafens auf das ARAS einwirken, setzt bei einem Tier der REM-Schlaf ein; wenn andere Substanzen auf das ARAS einwirken, führt das den Tiefschlaf herbei. Auf Grund solcher Erkenntnisse ist es den Wissenschaftlern möglich, mehr und mehr über Schlaf und Traum in Erfahrung zu bringen. Suggestion, Isolierung in einem Raum und Drogen wie LSD erhöhen die Dauer des REM-Schlafes und damit das Ausmaß des Träumens. Barbiturate, Alkohol und bestimmte Beruhigungsmittel verkürzen dagegen die Dauer des REM-Schlafes. Aber ob die REM-Phasen verlängert oder verkürzt werden, in jedem Fall treten sie auch weiterhin im Abstand von neunzig Minuten auf. Interessanterweise bestätigen diese Forschungsergebnisse eine volkstümliche Ansicht über Träume: ißt ein Mensch Käsebrote, dann träumt er tatsächlich mehr, denn Käse enthält eine Substanz, die die Dauer des REM-Schlafes und damit das Ausmaß des Träumens erhöht. Die tatsächliche Zeitspanne eines Traums schwankt zwischen einer und achtzig Minuten, und die tatsächliche Dauer entspricht in etwa dem Traumgeschehen: ein «kurzer» Traum spielt sich rasch ab, und ein «langer» Traum nimmt tatsächlich lange Zeit in Anspruch.

Fast alle Experimente bestätigen, was Freud über die Träume gesagt hat – nicht nur über ihren sexuellen Charakter, sondern auch über ihre Unabhängigkeit von den Vorgängen in der Außenwelt und von dem, was der Träumer unmittelbar vor dem Schlafengehen tut. Reize aus der Außenwelt wie zum Beispiel Geräusche, Lichtreflexe oder ein Spritzer kalten Wassers lösen keine Träume aus, werden aber in der Regel in symbolischer Form in die bereits vorhandenen Träume eingearbeitet. Auch beeinflussen die Ereignisse des vorangegangenen Tages die Träume weit mehr als das, was abends getan wird. Mit anderen Worten: Träume gehen ihre eigenen Wege, und sie finden immer während des REM-Schlafes statt, der alle neunzig Minuten einsetzt, ohne Rücksicht auf das, was außerhalb des Körpers vor sich geht; selbst der Magen, der sich ja innerhalb des Körpers befindet, hat keinen wesentlichen Einfluß auf den REM-Schlaf. Der Träumende jedoch hat eine gewisse Kontrolle über seine Träume. So fürchtete zum Beispiel ein Patient, seine Träume könnten zuviel über ihn enthüllen, und die Aufzeichnungen des Elektroenzephalographen zeigten, daß bei ihm die REM-Phasen fast unmittelbar nach Beginn wieder aussetzten, statt die üblichen zwanzig Minuten zu dauern. Das bedeutet, daß der Patient tatsächlich im Schlaf seine Traumphase jeweils so schnell wie möglich abbrach. Am Morgen danach sagte er, er habe von einem Fernsehapparat geträumt, den jemand einschaltete, und er habe ihn dann ausgeschaltet und nur die blanke Mattscheibe vor sich gesehen.

Diejenigen, die sich selbst als schlechte Schläfer bezeichnen, schlafen während eines beträchtlichen Teils der Zeit, in der sie wachzuliegen meinen. Was ihnen wirklich fehlt, ist der REM-Schlaf. Bettnässen, Schlafwandeln und nächtliches Aufschrecken kommt bei Kindern nur in den Phasen zwischen dem REM-Schlaf vor, Zähneknirschen, Kopfschlagen und Albträume finden dagegen während des REM-Schlafes statt.

Den offiziellen Weltrekord im Wachbleiben hält mit 264 Stunden (= 11 Tage und Nächte) ein siebzehnjähriger Oberschüler in San Diego. Irgendwelche Nachwirkungen ließen sich bei ihm nicht feststellen. Bei den meisten Menschen wird der Schlaf durch die Uhr reguliert; das zeigt sich, wenn sie größere Entfernungen mit dem Düsenflugzeug zurücklegen. Sie werden müde, wenn es ihrer Uhr nach an der Zeit dafür ist, und nicht, wenn es am Ziel ihrer Reise der Sonne nach an der Zeit dafür ist. Diesen 24-Stunden-Rhythmus bezeichnet man (nach dem lateinischen *circa diem* = ungefähr einen Tag lang) als «circadianen» Rhythmus. Der circadiane Rhythmus reguliert nicht nur Schlafen und Wachen, sondern auch die Körpertemperatur, den Herzrhythmus, den Blutdruck und die Harnbildung. Ein in dieser Hinsicht interessantes Experiment hat man mit Küchenschaben angestellt, deren innere «Kopfuhren» von einem speziellen Teil des Gehirns kontrolliert werden. Transplantiert man diesen Teil des Gehirns von einer Küchenschabe in das Gehirn einer anderen, deren eigene innere «Kopfuhr» entfernt worden ist, dann hat die Empfängerin nicht die geringsten Schwierigkeiten, wenn die neue Uhr in ihrem Kopf den gleichen Rhythmus hat wie die alte. Besteht jedoch eine Diskrepanz zwischen beiden, erkrankt die Empfängerin an Krebs und geht ein. Das ist ein bemerkenswertes Ergebnis, dessen Bedeutung wir noch nicht in vollem Ausmaß verstehen, aber es zeigt, wie wichtig der Rhythmus für ein störungsfreies Funktionieren des Körpers sein kann.

Vom Geld ist die Rede, von wem noch?

Ich bin das Kind . . .

... von ursprünglich wohlhabenden Leuten. Als ich ungefähr drei Jahre alt war, trat eine Katastrophe in dem Industriezweig ein, mit dem sich der Vater beschäftigte. Er verlor sein Vermögen, und wir verließen den Ort notgedrungen. Dann kamen lange harte Jahre. – So biographierte sich ein Mann, der noch als Jungverheirateter sehr unter seiner Armut litt und den die Angst vor finanzieller Not zeitlebens nicht verließ. «Meine Phobie also war eine Verarmungsphantasie oder besser eine Hungerphobie, von meiner infantilen Gefräßigkeit abhängig und durch die Mitgiftlosigkeit meiner Frau (auf die ich stolz bin) hervorgerufen.» Das schrieb er im Alter von 43 Jahren.

Als Dreißigjähriger hatte er geheiratet, und sein berufliches Ziel war ihm immer noch unklar. «Ich gedenke die Wissenschaft auszubeuten, anstatt mich zu ihren Gunsten ausbeuten zu lassen», meinte er reichlich vage. Schon in seinem Abituraufsatz «Betrachtungen über die Berufswahl» hatte er davon geträumt, in seinem Leben einen Beitrag zu unserem menschlichen Wissen zu leisten. Das ist ihm schließlich auch gelungen, nicht ohne Entbehrungen, Angriffe und Demütigungen hinnehmen zu müssen.

«Ich bin kein Mann der Wissenschaften, kein Beobachter, kein Experimentator, kein Denker. Ich bin nichts als ein Conquistadorentemperament, ein Abenteurer, wenn Du es übersetzt willst, mit der Neugierde, der Kühnheit und der Zähigkeit eines solchen», schrieb er einem Freund. Er verglich sich denn auch mit Kolumbus, ein andermal mit Moses, und zuvor schon hatte er sich mit Hannibal identifiziert; deswegen kam er auf einer Italienreise nicht über den Trasimenischen See hinaus, wo Hannibal 217 v. Chr. das Heer des Flaminius vernichtet hatte.

Er starb im 83. Lebensjahr im Exil; ein Jahr zuvor hatte er seine Heimat verlassen. Seine Bücher hatte man sechs Jahre davor öffentlich verbrannt. Von wem war die Rede?

(Alphabetische Lösung: 6–18–5–21–4)

Zweiter Teil
Abnorme Entwicklung

5. Kapitel
Neurosen

1. Wie können seelische Ursachen eine körperliche Krankheit auslösen?

Überall in der Welt gibt es Millionen unglücklicher Menschen, die unter Kopfschmerzen, Rückenschmerzen, Magenschmerzen, Appetitlosigkeit, Brechreiz, Völlegefühl nach den Mahlzeiten, Schmerzen in der Brust, Herzklopfen, Schwindelgefühlen, Ohnmachtsanfällen, Atemnot, Schwäche und Gelenkschmerzen leiden, ohne je herauszufinden, was mit ihnen eigentlich los ist. Jahr für Jahr laufen sie von einem Arzt zum anderen, lassen Röntgenuntersuchungen, Urinuntersuchungen, Magenuntersuchungen, Elektrokardiogramme und Blutuntersuchungen über sich ergehen, bekommen Vitamine, Hormone, Bestrahlungen, Stärkungs- und Kräftigungsmittel verschrieben und müssen sich manchmal einer Operation nach der anderen unterziehen. Wenn sie beim Militär gewesen sind, hat man sie mit dem Etikett «Psychoneurotiker» versehen, und so mancher, der sich im Maschinengewehrfeuer nicht gefürchtet hat, ist bei diesem Wort zusammengezuckt. Nicht wenige von ihnen haben eine Abneigung gegen Ärzte und suchen lieber einen Chiropraktiker oder Naturheilkundigen auf, weil sie das Gefühl haben, daß die Schulmediziner ihre Leiden als Einbildung abtun.

Wenn ein Arzt, sofern der Befund aller Untersuchungen negativ ist, sagt, daß jene Beschwerden auf psychischen Ursachen beruhen könnten, dann will er damit nicht sagen, daß er sie für Einbildung hält. Jedermann hat schon von Leuten gehört, die Kopfschmerzen bekommen, wenn sie sich über irgend etwas aufregen oder Sorgen machen. Daher kommt auch die Redensart: «Das macht mir Kopfschmerzen!» Wer einmal solche Kopfschmerzen gehabt hat (und das trifft auch auf viele Ärzte zu), weiß genau, daß es keine eingebildeten Schmerzen sind.

Wer einmal beobachtet hat, wie ein stämmiger Mann oder eine kräftige Frau beim Anblick von Blut ohnmächtig wurde, weiß, daß auch solche Ohnmachtsanfälle keine Einbildung sind, und wer erlebt hat, wie sich ein Kind nach einer Zirkusvorstellung vor Aufregung übergeben mußte, der weiß, daß auch das absolute Wirklichkeit ist. In solchen Fällen werden sowohl die Kopfschmerzen als auch die Ohnmachtsanfälle und das Erbrechen durch Emotionen ausgelöst. Es liegt keine Erkrankung des Kopfes oder des Herzens oder des Magens vor, aber die Symptome sind trotzdem vorhanden. Es ist sinnlos, sich darüber aufzuregen, wenn der Arzt feststellt, daß die Symptome des Patienten auf psychische Ursachen zurückzuführen sind. Er will damit *nicht* sagen, daß sie eingebildet seien. Psychische Ursachen können leichte und schwere Erkrankungen auslösen, und sie können auch zum Tod führen.

Hundert Jahre bevor es überhaupt eine wissenschaftliche Psychiatrie gab, bekam der berühmte englische Arzt John Hunter einen Herzanfall, der ihn fast umgebracht hätte. Da er ein guter Arzt war, wußte er schon damals, daß starke innere Erregungen sich auf das Herz auswirken konnten. Als er sich wieder erholt hatte, sagte er: «Mein Leben ist in der Hand jedes Schurken, der es darauf anlegt, mich zu ärgern oder zu belästigen!» Trotzdem konnte er sein Temperament nicht zügeln, und als er sich eines Tages wieder zu sehr aufregte, fiel er tot um. Sein Tod war durch Emotionen verursacht worden und alles andere als Einbildung. Auf Grund seines Temperaments hatte sich in seinem Herzen ein durchaus reales Blutgerinnsel gebildet.

Wenn wir bei einem unter Narkose stehenden Menschen oder Tier beobachten, was im Inneren der Brust vorgeht, können wir verstehen, wie das Herz rasen und heftig klopfen kann, oder wie es langsamer werden und einen Schlag lang aussetzen kann, ohne daß mit dem Herzen selbst irgend etwas nicht in Ordnung ist. Es gibt zwei Nerven verschiedener Art, die zum Herzen führen. Diese Nerven kann man mühelos mit dem bloßen Auge ausmachen, und man kann sie mit den Fingern absondern. Sie sehen aus wie Stränge weißen Fadens, die vom Herzen zum unteren Teil des Gehirns führen. Wir wollen den einen als S-Nerv (S für Sprint) bezeichnen und den anderen als P-Nerv (P für Plackerei). Berührt man den S-Nerv mit einer elektrischen Batterie, dann geht Strom durch den Nerv, und das Herz beginnt rasch zu «sprinten». Berührt man mit der Batterie den P-Nerv, dann verlangsamt sich der Herzrhythmus, und das Herz beginnt sich abzuplacken. Dieses Experiment läßt sich beliebig oft wiederholen. Jeder kann es durchführen, da diese Nerven für jedermann sichtbar sind. Auf diese Weise kann man also ein völlig normales Herz, ohne es auch nur zu berühren, dazu bringen, rasch zu schlagen oder aber sich abzuplacken.

Es gibt ähnliche Nerven, die den Blutdruck beeinflussen. Leitet man elektrischen Strom in einen dieser Nerven, steigt der Blutdruck; leitet man den Strom in den anderen Nerv, dann sinkt der Blutdruck. Wenn wir bedenken, daß Ohnmacht durch ein Sinken des Blutdrucks verursacht wird, dann können wir ohne weiteres verstehen, wie ein Mensch in Ohnmacht fallen kann, ohne daß mit seinem Herzen etwas nicht in Ordnung ist.

Natürlich befindet sich normalerweise keine elektrische Batterie in der Brust, aber im unteren Teil des Gehirns, in dem der S-Nerv und der P-Nerv enden, gibt es etwas Ähnliches. Es handelt sich dabei um eine Art «elektrisches» Gewebe, das einen Stromstoß durch den S-Nerv schicken kann, um das Herz anzutreiben, oder einen Stromstoß durch den P-Nerv, um den Herzrhythmus zu verlangsamen. Das läßt sich nachweisen, indem man zwei Drähte am S-Nerv oder am P-Nerv ansetzt und diese Drähte dann mit einem Galvanometer verbindet, das in etwa einem Amperemeter in einem Auto entspricht. Es hat eine Nadel, die anzeigt, wenn die beiden Drähte, die mit dem Meßgerät verbunden sind, unter Strom stehen. Auf diese Weise läßt sich nachweisen, daß der Strom vom Gehirn über den S-Nerv zum Herzen verläuft, wenn das Herz vor Erregung rascher schlägt, und daß der Strom durch den P-Nerv verläuft, wenn sich auf Grund eines Angstgefühls sein Rhythmus für einen Augenblick verlangsamt (viele Leute fallen in Ohnmacht, wenn sie Angst haben, denn die Verlangsamung des Herzrhythmus führt zu einem plötzlichen Sinken des Blutdrucks).

Wenn man dieses Experiment mit einer Katze macht und ihr, wenn sie aus der Narkose erwacht, einen Hund zeigt, dann läßt sich demonstrieren, wie der Strom durch den S-Nerv läuft. Werden die Empfindungen der Katze auf andere Weise stimuliert, dann verläuft der Strom durch den P-Nerv. Das zeigt, daß die Emotionen der Katze ausschlaggebend dafür sind, durch welchen Nerv der Strom fließt. Zugleich läßt sich so beobachten, wie sich der Herzrhythmus entsprechend beschleunigt oder verlangsamt, ohne daß jemand das Herz berührt. Ähnlich verhält es sich beim Menschen. Wenn man zornig wird, beschleunigt sich der Herzrhythmus; wenn man Angst hat, verlangsamt er sich für einige Augenblicke. Der Herzrhythmus hängt in solchen Augenblicken also ausschließlich von den Emotionen ab und hat nichts mit der physischen Verfassung des Herzens selbst zu tun. In dem Augenblick, da der Geist erfaßt, was um ihn herum vorgeht, fließt elektrischer Strom vom oberen Teil des Gehirns in den unteren Teil. Passiert er unterwegs den Zornkomplex, so gelangt er in das Zentrum des S-Nervs, und ein Stromstoß verläuft durch den S-Nerv. Passiert er unterwegs aber den Angstkomplex, so gelangt er in das Zentrum des P-Nervs und ein Teil des Stroms fließt durch den P-Nerv.

Wovon hängt es aber ab, ob der Strom seinen Weg über den Zornkomplex oder über den Angstkomplex nimmt? Nun, von dem gleichen Umstand, der den Verlauf jedes elektrischen Stromimpulses bestimmt – er folgt dem Weg des geringsten Widerstands. Ist ein Mensch leicht reizbar und aggressiv, dann bietet der Weg über den Zornkomplex den geringeren Widerstand, ist er dagegen ängstlich und furchtsam, dann bietet der Weg über den Angstkomplex den geringeren Widerstand. Die Dinge, die in der frühen Kindheit bestimmen, ob ein Mensch später dem Leben gegenüber eine aggressive oder eine zaghafte Haltung einnimmt, bestimmen also auch, durch welchen Nerv der Hirnstrom verläuft und wie das Herz auf Emotionen reagiert.

Wir können erkennen, daß die Reaktionen des Herzens auf Emotionen für das Individuum wichtig und häufig auch nützlich sind. Für einen zornigen Menschen ist es zugleich wichtig und nützlich, ein starkes Herz zu haben, denn er gerät leicht in eine tätliche Auseinandersetzung, und dafür ist es erforderlich, daß in seine Muskeln mehr Blut hineingepumpt wird. Wenn sich dagegen der Herzrhythmus in einer schwierigen Situation verlangsamt, so ist auch das wichtig, aber nicht wirklich nützlich, da der Mensch dann leicht ohnmächtig wird, und jeder drohenden Gefahr ausgeliefert ist. Wir erkennen hier zwei uns vertraute Begriffe wieder: «aktiv» und «passiv». Das Gehirn benutzt den S-Nerv im Zusammenhang mit einer aktiven Reaktion (Kampf) und den P-Nerv im Zusammenhang mit einer passiven Reaktion (Ohnmacht). Die Theorie, daß das Gehirn in der Lage ist, Energie aufzuspeichern, erklärt, wie es kommt, daß ein Mensch, während die Dinge geschehen, ruhig bleiben kann und erst, wenn die Aufregung vorüber ist, Herzklopfen bekommt oder in Ohnmacht fällt. In einem solchen Fall wird die Energie nicht sofort freigesetzt und in den S-Nerv oder den P-Nerv geleitet, sondern so lange aufgespeichert, bis die jeweilige Situation bereinigt ist.

Wir stellen also fest, daß Emotionen elektrische Ströme veranlassen können, das Nervensystem in verschiedene Richtungen zu durchlaufen. Diese Ströme lassen sich beobachten, ohne daß das Nervensystem freigelegt wird, und zwar mit Hilfe verschiedener elektrischer Geräte, zu denen der Hirnwellenverstärker gehört, von dem später noch ausführlicher die Rede sein wird.

Der Patient, der den Arzt aufsucht und über Herzklopfen klagt, könnte hier einwenden, es sei ja schön und gut, wenn so etwas bei Leuten geschehe, die zornig oder ängstlich sind, aber er selbst bekomme bereits Herzklopfen, wenn er nachts ruhig im Bett liege und keinerlei Emotion spüre.

Darauf gibt es natürlich nur eine Antwort: die Tatsache, daß sich dieser Patient der Natur seiner inneren Spannungen nicht bewußt ist, bedeutet nicht, daß sie nicht existieren. Im Gegenteil, die Tatsache, daß er trotz seines gesunden Herzens Herzklopfen bekommt, wenn er ruhig im Bett liegt, ist der beste Beweis dafür, daß sie existieren. Es besteht kein Grund zu der Annahme, die Menschen seien sich all der Spannungen ihrer Libido und ihres Todestriebs bewußt. Ganz im Gegenteil. Es ist, wie wir wissen, durchaus möglich, daß ein Mensch unbefriedigte Triebregungen hat, ohne sich dessen bewußt zu sein. Viele Menschen werden, ohne es zu wissen, zehn, zwanzig, dreißig Jahre lang von Liebe, Zorn oder Angst beherrscht – und erfahren es erst, wenn sie einen Psychiater aufsuchen. Aber selbst wenn sie nicht wissen, daß sie zornig sind, so weiß es doch ihr Herz und reagiert entsprechend. Man bezeichnet solche Empfindungen deswegen als «unbewußt», weil der Mensch selbst sich ihrer nicht bewußt ist. Es ist daher unlogisch, wenn jemand sagt, er habe ein unbewußtes Gefühl – oder wenn er leugnet, ein unbewußtes Gefühl zu haben. Wüßte er, daß er es hat, wäre es ja nicht länger unbewußt.

Es gibt allerdings Ärzte und Psychologen, die die Auffassung vertreten, wir seien uns aller Störungen unseres geistig-seelischen Energiegleichgewichts bewußt. Sie behaupten, wenn wir uns einer Spannung der Libido oder des Todestriebs nicht bewußt seien, dann existiere sie auch nicht. Es ist ihnen jedoch bisher nicht gelungen, ihre These ausreichend zu untermauern, um andere Ärzte, wie zum Beispiel Psychoanalytiker, überzeugen zu können, die sich auf die Erforschung der Es-Spannungen spezialisiert haben.

Letzten Endes atmen wir infolge einer Störung des Energiegleichgewichts, aber niemand würde behaupten, der Wunsch zu atmen existiere nicht, weil der Mensch sich nicht ständig dieses Wunsches bewußt sei. Mit Hilfe einer sehr einfachen Prozedur, nämlich dadurch, daß man den Atem anhält, kann man sich dieses Wunsches sehr rasch bewußt werden. Natürlich ist es komplizierter, sich unerkannter Spannungen der Libido und des Todestriebs bewußt zu werden, aber auch das ist möglich. Wenn einem Menschen nicht bewußt ist, daß er sich liebevoll verhält, so bedeutet das nicht, daß er aufgehört hat zu lieben.

Was über die Beschleunigung und die Verlangsamung des Herzrhythmus gesagt wurde, gilt auch für die Erhöhung und das Sinken des Blutdrucks – auch dadurch kann es zu Herzklopfen oder Ohnmachtsanfällen kommen.

Noch interessanter verhält es sich beim Magen. Von Zeit zu Zeit begegnet man einem Menschen, der eine Bauchwunde hat, die nicht richtig heilen will; er hat dann jahrelang eine Art kleines Fenster in seinem Bauch, das einen Blick auf seinen Magen freigibt. Einige dieser Menschen haben – gegen Geld oder aus humanitären Gründen – einem Arzt gestattet, ihre Magentätigkeit zu beobachten. Der berühmteste Fall dieser Art ist der eines Mannes namens Alexis St. Martin, der 1820 von Dr. William Beaumont dafür gewonnen und lange Zeit beobachtet wurde. Diesen beiden Männern verdanken wir einen Großteil unserer Kenntnisse von der Arbeitsweise des Magens. Seit jener Zeit sind noch mehrere andere Beobachtungen dieser Art durchgeführt worden.

Aus solchen Untersuchungen wissen wir, daß wie beim Herzen so auch der Magen viele Reaktionen in sehr ähnlicher Weise von Emotionen abhängig sind. Es gibt zwei Arten von Nerven, die zum Magen hinführen, die S-Nerven (S für Schwamm) und die B-Nerven (B für Blässe). Schickt eine Batterie oder das Nervenzentrum im unteren Teil des Gehirns Strom durch den S-Nerv, dann weiten sich die Blutgefäße in der Magenwand und saugen Blut auf wie ein Schwamm; wird der Strom dagegen durch den B-Nerv geleitet, dann schrumpfen die Blutgefäße und drücken den größten Teil des Blutes hinaus, so daß das Organ ziemlich blaß aussieht. Wenn ein Mensch zornig wird, dann fließt der Strom durch den S-Nerv hinab. Sein Gesicht wird rot, und auch sein Magen wird rot. Zwar weiß er nichts davon, daß auch sein Magen rot geworden ist, aber er hat oft das Gefühl, daß der Magen recht schwer ist. Das ist ganz natürlich. Der Magen löst das Gefühl aus, er sei schwer, weil er tatsächlich schwer *ist*, so wie ein Schwamm schwerer ist, wenn er mit Wasser vollgesogen ist.

Fürchtet sich dagegen ein Mensch – einerlei, ob er sich dessen bewußt ist oder nicht –, dann gleitet der Strom durch den B-Nerv, und der Magen wird blasser. Gleichzeitig verlangsamt sich durch den Strom die Magentätigkeit, so daß mehr Zeit zur Verdauung der Nahrung benötigt wird, die im Magen herumliegt und nun zu gären beginnt. Das verursachte Aufstoßen und Appetitmangel, denn wenn die nächste Mahlzeit angerollt kommt, ist für sie im Magen noch nicht genügend Platz geschaffen worden. Menschen mit unbefriedigten Todestriebspannungen, Spannungen, die sich manchmal durch den B-Nerv ausdrücken können, klagen daher häufig über ein Schweregefühl im Magen, über exzessives Aufstoßen und über Appetitlosigkeit, und das oft zehn, zwanzig oder gar dreißig Jahre lang.

Wenn der vom Todestrieb ausgelöste Stromimpuls durch den S-Nerv hinabfließt, kann dem Magen noch etwas Ernsteres zustoßen. Die Magensäfte können zu scharf und brennend werden. Eines der großen Geheimnisse des Lebens ist, warum der Magen sich nicht selbst verdaut. Verzehrt man ein Stück Kuhmagen, dann verdaut der Magensaft dieses leblose Stück Magen, aber den eigenen lebendigen Magen verdaut er in der Regel nicht. Wird nun aber der Magensaft schärfer als gewöhnlich, während sich gleichzeitig die Magenwand voll Blut saugt, so kann es durchaus geschehen, daß er tatsächlich den eigenen Magen oder doch zumindest ein Stückchen davon zu verdauen beginnt. Wenn also ein Mensch über einen längeren Zeitraum hin – bewußt oder unbewußt – eine unbefriedigte Triebspannung hat, wird unter Umständen ein kleines Stück der Innenwand des Magens verdaut, und eine offene Wunde bleibt zurück. Eine solche offene Wunde, sei sie nun am Bein, am Gaumen oder am Magen, bezeichnen wir als Geschwür. Die Spannung kann sich also teilweise dadurch entladen, daß sie elektrische Impulse zum Magen hinabschickt, bis schließlich sozusagen durch Eigenverdauung ein Magengeschwür entsteht. Wir hatten an früherer Stelle bereits gesagt, daß die für das menschliche Energiesystem bestehende Notwendigkeit, den Abbau bestimmter Spannungen hinauszuschieben, in einem ursächlichen Zusammenhang damit steht, daß manche Menschen gelegentlich einen brennenden Schmerz im Magen verspüren, und wir haben auch festgestellt, daß verdrängte Es-Energie sich ungünstig auf den Körper auswirken kann, daß also manche physische Krankheiten nur verschleierte Ausdrucksform von Es-Wünschen sind. Wir sehen jetzt, wie so etwas zustande kommt.

Mit Diätkost läßt sich ein Magengeschwür kaum verhindern, wohl aber trägt sie zu einer schnelleren Heilung bei. Der Gedanke, der dahintersteht, gilt für alle Arten von Geschwüren. Wenn man ein Geschwür am Bein hätte und dreimal täglich Salz und Pfeffer darauf streute oder Kaffee und Wurstbrote darauf täte, würde die Heilung lange Zeit in Anspruch nehmen. Würde man es dagegen sorgfältig mit Milchbreiumschlägen behandeln, so würde es ziemlich schnell abheilen. Ähnlich vermag eine Milchdiät oft die Heilung eines Magengeschwürs zu beschleunigen. Wenn wir der Milch noch etwas alkalihaltiges Pulver zusetzen, um die zu starke Magensäure zu neutralisieren, so kann das ebenfalls den Heilungsprozeß beschleunigen, doch sollte das mit Vorsicht geschehen, damit sich nicht unvorhergesehene Komplikationen ergeben.

Wie lange dauert es, bis ein Magengeschwür heilt? Nun, oft bedarf es dazu nur weniger Wochen.

Mr. Edgar Metis, Präsident der Nationalbank von Olympia, wurde sehr ärgerlich, als Dr. Nagel ihm eröffnete, die letzten Röntgenaufnahmen hätten ergeben, daß er kein Magengeschwür habe.

«Ihr Winkelärzte», stöhnte er, «ihr könnt nicht einmal eine Magenwand von der anderen unterscheiden, vor allem nicht dieser Röntgenmann! Vor zwei Monaten hat man mich in der Universitätsklinik von Arcadia geröntgt und definitiv festgestellt, daß ich ein Magengeschwür habe!»

«Ich will Ihnen einmal eine Parabel erzählen», sagte Dr. Nagel. «Einmal kam ein Mann zu mir und sagte: ‹Herr Doktor, ich habe mich beim Rasieren geschnitten, und jetzt habe ich ein Geschwür an der linken Backe. Können Sie mir helfen?› Ich sah mir seine Backe an und stellte fest, daß sie glatt und unverletzt war. Ich sagte ihm das, und da wurde er wütend. ‹Ich weiß, daß ich da ein Geschwür habe›, insistierte er. ‹Ich habe sogar ein Foto davon!› Er zog ein Foto von sich aus der Brieftasche, und tatsächlich, auf der linken Backe war ein großes Geschwür zu sehen. ‹Hier!› sagte er triumphierend. ‹Das Bild *beweist*, daß ich ein Geschwür habe!› – ‹Ja›, sagte ich nur, ‹nur, wann ist dieses Foto aufgenommen worden?› – ‹Oh›, sagte er, ‹so etwa vor zwei Monaten!›»

Unter günstigen Voraussetzungen kann ein Magengeschwür ebenso rasch heilen wie irgendein anderes Geschwür.

Und die Moral von der Geschichte? Der Psychiater kann vielen Magengeschwüren vorbeugen, indem er dafür sorgt, daß der Magen nicht infolge unbefriedigter Es-Spannungen zu rot und schwammig und daß die Magensäure nicht zu scharf wird, und er kann dazu beitragen, daß ein Magengeschwür rasch abheilt, indem er dafür sorgt, daß die Magenwand statt des zornigen Rots eine gesunde rosa Farbe annimmt. Das gilt allerdings nur für einen begrenzten Zeitraum, denn früher oder später frißt sich das Geschwür so tief in die Magenwand ein, daß es nicht mehr so glatt abheilt wie ein Schnitt mit dem Rasiermesser, sondern nur mit Hilfe eines Narbengewebes verheilen kann. Dieses Narbengewebe bleibt bestehen, und es zieht sich außerdem zusammen. Viele Menschen wissen, wie sich nach einer Verbrennung im Gesicht das Narbengewebe im Laufe von Monaten und Jahren zusammenzieht und das Gesicht nach einer Seite hin verzieht; das kann zu Schwierigkeiten beim Kauen, beim Essen und beim Wenden des Kopfes führen, so daß das Narbengewebe schließlich von einem Chirurgen entfernt werden muß. Ebenso verhält es sich beim Magen. Sobald sich in einem Magengeschwür Narbengewebe zu bilden beginnen, verzögert sich die Heilung, und später kann es sein, daß sich das Narbengewebe zusammenzieht und Deformationen des Magens und seiner Verbindungspassagen verursacht. Dann muß dem Patienten ein Stück des Magens herausgeschnitten werden, oder der Chirurg muß eine neue Verbindungspassage schaffen.

Der Psychiater ist oft in der Lage, bestimmten Herzbeschwerden, Magenbeschwerden und hohem Blutdruck sowie manchen Arten von Asthma und Ekzemen vorzubeugen oder sie zu heilen, solange sich noch kein Narbengewebe gebildet hat. Ist erst einmal das Stadium der Vernarbung erreicht, kann der Psychiater nur noch versuchen, eine Verschlimmerung des Zustands zu verhindern. Die psychiatrische Behandlung sollte in solchen Fällen am besten stattfinden, bevor sich ein Narbengewebe bilden kann. Mit anderen Worten, es ist besser, wenn man seine unbewußten Spannungen rechtzeitig unter Kontrolle bringt und auf diese Weise seinen Magen behält, als daß man sich den Magen herausoperieren läßt, um zu beweisen, daß man nicht unter irgendwelchen unbewußten Spannungen leidet. Unglücklicherweise scheinen viele Menschen eher bereit zu sein, ihren Magen zu opfern als ihre inneren Spannungen. Sie legen sich alle erdenklichen Vorwände zurecht, um nicht zum Psychiater gehen zu müssen, und in manchen Fällen unterstützen leider ihre Hausärzte oder Chirurgen diese beklagenswerte Einstellung. Jeder hat offenbar das Gefühl, er habe ein verfassungsmäßig verbürgtes Recht, seinen Magen zu opfern, wenn er das wünscht.

Wir haben also gesehen, daß physische Krankheiten durch psychische Spannungen ausgelöst werden können, da die verschiedenen Organe durch Nervenstränge mit dem Gehirn verbunden sind. Natürlich führen solche Methoden des partiellen Abbaus verdrängter Es-Spannungen auch nach längerer Zeit nicht unbedingt zu so ernsten Krankheitszuständen, wie wir sie hier beschrieben haben, doch verursachen sie dann oft leichtere Störungen, die ebenfalls eine Beeinträchtigung und eine Verschwendung von Zeit und Energie bedeuten. Man kann nicht gerade sagen, daß sich eine Diarrhöe in irgendeiner Lebenslage als Vorteil erweist. Das gleiche gilt auch für das dringende Bedürfnis zu urinieren oder für das plötzliche Einsetzen der Menstruation oder für starke Unterleibskrämpfe während der Menstruation. All diese Symptome können durch bewußte oder unbewußte Spannungen ausgelöst werden.

2. *Wie können seelische Ursachen körperlichen Schmerz auslösen?*

Wir haben gesehen, daß emotionale Spannungen, die sich über längere Zeit hinziehen, eine wichtige Rolle bei Krankheiten des Herzens und des Magens spielen können und daß solche Krankheiten durchaus keine Einbildung sind. Wir wollen uns nun einigen noch mehr verbreiteten, aber weniger gefährlichen Schmerzarten zuwenden.

Wie kann eine Emotion Kopfschmerzen auslösen? Das läßt sich bei einer Punktion des Rückenmarks erforschen. Eine Rückenmarkspunktion ähnelt in vielfacher Hinsicht einer Blutprobe. Bei einer Blutprobe wird eine Nadel in eine Armvene eingeführt und dem Patienten etwas Blut entnommen. Wenn man will, kann man ein harmloses Meßinstrument an die Nadel anschließen, ein sogenanntes Manometer, um mit ihm den Blutdruck in der Vene zu messen. Bei einer Punktion des Rükkenmarks – der sogenannten Lumbalpunktion – wird eine Hohlnadel in den Rückenmarkskanal eingeführt und ein wenig von der Flüssigkeit entnommen, die das Gehirn und das Rückenmark umgibt. Diese Flüssigkeit dient dem Schutz und der Ernährung des Nervensystems, und sie unterscheidet sich nicht wesentlich von Leitungs- und Mineralwasser. Sie ist in ausreichender Menge vorhanden, so daß es völlig ungefährlich ist, einige Tropfen davon zu entfernen. In der Regel mißt man während dieser Prozedur den Druck der Rückenmarksflüssigkeit mit einem Manometer.

Stellen wir uns einen Patienten mit vielen unbefriedigten Triebregungen der Libido und des Todestriebs vor. Wenn die Nadel in den Rükkenmarkskanal eingeführt wird, dann kann man den Druck der Flüssigkeit an der gläsernen Meßröhre des Manometers ablesen. Liegt der Patient völlig entspannt da, dann steigt die Flüssigkeit normalerweise bis zur 120-Millimeter-Marke empor. Das ist der normale Druck der Flüssigkeit, die das Gehirn im Innern des Schädels umgibt, so wie der Luftdruck in der Atmosphäre vom Barometer normalerweise mit 760 Millimetern angezeigt wird.

Wir behalten den Flüssigkeitsstand in der Glasröhre weiter im Auge und stellen nun dem Patienten eine einfache Frage, die ihn emotional nicht berührt, beispielsweise: «Wieviel ist vier mal vier?» oder «Welches Fest feiert man am 24. Dezember?» Während er antwortet, können wir beobachten, daß der Flüssigkeitsdruck kaum ansteigt. Das Beantworten einer Frage hat also an sich keinen Einfluß auf den im Gehirn herrschenden Druck. Nun wollen wir dem Patienten eine persönlichere Frage stellen, eine Frage, die ihn vielleicht sogar in Verlegenheit bringt, beispielsweise: «Mögen Sie Ihren Anwalt?» In der Regel tritt eine Pause ein, bevor der Patient eine solche Frage beantwortet, und wir können beobachten, wie der Druck allmählich auf 150, 180 oder gar auf 200 Millimeter ansteigt. Hat der Patient die Frage beantwortet, dann beginnt der Druck wieder langsam zu sinken oder aber er hält sich längere Zeit auf gleicher Höhe – das hängt davon ab, in welchem Ausmaß die Frage den Patienten erregt hat.

Auf diese Weise läßt sich nachweisen, daß psychische Erregung den Druck der das Gehirn umgebenden Flüssigkeit zu erhöhen vermag. Hält der erhöhte Druck an, dann wird der Schädelinhalt durch die Flüssigkeit zusammengedrückt, und Kopfschmerzen können die Folge sein. Wir sind also in der Lage, mit eigenen Augen zu beobachten, wie eine psychische Ursache Kopfschmerzen auslösen kann. Andererseits kann ein erfahrener Psychiater, wenn es ihm nicht gelingt, durch persönliche Fragen eine Druckerhöhung zu erzielen, durchaus den Schluß ziehen, daß der Patient wahrscheinlich keine Kopfschmerzen dieser Art hat.

Auch Rückenschmerzen können durch psychische Spannungen ausgelöst werden. Der Rücken ist ein sehr ausgewogener Mechanismus. Bei manchen Menschen muß vermutlich diese Ausgewogenheit sehr genau aufrechterhalten werden, damit der Rücken in der Lage ist, die ihm auferlegten Aufgaben zu erfüllen.

Wenn sich bei solchen Menschen die weiblichen Sexualorgane bzw. die männliche Prostata mit Blut vollsaugen wie ein zorniger Magen, dann können die aufgeschwemmten Organe auf die Muskeln und die Ligamente des Rückens so einwirken, daß diese zu schmerzen beginnen. Das geschieht häufig dann, wenn der Blutandrang durch eine auf eine Krankheit zurückzuführende Entzündung verursacht wird. Es gibt allerdings auch eine normale Ursache für einen solchen Blutandrang, nämlich sexuelle Erregung. Da die Menschen sich nicht aller ihrer ungelösten Libidospannungen bewußt sind, könnte auch der Fall eintreten, daß die *Articulatio sacroiliaca* eines Menschen sich schmerzlich der Tatsache bewußt würde, daß er sexuell erregt ist, ohne es selbst zu merken.

Der Elektriker Ambrose Paterson litt seit seinem vierzehnten Lebensjahr an Rückenschmerzen. Seit der gleichen Zeit litt er an einem Ausfluß aus dem Penis, der jedoch nicht auf eine Geschlechtskrankheit zurückzuführen war. Jahrelang wurden seine Rückenschmerzen und sein Ausfluß schlimmer, sobald er sexuell oder auch auf andere Weise erregt war. Die schlimmsten Rückenschmerzen, die er je gehabt hatte, stellten sich an dem Tag ein, an dem er Barbara Dimitri heiratete, doch in der darauffolgenden Woche besserte sich sein Zustand allmählich, und dann war er für lange Zeit völlig frei von Rückenschmerzen und Ausfluß. Nach einiger Zeit traten jedoch beide Symptome wieder auf.

An dem Tag, nachdem er sich mit seinem Gewehr auf die Suche nach Loki Farbanti begeben hatte (ein Vorfall, von dem später noch die Rede sein wird), hatte Mr. Paterson nicht nur wieder Rückenschmerzen und Ausfluß, sondern zum erstenmal in seinem Leben auch einen Nesselausschlag und einige Tage später Heuschnupfen. Er suchte nunmehr drei Ärzte auf: einen wegen der Rückenschmerzen, einen wegen des Ausflusses und einen wegen des Nesselausschlags und des Heuschnupfens. Eines Tages trafen sich die drei Ärzte im Krankenhaus und kamen zu dem Entschluß, es sei das beste, Mr. Paterson zu Dr. Treece, dem Psychiater, zu schicken. Dr. Treece hatte eine Vorliebe für schwierige Fälle, aber lange Zeit konnte er immer wieder nur den Kopf schütteln, wenn er über Mr. Paterson nachdachte. Nach einer ausführlichen psychiatrischen Behandlung, die sich fast über zwei Jahre hinzog, ließen sich schließlich alle Krankheitssymptome Mr. Patersons aufklären und beseitigen. Im Grunde ist das gar nicht so erstaunlich. Zwar hat es den Anschein, als seien die Symptome sehr verschieden voneinander, doch in Wirklichkeit waren sie alle auf die gleiche Ursache zurückzuführen: auf Veränderungen in den Blutgefäßen verschiedener Körperteile: Prostata, Haut und Nase; und wir wissen inzwischen, wie leicht Emotionen auf die Blutgefäße einwirken können, so beispielsweise bei Erröten, bei sexueller Erregung und bei Zornausbrüchen. Wir wollen hier festhalten, daß sich Mr. Patersons Krankheitssymptome, bevor er sich in psychiatrische Behandlung begab, immer dann verschlimmert hatten, wenn es bei ihm zu einer Steigerung der unbefriedigten Spannungen der Libido und des Todestriebs gekommen war.

Eine andere schmerzhafte Krankheit, die in manchen Fällen von unbefriedigten Es-Spannungen herrühren kann, ist die Arthritis. Sie kann durch Störungen der Blutzufuhr zu einem Gelenk ausgelöst werden. Dazu muß man wissen, daß die Blutgefäße, die die Muskeln rings um ein Gelenk versorgen, auch das Gelenk selbst versorgen. Ändert sich die Blutzufuhr zu den Muskeln über einen längeren Zeitraum hin, dann ändert sich auch die Blutzufuhr zu dem betreffenden Gelenk, und die zu diesem Gelenk gehörenden Gewebe werden entsprechend beeinträchtigt. Wie aber kommt es dazu, daß sich der Blutfluß in den Muskeln und Gelenken eines arthritischen Arms ändert?

Der Körper hält sich stets bereit, bewußte und unbewußte Triebregungen zu befriedigen. Je intensiver diese Triebregungen sind, desto angespannter hält sich der Körper bereit, sie zu befriedigen. Ein Mensch mit starken unbefriedigten Todestriebspannungen, die häufig noch aus der Kindheit stammen, kann sich stets in einem Zustand der Bereitschaft befinden, diese Triebregungen zu befriedigen, auch wenn er sich ihrer Existenz gar nicht bewußt ist. Die unmittelbare Befriedigung der Todestriebspannungen beansprucht hauptsächlich die Muskeln der Arme, der Beine und des Rückens, die sowohl beim Davonlaufen als auch beim Kämpfen benötigt werden. Wir können daher annehmen, daß ein Mensch mit intensiven verdrängten Aggressionen eines oder mehrere seiner Glieder in einem dauernden Spannungszustand hält, so als sei er ständig in Bereitschaft, jene unbewußten Todestriebspannungen zu befriedigen. Mit anderen Worten, er selbst weiß unter Umständen gar nicht, daß er über Jahre hin zornig gewesen ist, aber seine Arme wissen es vielleicht und sind ständig angespannt, gleichsam in Bereitschaft, jemanden zu schlagen; oder aber seine Beine wissen es und sind ständig angespannt, als seien sie jederzeit bereit davonzulaufen. Da sich verschiedene Muskeln in ständiger Spannung befanden, ist es möglich, daß sich dadurch ihre Blutversorgung verändert hat, und diese Veränderung kann sich wiederum auf die Knochen und die anderen Gewebe des Gelenks auswirken und schließlich zu dem schmerzhaften Zustand führen, den wir Arthritis nennen.

In Zusammenhang mit Arthritis und mit anderen Symptomen, bei denen man eine Kombination von Infektion und psychischer Spannung als Ursache einer Krankheit ansehen kann, sollte man sich an den folgenden medizinischen Grundsatz erinnern: Krankheitserreger tendieren stets dazu, sich in den Teilen des Körpers festzusetzen, in denen die Blutgefäße abnorm erweitert sind. Da wir wissen, daß die Hauptveränderungen, die im Körper durch psychische Ursachen ausgelöst werden, in der Erweiterung und der Verengung der Blutgefäße an verschiedenen Stellen des Körpers bestehen, begreifen wir nun auch, wie eine psychische Spannung, besonders eine solche, die über mehrere Jahre hin anhält, bei den Krankheitserregern die Tendenz verstärkt, sich gerade in dem betroffenen Teil des Körpers festzusetzen, sei es nun der Magen, die Prostatadrüse, der Gebärmutterhals oder eines der Gelenke.

Wir haben zu zeigen versucht, auf welche Weise psychische Spannungen zum Auftreten physischer Schmerzen in verschiedenen Teilen des Körpers beitragen können. Im Zusammenhang mit Kopfschmerzen haben wir einige tatsächliche Beobachtungen hinsichtlich der Rückenmarksflüssigkeit beschrieben, und im Zusammenhang mit Rückenschmerzen haben wir einige Fakten über Infektionen derjenigen Organe erwähnt, die sich im untersten Teil der Bauchhöhle befinden. Die übrigen Ausführungen sind teilweise spekulativer Natur, werden aber durch die uns bekannten Tatsachen bestätigt. Es besteht kein Zweifel daran, daß bei bestimmten Fällen von Kopfschmerzen, Rückenschmerzen und schmerzhafter Arthritis eine psychiatrische Behandlung von Nutzen sein kann.

3. Was ist psychosomatische Medizin?

Das, was wir in den beiden vorangegangenen Abschnitten besprochen haben, d. h. die Beschäftigung mit den Zusammenhängen zwischen psychischen Spannungen und physischen Krankheiten sowie mit den Auswirkungen physischer Krankheiten auf psychische Zustände, wird häufig als «psychosomatische» Medizin bezeichnet. Dieser Begriff besagt meist, daß man glaubt, der Mensch bestehe aus zwei getrennten Teilen, der Seele (Psyche) und dem Körper (Soma). Man geht von der Vorstellung aus, daß ein kranker Geist einen gesunden Körper, und ein kranker Körper einen gesunden Geist beeinflussen kann.

Wenn wir uns das gesamte menschliche Wesen als ein einziges Energiesystem vorstellen, können wir ohne weiteres verstehen, daß alles, was auf den Körper einwirkt, stets auch auf die Emotionen einwirken muß, und daß alles, was auf die Emotionen einwirkt, auch auf den Körper einwirken muß. Mit anderen Worten, alle Krankheiten sind «psychosomatischer» Natur. Es gibt keine Krankheit des Körpers, die sich früher oder später nicht auch psychisch auswirkt. Selbst etwas so Simples wie ein eingewachsener Zehennagel kann die Träume beeinflussen. Das gleiche gilt für eine einfache Erkältung. Der einfachste Eingriff, etwa das Ausdrücken eines Pickels, kann starke psychische Auswirkungen haben, die sich dann in Träumen niederschlagen, und auch die Angst, die entsteht, wenn einem ein Zahn gezogen wird, kann sehr zermürbend sein. Ähnlich gibt es keine psychische Störung, die sich nicht auch auf den Körper auswirkt, und ebenso haben alle Geisteskrankheiten irgendwelche physischen Auswirkungen.

Es gibt also nicht, wie man auf Grund des Begriffs «psychosomatisch» meinen könnte, drei verschiedene Arten von Medizin – eine psychische, die sich ausschließlich mit der Psyche beschäftigt, eine somatische, die sich ausschließlich mit dem Körper beschäftigt, und eine «psychosomatische» Medizin, die sich mit Psyche und Körper beschäftigt. Es gibt nur eine Medizin, und diese Medizin ist stets psychosomatisch. Medizin ist eben Medizin, sie ist nicht entweder psychosomatisch oder nicht-psychosomatisch. Es stimmt zwar, daß manche Ärzte mehr an den psychischen und andere mehr an den physischen Krankheitsaspekten interessiert sind, aber im Grunde ist jede Krankheit zugleich psychischer und physischer Natur. Die Krankheiten kümmern sich nicht darum, ob der Arzt das weiß oder nicht, sie entwickeln sich unabhängig davon. Das eigentliche Problem für den Arzt besteht darin, zu entscheiden, ob ein Patient, der zu einem bestimmten Zeitpunkt auf bestimmte Weise eine bestimmte Krankheit durchmacht, besser mit Hilfe psychiatrischer Methoden oder mit Hilfe schulmedizinischer Methoden, oder aber mit Hilfe einer Kombination von beiden zu heilen ist.

Das Wort «psychosomatisch» ist deswegen irreführend, da es manche Menschen zu der Annahme verleiten mag, man könne in gewissen Fällen den psychischen Aspekt des menschlichen Energiesystems getrost außer acht lassen und sich ausschließlich auf den physischen Aspekt beschränken, so als wollte man sagen: «Es ist ja gut, wenn manche Ärzte psychosomatische Medizin praktizieren, aber es sollten auch welche an der nicht-psychosomatischen Medizin festhalten!» Diese Einstellung ist unrealistisch, denn es gibt keine nicht-psychosomatische Medizin.

4. Was versteht man unter neurotischem Verhalten?

Wir haben gesehen, daß Todestriebregungen, die nicht in der Lage gewesen sind, mittels ihrer natürlichen Objekte Befriedigung zu finden, ihr schädliches Ziel dadurch erreichen können, daß sie sich nach innen gegen das Individuum selbst richten und physischen Schmerz oder Krankheit verursachen. Auch die Triebregungen der Libido scheinen von Natur aus darauf ausgerichtet, sich nach außen hin Ausdruck zu verschaffen, und wenn sie sich nach innen, gegen das Individuum selbst wenden, können auch sie Unheil anrichten. Lange unbefriedigte Es-Spannungen können, ganz abgesehen von ihren physischen Auswirkungen, auch psychische Störungen verursachen wie Schlaflosigkeit, Konzentrationsmangel, Ruhelosigkeit, Reizbarkeit, Traurigkeit, Geräuschempfindlichkeit, Albträume, Ungeselligkeit usw. Neben solchen Symptomen eines chronischen Angstgefühls, unter denen jeder zeitweilig leiden kann, gibt es spezielle Symptome, die bei bestimmten Menschen auftreten. So leiden beispielsweise Hysteriker unter Lähmungserscheinungen, Blindheit, Sprachverlust und zahllosen anderen Beeinträchtigungen, die physischen Krankheiten ähneln; die Zwangsneurotiker klagen über ständige Zweifel, über die Unfähigkeit, Entscheidungen zu treffen, über seltsame Ängste und Zwangsvorstellungen und über den inneren Drang, bestimmte Dinge – so zum Beispiel Zählen, Händewaschen, Stehlen oder das Zurücklegen bestimmter Wege – wieder und wieder zu tun.

Alle diese abnormen Verfahren eines partiellen Abbaus überstarker Es-Spannungen zeigen gewisse Gemeinsamkeiten.

1. Sie sind alle unzureichend, d. h. bei keiner dieser Methoden wird die Energie so eingesetzt, daß ein endgültiger Abbau der Spannung erfolgt. Die Energie wird zu irgendeinem Zweck benutzt, der die Es-Instinkte nicht in der Weise befriedigt, in der sie befriedigt werden wollen, und der am Ende dem Individuum schaden oder es unglücklich machen kann.

2. Sie alle bedeuten Energieverschleiß. Die Energie wird nicht der Kontrolle des Ichs unterstellt, sondern für eine sinnlose oder ungute Sache verbraucht – trotz aller Bemühungen des Ichs, das zu verhindern. Normalerweise benutzt das Ich die Energie, um in Einklang mit dem Realitätsprinzip die Umweltbedingungen so zu verändern, daß eine Befriedigung der Libido und des Todestriebs möglich wird. Bei den erwähnten abnormen Zuständen – vom Magengeschwür bis zu Zwängen – hat das Ich die Kontrolle über einen Teil der geistig-seelischen Energie verloren.

3. Sie alle resultieren aus zu lange unbefriedigt gebliebenen Es-Spannungen, den «unerledigten Angelegenheiten der Kindheit».

4. Sie sind alle verdeckte Ausdrucksformen von Es-Wünschen – so gut

verdeckt, daß es in der langen Geschichte des menschlichen Denkens erst vor achtzig Jahren möglich war, ihren wahren Charakter klar zu erkennen.

5. Sie alle wenden wieder und wieder die gleichen sinnlosen oder schädlichen Methoden an, um diese Es-Wünsche verdeckt zum Ausdruck zu bringen. Man bezeichnet das als «Wiederholungszwang». Das Individuum scheint unter dem Zwang zu stehen, ständig die gleichen Verhaltensmuster zu wiederholen, wenn das Ich die Kontrolle verloren hat.

6. Sie resultieren in der Regel aus einer nach innen gerichteten Energie des Es, die in Wirklichkeit zur vollständigen Befriedigung eines Objekts in der Außenwelt bedarf; auf jeden Fall findet hier stets eine Objektverschiebung statt, ganz gleich ob es sich bei dem falschen Objekt um das Individuum selbst oder um etwas dem wirklichen Objekt Verwandtes handelt.

Jedes *Verhalten*, das diese Merkmale aufweist, bezeichnet man als neurotisch. Eine Neurose oder Psychoneurose entsteht dann, wenn dieses Verhalten so stark überwiegt, daß es die normale Lebensweise beeinträchtigt und sich nachteilig auswirkt auf die Leistungsfähigkeit, die innere Zufriedenheit und die Fähigkeit, mit anderen Menschen auszukommen oder sie zu lieben. «Neurose» ist eine medizinische Diagnose und bezeichnet einen Zustand, der zurückzuführen ist auf fehlgeleitete und sich beharrlich wiederholende Versuche, die Triebregungen des Es nach einer Methode zu erfüllen, die unangemessen ist, Energieverschleiß bedeutet, aus unerledigten Kindheitsangelegenheiten resultiert, die Bedürfnisspannungen nicht in direkter, sondern in verdeckter Form zum Ausdruck bringt, die wieder und wieder das gleiche Reaktionsschema anwendet, und bei der es zu einer Zielverschiebung sowie zu einer Objektverschiebung kommt. Weiter unten wollen wir noch ausführlich den Unterschied erörtern zwischen *neurotischem Verhalten*, das nur eine Methode ist, mit deren Hilfe alle Menschen versuchen, die überschüssige Energie ihrer Wunschregungen in verdeckter Form loszuwerden, und einer wirklichen *Neurose*, die ein durch zu starkes neurotisches Verhalten gekennzeichneter Krankheitszustand ist.

Beim normalen Verhalten benutzt das Individuum seine Energie in einer der Situation des Augenblicks angemessenen Weise, um leicht erkennbare Triebregungen des Es durch wirksames Verhalten gegenüber den richtigen Objekten in der Umwelt zu befriedigen. Das Planen für die finanzielle Sicherheit in der Zukunft, das Aufziehen von Kindern, aber auch die Bewältigung der Natur sind dafür Beispiele. Bei neurotischem Verhalten benutzt das Individuum seine Energie in unangemessener und unökonomischer Weise, um alte verdeckte Triebregungen des Es mit Hilfe alter Verhaltensmuster zu befriedigen, die entweder auf Ersatzobjekte oder auf das Individuum selbst ausgerichtet sind.

Beispiele dafür sind Spielleidenschaft, übermäßige Sorge um Verdauung, Ernährung und die äußere Erscheinung, sexuelle Promiskuität und ein Zwang, Vertreter des anderen Geschlechts zu «erobern», der Drang, Objekte zu sammeln, die weder einen praktischen noch einen ästhetischen Wert haben, sowie starkes Rauchen und Trinken. Aus diesen Beispielen läßt sich ersehen, daß in einer gemäßigten Form ein Großteil des neurotischen Verhaltens harmlos, gesellschaftlich akzeptabel und «normal» ist; nur wenn es Ausmaße annimmt, die für das Individuum selbst und für seine Mitmenschen schädlich oder bedrohlich sind, bezeichnet man es als «Neurose».

Mit besonderer Aufmerksamkeit müssen wir jene Fälle betrachten, bei denen die neurotische Verwendung von Energie eines der Körperorgane des Individuums als falsches Objekt in Mitleidenschaft zieht. Wenn ein Patient Beschwerden hat, die vom Magen, vom Herzen, von der Schilddrüse oder einem anderen Organ herzurühren scheinen, und wenn sich weder durch physische Untersuchung noch durch Röntgen- oder Laboruntersuchungen ein Schaden an dem betreffenden Organ feststellen läßt, dann bezeichnet man derartige Beschwerden als «funktionell», da sie nicht auf irgendeine erkennbare strukturelle Veränderung, sondern eher auf die Funktionsweise des Organs zurückzuführen sind. Wenn dagegen die Untersuchungen ergeben, daß das Organ durch physikalische, chemische oder bakterielle Vorgänge eine Veränderung in der äußeren Erscheinungsform erfahren hat, dann bezeichnet man solche Veränderung als «strukturell» und die damit zusammenhängenden Beschwerden als «organisch».

Viele Menschen verwenden den Begriff «funktionell» als eine Art Synonym für den Begriff «neurotisch» und setzen «strukturell» mit «nicht neurotisch» gleich. Das ist nicht ganz korrekt, denn viele funktionelle Veränderungen sind durchaus normal. Jede psychische Erregung, beispielsweise sexuelles Verlangen oder Zorn, ruft funktionelle Veränderungen im ganzen Körper hervor, und zwar als Vorbereitung für die Befriedigung der Triebregungen des Es. In solchen Fällen weisen die Reaktionen nicht die oben beschriebenen Charakteristika neurotischen Verhaltens auf, sondern sind vielmehr angemessene und wirksame Vorbereitungen für die Befriedigung direkter, unverdeckter Triebregungen des Es im Einklang mit dem Realitätsprinzip. «Funktionell» läßt sich daher *nicht* mit «neurotisch» gleichsetzen; auch darf man nicht «strukturell» mit «nicht neurotisch» gleichsetzen, denn wir haben ja gesehen, daß neurotische Reaktionen oft zu strukturellen Veränderungen bei verschiedenen Organen des Körpers führen.

5. Was versteht man unter einem neurotischen Symptom?

Die Tatsache, daß sich ein gewisser Teil der Energie auf neurotische Weise Ausdruck verschafft, bedeutet noch nicht, daß eine Neurose vorliegt. Menschen, die unter Funktionsstörungen wie Kopfschmerzen, Magenbeschwerden oder Obstipation leiden, sind nicht unbedingt «Neurotiker», wenn sie sich – abgesehen von den zeitweilig durch das Symptom verursachten Schmerzen und Unannehmlichkeiten – wohl fühlen und in der Lage sind, ein normales Leben zu führen. Gewisse Arten von Migräne und Heuschnupfen sind dafür besonders gute Beispiele. Diese Zustände können durch aufgestaute Es-Spannungen ausgelöst werden, und die Betroffenen mögen sich während der Attacken jeweils recht unwohl fühlen, aber dazwischen fühlen sie sich oft kerngesund; und selbst während einer Attacke sind sie oft in der Lage, ihren Aufgaben nachzugehen, wenn auch vielleicht nicht so gut wie sonst.

Nur wenn der Kampf zwischen den Es-Instinkten und den anderen psychischen Kräften so viel Zeit und Energie erfordert, daß das Individuum sich über längere Zeiträume hin kränklich fühlt oder nicht in der Lage ist, wirksam zu arbeiten, seinen Mitmenschen offen zu begegnen und richtig zu lieben, können wir von einer echten Neurose sprechen. Darin besteht der Unterschied zwischen neurotischem Verhalten und einer wirklichen Neurose. Wie bereits erwähnt, gilt nach unseren Begriffen starkes Rauchen als neurotisches Verhalten, doch bedeutet das nicht, daß jeder Raucher an einer Neurose leidet. Rauchen kann unter dem Gesichtspunkt der geistigen Leistungsfähigkeit auch nützlich sein, da es Spannungen abbaut, die sich andernfalls hemmend auswirken könnten. Zu einer echten Neurose gehört immer auch ein Gefühl des Unglücklichseins, der Enttäuschung und der Frustration.

Neurotische Symptome sind nur schwer zu enträtseln, da sie nicht aus einer, sondern aus vier verschiedenen nach Befriedigung strebenden Spannungen resultieren und da das Symptom versucht, sich mit allen gleichzeitig zu befassen: mit der nach innen und der nach außen gerichteten Libido sowie mit dem nach innen und dem nach außen gerichteten Todestrieb. Das bedeutet, daß jedes Symptom folgende Voraussetzungen erfüllen muß: es muß in irgendeiner Form die Eigenliebe des Individuums befriedigen, beispielsweise indem es die Aufmerksamkeit anderer Menschen erregt; es muß dem Individuum in verschleierter oder symbolischer Form eine nach außen gerichtete Libidobefriedigung gewähren, beispielsweise indem es ihm einen Vorwand gibt, sich an andere Menschen zu wenden; es muß den Patienten selbst bestrafen, etwa indem es ihm Schmerzen verursacht; und es muß anderen Schaden zufügen, und sei es nur auf verschleierte oder symbolische Art, indem sie beispielsweise auf Zehenspitzen im Haus herumschleichen müssen.

Da das Unbewußte ein natürliches Kräftesystem ist, kümmert es sich automatisch um alle diese Spannungen gleichzeitig, ohne daß es dazu irgendwelcher Überlegungen bedarf; das geschieht etwa so, wie eine Wolke ohne irgendwelche Überlegungen am Himmel dahintreibt, wobei ihr Kurs von einer Anzahl Faktoren bestimmt wird – Windrichtung und Windgeschwindigkeit, Erdumdrehung, Höhe, Temperatur, Wolkendichte usw. Wenn wir mit Hilfe aller dieser Faktoren herauszufinden versuchen, wohin die Wolke zieht oder woher sie kommt, so sieht das alles sehr kompliziert aus, aber für die Wolke selbst ist es überhaupt nicht kompliziert: sie zieht dorthin, wohin die Resultante der auf sie einwirkenden Kräfte sie treibt. Ähnlich wirken die psychischen Kräfte im Menschen zusammen, um ein Symptom hervorzubringen, und dieses Symptom ist das automatische Ergebnis aller zu einem bestimmten Zeitpunkt einwirkenden Umstände; verändern sich die Umstände, so kann sich auch das Symptom ändern. Wenn wir die einem Symptom zugrunde liegenden Kräfte herauszufinden versuchen, geraten wir in die gleichen Schwierigkeiten wie im Fall der Wolke, aber die Tatsache, daß etwas schwierig zu erklären ist, bedeutet nicht, daß es unter Schwierigkeiten zustande kommt. Es *muß* zustande kommen.

Es gibt noch eine weitere Voraussetzung, die das Symptom erfüllen muß: es muß die Es-Wünsche hinreichend verschleiern, damit das Ich und das Über-Ich ihren wahren Charakter nicht erkennen. Werden sie jedoch durchschaut, dann kann es vorkommen, daß das Symptom verschwindet, da es dann ja nicht mehr diese Voraussetzung erfüllt; auf diese Art und Weise kann die Analyse eines Symptoms zugleich die Befreiung von ihm bedeuten. Findet jedoch der Patient keinen anderen Weg zur Bewältigung der dem Symptom zugrunde liegenden Spannungen, so kann es geschehen, daß sie eine andere und bessere Möglichkeit der Verdeckung finden, und dann entsteht ein neues Symptom.

Wir können diese Voraussetzungen für ein Symptom auch erklären, indem wir sagen, ein Symptom ist ein Abwehrmechanismus gegen das Bewußtwerden bestimmter Triebansprüche, während gleichzeitig eine gewisse Befriedigung durch das Symptom erfolgt. Ein Symptom ist also a) ein Abwehrmechanismus und b) der symbolische oder indirekte Ausdruck einer Wunschregung des Es. Alles was irgendeinen Zusammenhang mit dem Vorstellungsbild hat, das bei der Befriedigung der Wunschregung eine Rolle spielt, kann als Symbol für diese Befriedigung dienen. So haben wir bereits darauf hingewiesen, daß die Vorstellung des Kleinkinds von Behaglichkeit mindestens drei Elemente umfaßt: Liebe, Wärme und Milch. Wird nun durch eine Wunschregung, die mit dieser frühen Lebensphase zusammenhängt, ein Symptom ausgelöst, dann kann es die Form eines unstillbaren Durstes nach Milch annehmen. Das würde darauf hindeuten, daß das betreffende Individuum mit seinem gegenwärtigen Leben unzufrieden ist und den Wunsch hat, etwas von der Behaglichkeit des Säuglingsalters zurückzugewinnen.

Lavinia Eris war Sekretärin von Ludwig Farbanti, dem damaligen Eigentümer der Konservenfabrik Olympia Cannery. Als Lavinia dreißig Jahre alt war, hatten ihre drei Schwestern alle geheiratet, nur sie selbst wohnte noch im Elternhaus und kümmerte sich um ihre Mutter. Jedesmal, wenn sich zwischen Lavinia und einem ihrer Freunde ein ernstes Verhältnis anbahnte, bekam die Mutter einen «Herzanfall», und jedesmal gab Lavinia den Gedanken an Heirat auf, damit sie daheim bleiben und für ihre kränkelnde Mutter sorgen konnte. Als Lavinia vierzig Jahre alt war, kaufte Mr. Midas King die Konservenfabrik. Lavinia behielt ihren Posten, aber sie hatte es anfangs sehr schwer. Mr. Farbanti war still und ausgeglichen und hatte sich nie irgendwelche Aufregung anmerken lassen. Mr. King dagegen war leicht gereizt und schrie die sehr sensible Lavinia ständig an.

Um diese Zeit etwa hatte Lavinias Mutter wieder einen Herzanfall und war jetzt ans Bett gefesselt, so daß Lavinia nicht mehr mit Mr. McTavish ausgehen konnte, der die Textilhandlung besaß und den sie zu heiraten gehofft hatte. Nach und nach wurde sie sehr nervös und plötzlich stellte sich bei ihr ein starkes Verlangen nach Milch ein. Sie trank jetzt täglich mehrere Liter und begann zuzunehmen. Die Ärzte konnten keine physischen Ursachen dafür feststellen, und auch Kalzium- und Vitamininjektionen führten zu keinem Erfolg. Nach einigen Monaten ließ das Verlangen allmählich wieder nach. Erst als Lavinia sieben Jahre später einen Nervenzusammenbruch hatte, suchte sie Dr. Treece auf und erkannte mit seiner Hilfe die Bedeutung dieses Symptoms.

Der neurotische Milchdurst hatte ihre Triebregungen auf folgende Weise symbolisch und indirekt befriedigt:

Nach innen gerichtete Libido: Bis zu dieser Zeit hatte stets ihre Mutter mit ihren Herzattacken alle Aufmerksamkeit auf sich gelenkt. Jetzt, wo Lavinia «krank» war, wandte man auch ihr einige Aufmerksamkeit zu.

Nach außen gerichtete Libido: Auf symbolische Weise brachte das Verlangen sie der Behaglichkeit der frühen Kindheit und ihrer einst herzlichen Beziehung zu ihrer Mutter wieder nahe.

Nach innen gerichteter Todestrieb: Indem sie korpulent wurde und an Attraktivität verlor, bestrafte sie sich selbst.

Nach außen gerichteter Todestrieb: Da sie selbst krank war, vernachlässigte sie eine Zeitlang ihre Mutter; indirekt gab sie ihrer Mutter damit zu verstehen: «Siehst du? Mit deinen Ansprüchen hast du mich krank und für Männer unattraktiv gemacht.» (Das entsprach den Tatsachen, denn ihre Mutter hatte stets alles getan, um Lavinia vom Heiraten abzuhalten, damit sie auch weiterhin für sie sorgte und sie pflegte.)

Zugleich war jedoch ihr Symptom so rätselhaft und so weit von einer direkten Befriedigung ihrer wirklichen Sehnsüchte entfernt, daß sie keinen Grund hatte, irgendeine der ihnen zugrunde liegenden Spannungen zuzugeben. Hätte sie sich ihnen direkt konfrontiert gesehen, so wäre sie über fast alle entsetzt gewesen. Das Symptom linderte diese Begierden und fungierte zugleich als Abwehrmechanismus, d. h. es verbarg die eigentliche Stärke der Triebregungen. Zu jener Zeit erwies sich dieser Abwehrmechanismus noch als ausreichend. Nachdem die Spannungen mit Hilfe der oben beschriebenen Mechanismen teilweise abgebaut worden waren, ließ ihr Verlangen allmählich nach. Später, als sie auf die Fünfziger zuging, war sie unter dieser zusätzlichen Belastung nicht mehr in der Lage, sich mit Hilfe neurotischer Symptome erfolgreich zu wehren und brach völlig zusammen; an Stelle des Ichs übernahm das Es die Kontrolle über ihre Persönlichkeit, und sie geriet in eine ernste Psychose. (Was eine Psychose ist, soll im nächsten Kapitel erläutert werden.)

Hier handelte es sich also nicht nur um «neurotisches Verhalten», sondern um eine regelrechte Neurose, denn während der Zeit, in der Lavinia über das Symptom klagte, war ihre Leistungsfähigkeit geschwächt, ihr gesellschaftliches Leben unterbrochen, und sie fühlte sich unglücklich, enttäuscht und frustriert.

6. Die verschiedenen Arten von Neurosen

Wir erkennen bereits einige Folgen des neurotischen Energieverbrauchs und wissen, welchen Schaden er verursachen kann. Wir haben gesehen, wie bei Nana Curtsan der neurotische Drang nach Zuneigung und Zärtlichkeit schließlich dazu führte, daß sie zur Prostituierten wurde. Nana litt an einer «Charakterneurose», d. h. an einer Neurose, die keine deutlich erkennbaren Symptome auslöste, ihren Charakter aber so schwächte, daß sie nicht mehr imstande war, ein normales Leben zu führen. Bei Mr. Midas King lösten nach innen gerichtete Es-Instinkte Kreislaufstörungen aus, so daß sein Blutdruck zeitweise erheblich schwankte, bis er schließlich konstant auf einer abnormen Höhe blieb. Bei Edgar Metis schufen nach innen gerichtete Spannungen den Grund für ein Magengeschwür. Und bei Ambrose Paterson beeinträchtigte die Neurose ebenfalls bestimmte Organe: die Haut, den Rücken und die Prostatadrüse.

Zwar handelt es sich in allen Fällen um gute Beispiele für den neurotischen Energieverbrauch, aber diejenigen Neurosen, von denen beim Psychiater meist die Rede ist, sind etwas anderer Natur und lassen sich in mehrere Gruppen einteilen; die bekanntesten sind die Zwangsneurosen, die Phobien, die Konversionshysterie, die Angstneurosen, die Hypochondrie und die Neurasthenie. Wir wollen einige dieser Neurosen an Beispielen studieren und mit den Zwangsneurosen beginnen.

Ann «Nan» Kayo, die einzige Tochter des Polizeichefs von Olympia, Enoch Kayo, hatte es auf dem College schwer, vor allem nachdem sie ihre Verlobung mit Hector Meads gelöst hatte. Ihr Asthma behinderte sie bei ihrem Studium, aber schlimmer war bei ihr noch das Gefühl, daß sie nie etwas richtig mache. Selbst wenn sie nur spazierenging, bedrängten sie Zweifel. Wo sie auch ging, sie mußte unbedingt auf alle Ritzen im Pflaster treten, und wenn sie nach Hause kam, begann sie sich häufig zu fragen, ob sie nicht vielleicht irgendwo eine ausgelassen hatte. Schon mehrere Male hatte sie nachts ein oder zwei Stunden wachgelegen und sich darüber den Kopf zerbrochen, war dann aufgestanden und hatte den ganzen Weg noch einmal zurückgelegt, um sich zu vergewissern, daß sie keine Ritze ausgelassen hatte.

Wenn sie fortging, hatte sie manchmal das Gefühl, als sei ein Seil an ihr festgebunden, das sie im Gehen langsam schießen ließ, und wenn sie dann nicht denselben Weg zurückging, schien es ihr, als habe sich das «Seil» verwickelt. Und selbst wenn sie denselben Weg zurückging, überkamen sie manchmal Zweifel, ob sie sich den Weg auch richtig gemerkt hatte. Das geschah vor allem, wenn sie sich aus irgendeinem anderen Grund nicht wohl fühlte. Dann lag sie mitunter wach im Bett und überlegte, ob sie den ganzen Weg noch einmal zurücklegen sollte, um ganz sicher zu sein, daß sich das imaginäre Seil nicht irgendwie verheddert hatte.

Auch das Problem der Türgriffe kostete sie viel Zeit. Sie konnte es nur über sich bringen, Türgriffe nach Norden oder nach Westen zu drehen. War das nicht möglich, weil der Raum in der falschen Richtung lag, dann betrat sie ihn nur, wenn die Tür bereits offen war. Diese Phobie änderte sich, nachdem sie sich in Josiah Tally verliebt hatte. Von nun an spürte sie einen inneren Zwang, alle Türgriffe zu drehen, auf die sie stieß. Sie war von der Idee besessen, daß sie jedesmal, wenn sie einen Türgriff drehte, «Liebeskraft» auf Josiah übertrage und ihre gemeinsame Beziehung festige.

Daraus ergab sich jedoch eine neue Schwierigkeit, denn jedesmal, wenn sie jetzt einen Türgriff berührte, hatte sie das Gefühl, ihre Hände wären nun voller Bazillen und das einzige Mittel dagegen sei, sich die Hände viermal zu waschen und zu trocknen. Außerdem hatte sie nach dieser Reinigungsprozedur oft Zweifel, ob sie richtig gezählt hatte, und sie fing dann gewöhnlich noch einmal von vorn an. Tat sie das nicht, dann quälten ihre Zweifel sie stundenlang, bis sie es schließlich nicht länger ertragen konnte. Sie war auf Josiah leidenschaftlich eifersüchtig und von der Vorstellung besessen, er würde mit einem anderen Mädchen ausgehen, wenn sie es versäumte, die Dinge so zu tun, wie sie sie tun «mußte». Wenn sie im Bett lag, stellte sie sich oft vor, daß er mit irgendeiner anderen Frau schlief, und war dann wie gebannt von den quälenden Visionen, die sie nicht aus ihrer Vorstellung verdrängen konnte.

Wenn alles gutging, kam sie besser zurecht. Aber in dem Augenblick, da irgend etwas schiefging oder sie sich über irgendeine Änderung in ihrer täglichen Routine Sorgen machen mußte, und sei es nur, daß sie zum Wochenende heimfahren wollte, dann verschlimmerten sich ihre Zweifel, und auch ihr Asthma meldete sich wieder. In solchen Zeiten war sie unfähig, einen Entschluß zu fassen, und brauchte Stunden, um sich für die 32 Kilometer lange Fahrt nach Olympia anzuziehen.

Man sollte jedoch nicht den Schluß ziehen, daß Ann unintelligent war. Es wurde ihr nur allzu schmerzlich bewußt, wie unsinnig ihre Phobien, ihre Besessenheit und ihre Zwänge waren. Ihr Ich versuchte mit seiner ganzen Willenskraft, solcher Anwandlungen Herr zu werden, aber es half nichts. Alles wurde zu einem Problem, und nur dadurch, daß sie ihren Zwängen nachgab, war sie überhaupt in der Lage, beispielsweise zu essen, zu schlafen und sich auf ihr Studium zu konzentrieren.

Zwangsneurosen sind sehr schwer zu heilen, aber nach einigen Wochen psychiatrischer Behandlung bei Dr. Treece hatte Anns Zustand sich so weit gebessert, daß sie in ihrem Studium Fortschritte machte. Sie hatte so großes Vertrauen zu ihm gefaßt, daß sie nun nicht mehr jeden Weg noch einmal zurücklegen mußte. Sie hatte das Gefühl, falls sie wirklich auf dem falschen Weg zurückgekommen war oder eine Ritze im Straßenpflaster übersehen hatte, dann würde Dr. Treece das schon irgendwie für sie in Ordnung bringen. Sie sagte zu ihm:

«Ich habe das Gefühl, wenn irgend jemand oder irgend etwas mich dafür zu bestrafen droht, daß ich nicht sorgfältig darauf geachtet habe, jedes dieser Rituale in allen Einzelheiten einzuhalten, dann werden Sie das schon in Ordnung bringen, und dann kann ich einschlafen, ohne mir weiter darüber Sorgen zu machen.»

Was Anns Problemen, ihr Asthma eingeschlossen, zugrunde lag, das waren einmal ein heftiger Zorn auf ihre Mutter und zum anderen ihre gemischten Gefühle gegenüber ihrem Vater, den sie zärtlich liebte, aber wegen seines Mangels an Selbstvertrauen zugleich verachtete. Trotz seiner «aggressiven» Tätigkeit als Polizeichef war er zu Hause unsicher und unentschlossen und überließ seiner Frau sogar Entscheidungen, die seinen Beruf betrafen. Anns Zorn und ihre Verachtung waren ebenso wie die drei «Absoluta», von denen wir gesprochen haben, die wesentlichen Faktoren bei ihrer Krankheit, und als sie sich dessen voll bewußt wurde und sie sorgfältig zu eliminieren begann, besserte sich ihr Zustand. Ihr Glaube an die «Allmacht der Gedanken» kam in der Überzeugung zum Ausdruck, sie könne mit Hilfe von Türgriffen Einfluß auf ihren Freund ausüben und ihre gemeinsame Liebe festigen; ihr Glaube an die «Unwiderstehlichkeit ihres Charmes» drückte sich in verzerrter Weise in dem Wunsch aus, alle anderen Frauen in der Welt sollten sterben, damit alle Männer nur ihr zur Verfügung standen. Ihre Symptome waren in der Hauptsache mit starken Todeswünschen verknüpft, die sich gegen ihre Geschlechtsgenossinnen richteten.

Für Menschen mit einem guten Gewissen sind gegen andere gerichtete Todeswünsche so beunruhigend, wie es in der Viktorianischen Ära für viele Menschen die sexuellen Wunschregungen waren. Wenn diese Todeswünsche stark ausgeprägt und lange Zeit unterdrückt worden sind, dann drängen sie ständig nach Freisetzung und Befriedigung und verursachen manchmal Symptome, die völlig außerhalb der Kontrolle des Ichs sind, da das Ich die ihnen zugrunde liegenden Spannungen aus seinem Bereich verbannt hat. Wir können solche Todeswünsche etwa mit den von Todesverachtung besessenen Nihilisten vergleichen, die der Zar von Rußland aus seinem Reich verbannte. Nachdem sie das Land verlassen hatten, waren sie außerhalb der Kontrolle des Zaren und konnten ihre Tätigkeit ungehindert fortsetzen, wenn sie sich auch nur indirekt Ausdruck verschaffen konnten. Da sich das Unbewußte außerhalb der Grenzen des bewußten Ichs befindet, sind Wunschregungen, die in die tieferen Regionen verbannt worden sind, außerhalb der Kontrolle des Ichs, und wenn sie sich dort störend bemerkbar machen, kann das Ich wenig dagegen unternehmen, es sei denn, sie werden in den Bereich des Bewußtseins zurückgebracht.

Zwänge wie Händewachsen, Phobien wie Angst vor Bazillen, und Zwangsvorstellungen wie selbstquälerische Eifersucht treten sehr häufig gemeinsam auf.

Bei der Konversionshysterie handelt es sich um eine andere Neurosenart; sie wirkt sich in der Regel am stärksten auf einen Teil des Körpers aus und weniger auf den emotionalen Bereich.

Horace Volk haßte seinen Vater, aber er sprach nie zu jemanden darüber. Sein Vater war Baptistenprediger und hatte Horace und seine drei älteren Schwestern sehr streng erzogen. Die Mutter starb, als die Kinder alle noch klein waren, und von da an ging der Vater nicht gerade sparsam mit dem Rohrstock um.

Als Horace achtzehn Jahre alt war, wurde Mary, seine älteste Schwester schwanger. Als sie ihren Vater um Hilfe anging, verbannte er sie für immer aus dem Haus. Als Horace an jenem Abend von der Arbeit heimkam und hörte, was vorgefallen war, begann er zu protestieren, aber ein Blick in die vor Zorn funkelnden Augen seines Vaters machten ihn buchstäblich sprachlos. Sechs Wochen lang konnte er nur flüsternd reden, dann bekam er allmählich seine Stimme wieder.

Als zwei Jahre später seine zweite Schwester von zu Hause durchbrannte, verlor Horace wieder seine Stimme. Und wie beim erstenmal bekam er sie nach ein paar Wochen wieder.

Als seine dritte Schwester merkte, daß die schwanger war, beschloß sie, lieber erst zu heiraten, bevor sie ihrem Vater davon berichtete. Am

Hochzeitsabend kamen sie und der frisch gebackene Ehemann nach Hause und erzählten, was sich ereignet hatte. Pfarrer Volk hörte sich die Geschichte an, und dann hob er langsam seine Hand und wies auf die Tür. Er untersagte es ihnen, sein Haus je wieder zu betreten. Horace wollte etwas sagen, doch wieder versagte ihm die Stimme.

Diesmal wollte es gar nicht besser werden. Nach etwa zwei Monaten suchte Horace den Hausarzt auf, der ihn mit Hilfe von Natrium-Amytal-Injektionen zu heilen versuchte. Zwar war Horace, solange er unter der Einwirkung dieses Präparats stand, in der Lage zu sprechen, aber danach sank seine Stimme jedesmal wieder zu einem heiseren Flüstern herab. Nachdem es der Hausarzt innerhalb eines Monats dreimal mit dieser Behandlungsmethode versucht hatte, schickte er Horace zu Dr. Treece.

Dr. Treece gelang es, ihn ohne Anwendung von Medikamenten oder Hypnose zu «heilen». Solange Horace nicht sprechen konnte, war er immer recht guter Laune gewesen, doch jetzt, seit er seine Stimme wiederbekommen hatte, litt er unter Depressionen und Schlaflosigkeit. Als Dr. Treece das Symptom der Stummheit behob, mußten die verdrängten Es-Spannungen sich auf eine neue Weise Ausdruck zu verschaffen suchen, und das taten sie, teils indem sie bei Horace eine starke emotionale Bindung an Dr. Treece entstehen ließen, und teils dadurch, daß sie bei Horace Depressionen hervorriefen und ihn nicht einschlafen ließen. Dr. Treece hatte diese beiden Symptome erwartet und begann nun mit dem zweiten Teil der Behandlung, der darin bestand, daß er sich mit den allen diesen Symptomen zugrunde liegenden Es-Spannungen auseinandersetzte. Während dieser Behandlungsphase traten nicht nur Horaces Empfindungen gegenüber seinen Familienangehörigen zutage, sondern auch Ursprung und Wesen seiner kindlichen Bewunderung für den Arzt. Nach etwa einjähriger Behandlung war Horace in so guter Verfassung, daß er eine feste Freundschaft mit einem Mädchen knüpfte und schließlich heiratete.

In diesem Fall waren, wie wir sehen, die mit der Krankheit zusammenhängenden Spannungen des Todestriebs bewußt, die Spannungen der Libido dagegen unbewußt. Horace war sich durchaus darüber im klaren, daß sein jeweils wieder neu entfachter Haß gegen den Vater dafür verantwortlich war, daß er die Stimme verloren hatte. Was er nicht erkannte, war, daß er jedesmal nicht nur neuen Grund gehabt hatte, seinen Vater zu hassen, sondern auch jedesmal eine seiner geliebten Schwestern verloren hatte, d. h. er hatte ein Libidoobjekt verloren, so daß es für einen beträchtlichen Teil seiner Libido in der Außenwelt plötzlich kein geeignetes Zielobjekt mehr gab. Diese Libido hatte sich nun nach innen gerichtet und aus Gründen, die erst später aufgedeckt wurden, seine Fähigkeit zu sprechen beeinträchtigt (sie hätte auch seinen Magen, seine Arme oder seine Beine beeinträchtigen können).

Daß bestimmte Körperteile plötzlich geschwächt oder gelähmt werden, gehört zum Erscheinungsbild der Hysterie. Hysteriker können zum Beispiel unfähig sein, ihre Arme, ihre Beine oder ihre Stimmbänder zu benutzen; sie können unter einer Lähmung der Halsmuskeln – Schiefhals – leiden oder unter Muskelkrämpfen; sie können einen ihrer Sinne verlieren, zum Beispiel den Geruchssinn, den Geschmackssinn, den Sehsinn oder das Gehör, oder sie können in einem bestimmten Teil des Körpers, beispielsweise in einem Arm oder einem Bein, das Tastgefühl verlieren. Tatsächlich läßt sich fast jeder Krankheitszustand durch Hysterie imitieren, doch ist der Arzt so gut wie immer in der Lage zu sagen, daß es sich um ein funktionelles Symptom handelt. Wie bereits erwähnt, ist die Hysterie mit einer Veränderung des Vorstellungsbildes verbunden, das der Hysteriker von seinem eigenen Körper hat, und da er nicht in Übereinstimmung mit den Gegebenheiten, sondern im Einklang mit den eigenen Vorstellungen von seinem Körper handelt und empfindet, entsprechen die Symptome eher dem veränderten Vorstellungsbild vom Körper als irgendeiner im Körper selbst eingetretenen Veränderung. Die Aufgabe des Psychiaters besteht also darin, das veränderte Vorstellungsbild vom Körper wieder in das normale Vorstellungsbild zurückzuverwandeln, nicht darin, eine körperliche Veränderung zu bewirken. Die Veränderung der Vorstellung vom eigenen Körper, die die Krankheit auslöst, ist auf einen plötzlichen Ansturm von Triebregungen der Libido oder des Todestriebs zurückzuführen, die aus verschiedenen Gründen keine Befriedigung in der Außenwelt finden können. Sie wenden sich daher nach innen und entstellen das Vorstellungsbild vom Körper in der beschriebenen Weise. Da eine solche Neurose auf der Umwandlung (Konversion) von geistig-seelischer Energie in ein körperliches Symptom beruht, bezeichnet man sie als Konversionshysterie. Es gibt stets einen bestimmten Grund dafür, warum der eine oder der andere Körperteil in Mitleidenschaft gezogen wird. Horace zum Beispiel erinnerte sich seit seiner frühen Kindheit an ein heimliches Verlangen, dem Vater seinen Trotz ins Gesicht zu schreien und ihm zu sagen, er würde ihn am liebsten umbringen. Seine Stummheit war eine perfekte Tarnung für diese frustrierte Regung des Todestriebs, und das ist der Grund, warum er dieses Symptom «wählte» und nicht irgendein anderes.

Menschen, die zu übertrieben dramatischem Verhalten und zu übertrieben emotionsgeladenen Reaktionen neigen, sind besonders dazu prädestiniert, dann und wann einmal unter Symptomen der Konversionshysterie zu leiden. Man bezeichnet solche Menschen gemeinhin als «hysterisch». Verlagern sie die Furcht vor ihren eigenen inneren Bedürfnissen und Kräften in der Außenwelt, dann können sie auch unter abnormen Ängsten leiden, die man «Phobien» nennt.

Wir wollen unsere Aufmerksamkeit nun der Angstneurose zuwenden. Septimus Seifuss war der Inhaber einer Buchhandlung in der Thaliagasse. Sein Sohn Simon, Si genannt, war das älteste seiner fünf Kinder; die anderen vier waren Mädchen. Simon arbeitete bis zum Kriegsbeginn im Postamt und meldete sich dann freiwillig zum Militär. Simon hatte seinen Schwestern immer bei ihren Schularbeiten geholfen und auch sonst alles für sie getan, was ein großer Bruder für seine kleinen Schwestern tut. Er war es also gewohnt, sich um andere Menschen zu kümmern. Sein Hauptmann erkannte das bald und beförderte ihn.

Als seine Einheit an die Front kam, mußte alles oft sehr rasch gehen, und Simon hatte nicht mehr soviel Zeit, wie er sich gewünscht hätte, um darauf zu achten, daß jeder seiner Männer sein Schützenloch an der richtigen Stelle und in der richtigen Weise aushob. Einmal schlug eine Granate in ihrem Stellungsabschnitt ein, bevor sie sich eingegraben hatten, und tötete zehn Soldaten. Auch Simon selbst wurde getroffen, doch glücklicherweise befand er sich am Rande des Explosionsradius. Als er wieder zu sich kam, lag er im Lazarett, und irgendwie erfuhr er dort, daß zehn Mann seines Zuges gefallen waren.

Simon war nicht schwer verwundet, und er hätte bald aus dem Lazarett entlassen werden können, wenn er nicht zu einem «Nervenwrack» geworden wäre. Das geringste Geräusch erschreckte ihn und erhöhte seinen Pulsschlag. Er konnte nicht essen, geriet ständig in kalten und heißen Schweiß und konnte kaum mehr schlafen. Nachts wurde alles noch schlimmer. Er hatte Albträume vom Kampf an der Front, und zwar fast jede Nacht den gleichen. Immer wieder durchlebte er alle Einzelheiten des Angriffs, bis er die todbringende Granate heransausen hörte. Dann wachte er schreiend und am ganzen Körper zitternd auf, schweißgebadet und mit klopfendem Herzen.

Simon mußte nach den Vereinigten Staaten zurücktransportiert werden, wo er mehrere Monate in einem Lazarett verbrachte, bis er den Dienst bei der Armee wiederaufnehmen konnte. Lange Zeit hindurch hatte er immer den gleichen Traum, und immer, wenn die Granate heransauste, wachte er schreiend auf. Das erschreckte ihn nicht nur, sondern beunruhigte ihn auch, weil er jedesmal einige der anderen Männer auf seiner Station aufweckte. Auf Grund einer angemessenen Behandlung erholte er sich jedoch teilweise von seiner Krankheit, und im weiteren Verlauf der Behandlung beruhigte er sich mehr und mehr.

Mit Hilfe des Psychiaters begann Simon zu begreifen, welche Gefühle seiner Neurose zugrunde lagen. Er war ein gewissenhafter Mann und machte sich, wie das bei gewissenhaften Menschen häufig vorkommt, für Dinge verantwortlich, an denen er keine Schuld trug. Bald zeigte sich, daß er das Gefühl hatte, wenn er seine Männer beim Ausheben ihrer Deckungslöcher umsichtiger geleitet hätte, wären die zehn vielleicht nicht gefallen. Sein Schuldgefühl war sehr viel stärker, als ihm bewußt wurde. Natürlich war dieses Gefühl unvernünftig, denn wenn er die Männer ihre Deckungslöcher irgendwo anders hätte ausheben lassen, hätte ebensogut dort eine Granate einschlagen können; er hätte nicht die geringste Möglichkeit gehabt, dies zu verhindern.

Simon war nicht nur Opfer seines Schuldgefühls, sondern auch einer blockierten Angststauung. Er war so sehr um andere Menschen besorgt gewesen, daß er keine Zeit gehabt hatte, sich selbst auf den zu erwartenden Schock vorzubereiten. Er hatte so rasch das Bewußtsein verloren, daß ihm keine Zeit mehr geblieben war, die Angst zu empfinden, die sie auslöste, als er sie heransausen hörte. Mit anderen Worten, ihm blieb keine Zeit, seine natürliche Angst wirklich zu empfinden und zu durchleben. Mit Hilfe des Arztes gelang es ihm jedoch, das in einer Art hypnotischem Zustand nachzuholen und damit die blockierte Angststauung abzubauen. Er und der Arzt krochen auf Händen und Knien unter den Tisch und taten so, als befänden sie sich in einem Schützenloch. Als Simon die Granate heransausen «sah», schrie er immer wieder:

«O Gott! In die Deckungslöcher! Hinlegen! Um Gottes willen! In die Deckungslöcher!»

Es war genau das, womit er damals seine Angst hätte mildern können, hätte er nicht, bevor er dazu in der Lage war, das Bewußtsein verloren. Nach einigen wenigen Behandlungsstunden, die jedesmal damit endeten, daß Simon sich die Hände vors Gesicht hielt und zu weinen anfing, wenn er «sah», wie seine Leute von der Granate getötet wurden, hörten die Angstträume auf.

Warum hatte Simon diesen Traum? Offenkundig war es ein Versuch, seine Angst im Schlaf wirklich zu durchleben. Wäre es ihm gelungen, den Traum einmal ganz bis zum Schluß zu durchleben, so hätte danach vielleicht alles von selbst aufgehört. Einer der Gründe, warum ihm das nicht gelang, bestand darin, daß er sich in einem solchen Maße Vorwürfe für seine (eingebildete) «Unachtsamkeit» machte, daß er das Gefühl nicht loswurde, statt seiner Leute hätte die Granate ihn treffen sollen. Der logische Abschluß seines Traumes hätte also eigentlich darin bestehen müssen, daß er selbst durch die Granate getötet wurde. Aus einem uns nicht begreiflichen Grund hat jedoch der nach innen gerichtete Todestrieb, wenn überhaupt, nur selten die Möglichkeit, sich in Träumen vollständig zum Ausdruck zu bringen. Der zu Tode erschrokkene Träumer, der von einer Felsklippe in die Tiefe stürzt, wacht stets auf, bevor er am Boden zerschellt; das von panischem Schrecken ergriffene Mädchen, das wie gelähmt dasteht, wenn der Riese mit dem großen Messer angestürmt kommt, wacht immer auf, bevor es gepackt wird – und falls es wirklich gepackt wird, stellt sich heraus, daß er es gar nicht umbringen will. Hier erkennen wir einen deutlichen Gegensatz zu den Träumen des nach außen gerichteten Todestriebs oder der nach außen gerichteten Libido, die oft bis zum Abschluß gebracht werden und mit einem Mord oder einem Orgasmus enden. Da Simon sich im Traum nicht selbst beseitigen konnte, mußte er jedesmal im kritischen Moment aufwachen. Unter Anleitung des Arztes gelang es ihm jedoch, den Vorgang, den er in seinen natürlichen Träumen nicht zu Ende führen konnte, zum Abschluß zu bringen; die aufgestaute Energie wurde freigesetzt, und Simon wurde wieder zu einem freien Menschen.

Der Psychiater brach die Behandlung allerdings hier noch nicht ab. Auf Grund weiterer Überlegungen wurden er und Simon sich bewußt, daß die Situation im Grunde eine Wiederholung «unerledigter» Kindheitsemotionen gewesen war. Es handelte sich dabei um eine ähnliche vermeintliche «Nachlässigkeit», die sich Simon bei der Beaufsichtigung seiner jüngeren Schwestern hatte zuschulden kommen lassen: vor vielen Jahren bei dem großen Brand in Olympia hatte eine von ihnen leichte Verbrennungen erlitten. Bei Abschluß der psychiatrischen Behandlung fühlte sich Simon auch von dieser zusätzlichen psychischen Spannung befreit, die ihm jahrelang nicht bewußt geworden war und ihm vor seiner Zeit beim Militär Albträume und Herzklopfen verursacht hatte.

Milderen Formen dieser Neurose begegnen wir selbst bei Menschen, die allem Anschein nach ein ruhiges Leben führen und sich nicht daran erinnern können, je einen seelischen Schock erlitten zu haben; die Symptome sind Nervosität, Ruhelosigkeit, übermäßiges Schwitzen, rascher Pulsschlag, Schlaflosigkeit, Albträume und eine allgemeine Niedergeschlagenheit, die sich auch im Gesichtsausdruck widerspiegelt. Diese Symptome ähneln denen der Hyperthyreose (Überfunktion der Schilddrüse) so stark, daß im Zweifelsfall ein Chirurg, ein Internist oder Drüsenspezialist und ein Psychiater zu Rate gezogen werden sollten, um zu entscheiden, was wirklich vorliegt. Eine weitere Ähnlichkeit besteht darin, daß ein seelischer Schock oft den Beginn einer Erkrankung der Schilddrüse anzeigt – wie im Falle von Polly Reed, deren Vater unmittelbar neben der Buchhandlung von Septimus Seifuss einen Schallplattenladen hatte. Als Polly 26 Jahre alt war, starb ihr Vater; unmittelbar danach vergrößerte sich ihre Schilddrüse, und es zeigten sich bei ihr viele der oben beschriebenen Symptome. Nach Entfernung der erkrankten Drüse verschwanden diese Symptome. Es ist also manchmal sehr schwierig, zwischen einer Erkrankung der Schilddrüse und einer Angstneurose zu unterscheiden, da beide einander in mancher Hinsicht ähneln.

Zwar ist es möglich, ganz allgemein festzustellen, daß es verschiedene Arten von Neurosen gibt, wie etwa diejenigen, die wir hier erörtert haben, aber in Wirklichkeit gibt es so viele Neurosen, wie es Patienten gibt: im Grunde ist es nur ein Behelf, wenn man von Zwangsneurosen, Hysterie, Angstneurosen usw. spricht. Die Träume von Simon Seifuss waren in gewissem Sinn ebenso zwanghaft wie Anns Vorstellungen, und Horaces Konversionshysterie verwandelte sich in eine milde Form von

Angstneurose, nachdem er von seinem Konversionssymptom befreit worden war. Genaugenommen sollte man von Simons Neurose, Anns Neurose und Horaces Neurose sprechen, statt sie nach den verschiedenen Symptomen zu benennen. Da jedoch bei den meisten Patienten über einen längeren Zeitraum hin ein bestimmtes Symptom im Vordergrund zu stehen scheint, nimmt man gewisse Klassifizierungen vor, damit die Psychiater einander besser verstehen, wenn sie zum Beispiel sagen, daß die Symptome eines Patienten «vorwiegend in die Gruppe der Zwangsneurosen fallen» oder «vorwiegend in die Gruppe der Konversionshysterien» oder «in die Gruppe der Angstneurosen». Bei der Behandlung eines Patienten dagegen denken die Psychiater stets daran, daß sie es nicht mit einem exemplarischen Fall zu tun haben, sondern mit einem bestimmten Individuum, das bestimmte Erlebnisse durchgemacht hat, die bestimmte Spannungen verursacht haben, deren Resultat bestimmte Maßnahmen zum partiellen Abbau dieser Spannungen gewesen sind; und sie denken daran, daß jedes Individuum solche Spannungen auf seine eigene, von Zeit zu Zeit wechselnde Art zu bewältigen versucht.

Zwei andere Neurosenarten, die hier noch erwähnt werden sollen, sind die Hypochondrie und die Neurasthenie. Gemeinhin bezeichnet man jeden Menschen, der allzusehr über seine Gesundheit klagt, als Hypochonder, aber ein wirklicher Hypochonder ist verhältnismäßig selten. Ein wirklicher Hypochonder klagt nicht nur über seine Gesundheit, sondern benutzt seine Klagen auf raffinierte Weise dazu, seine Umgebung zu beherrschen. Solche Patienten leiden an einem Übermaß nach innen gerichteter Libido oder narzißtischer Libido. Sie verwenden ihre Energie dazu, sich selbst zu lieben. Sie beobachten ständig alle Reaktionen ihres Körpers und sind schon bei der geringsten Unregelmäßigkeit beunruhigt – wie etwa Mr. Krone oder Mrs. Eris. Der geringste Vorwand genügt ihnen, um einen Arzt kommen zu lassen oder ihren Lieblingsquacksalber aufzusuchen. In ihren Wohnungen stapeln sich seltsame Medikamente und sonderbare Apparate zur Selbstbehandlung; so mancher Scharlatan verdient sein Geld damit, daß er die Ängste dieser Menschen nährt und ihrer Eigenliebe schmeichelt. In ihrem Zuhause muß alles ausschließlich auf ihre eigene Bequemlichkeit ausgerichtet sein, ohne Rücksicht darauf, was das für die übrigen Familienmitglieder an Opfern bedeutet, und der banalste Anlaß genügt ihnen, um einen Riesenwirbel zu machen. Hypochonder sind sehr schwer zu behandeln, denn sie sind so stark von sich eingenommen, daß sie sich schon bei der geringsten Andeutung, ihre Gefühle könnten abnorm sein, beleidigt fühlen, und wenn jemand ihnen gar vorzuschlagen wagt, sie sollten sich in psychiatrische Behandlung begeben, geraten sie außer sich. Es wird sich jedoch zeigen, daß ihr Verhalten alle Voraussetzungen für eine Neurose erfüllt. Selbst wenn sie *scheinbar* willig auf die Bemühungen des Arztes eingehen, sind sie nahezu unheilbar. Es wäre leichter gewesen, Romeo von seiner Liebe zu Julia zu heilen, als daß es gelingen könnte, einen Hypochonder von seiner Liebe zu sich selbst zu heilen.

«Neurasthenie» ist ein älterer Begriff, der gelegentlich noch verwendet wird, um Menschen zu charakterisieren, die müde, deprimiert, energielos und leicht reizbar sind, sich auf nichts richtig konzentrieren können und gern jeder Verantwortung aus dem Wege gehen. Die meisten Psychiater ziehen es heute vor, solche Fälle entweder den Angstneurosen zuzuordnen oder aber den neurotischen Depressionen.

In diesem Abschnitt haben wir verschiedene Arten von Neurosen erörtert, doch sollte man immer bedenken, daß jeder «Neurotiker» als besonderes Individuum zu behandeln ist, nicht als exemplarischer Fall einer bestimmten Krankheitsform. Symptome können sich von Zeit zu Zeit ändern, und jeder Mensch erlebt seine Symptome auf seine eigene, individuelle Art.

7. Wodurch entstehen Neurosen?

Ob es zu einer Neurose kommt, das hängt in erster Linie davon ab, wie stark die Es-Impulse sind und wieweit sie Gelegenheit haben, sich entweder auf annehmbare Weise direkt Ausdruck zu verschaffen oder aber durch gesunde Methoden der Verlagerung. Jemand, der seit früher Kindheit ständig in Wut versetzt oder sexuell stimuliert wurde, ist unter Umständen einfach nicht mehr in der Lage, die aufgestaute Erregung mit Hilfe der zu Gebote stehenden normalen Methoden zu bewältigen und wird dann durch sie in seinem Glück und in seiner Leistungsfähigkeit behindert, sofern ihm nicht von außen Hilfe zuteil wird. Andere Menschen wiederum sind nicht einmal in der Lage, ein normales Maß an Erregung zu bewältigen ohne dabei in Schwierigkeiten zu geraten, weil ihr Über-Ich übermäßig streng ist, weil die Entwicklung ihres Ichs und ihrer Speicherfähigkeit nicht genügend gefördert wurde oder aber infolge ungewöhnlich ungünstiger äußerer Umstände.

Gerät ein Mensch bei der Auseinandersetzung mit seinen aufgestauten Spannungen in Schwierigkeiten, so kann eine Veränderung im Bereich eines jeden der oben erwähnten Faktoren eine Neurose hervorbringen. Es kann so lange gutgehen, bis bestimmte Vorgänge entweder die Triebspannung seines Es intensivieren (gesteigerte Ressentiments oder gesteigerte sexuelle Erregung) oder die Strenge seines Über-Ichs verschärfen (Schuldgefühle) oder seine Speicherfähigkeit schwächen (physische Krankheit) oder ihn gesunder Ausdrucksmöglichkeiten berauben. In jedem Fall ist ein Zusammenbruch die Folge.

Das Über-Ich spielt eine wesentliche Rolle bei der Entscheidung, wieviel von seinen Spannungen das Individuum abbaut und wieviel es speichern muß. Ist das Über-Ich unbekümmert, dann gestattet es einen weitgehenden Abbau der Spannungen, und es braucht nur wenig gespeichert zu werden; ist es dagegen streng, erlaubt es nur einen geringfügigen Abbau, und es kommt zu einem großen Spannungsstau, der die Speicherkapazität des Individuums zu stark beansprucht. Das bedeutet allerdings nicht, daß man eine Neurose dadurch vermeiden kann, daß man seinen Impulsen freien Lauf läßt. Zunächst einmal kann ein solches Verhalten zu zahlreichen Komplikationen mit anderen Energiesystemen, beispielsweise mit der Natur oder mit anderen Menschen, führen, so daß ein weiterer Abbau der Spannungen unmöglich wird und sich am Ende mehr Spannungen stauen als je zuvor. Wenn zum Beispiel ein Mann seine Frau beschimpft, wann immer ihm danach zumute ist, kann es geschehen, daß er sie schließlich verliert und dann niemanden mehr hat, der ihm bereitwillig als Objekt für seinen Todestrieb oder für seine Libido dient; er wird also entsprechend leiden.

Zweitens ist es klüger, Zurückhaltung zu üben, als zu riskieren, daß man das Über-Ich verletzt. Das Über-Ich ist ein aufmerksamer Gebieter, dessen Strafen man sich schwer entziehen kann. Ein Beispiel: eine Frau mag zu dem Schluß kommen, ihr Über-Ich werde ihr eine Abtreibung erlauben, ohne sie hinterher dafür zu bestrafen. Sie ist in diesem Augenblick möglicherweise nicht in der Lage, ihre wahren Empfindungen zu beurteilen, und so erscheint ihr vielleicht ihr Vorhaben als richtig; hat sie sich jedoch falsch beurteilt, wie es gelegentlich geschieht, kann es sein, daß sie viele Jahre danach Schuldgefühle entwickelt und vielleicht mit vierzig oder fünfzig unter den fortgesetzten Vorwürfen ihres Über-Ichs zusammenbricht.

Ein weiterer Faktor, der bei der Neurose eine wichtige Rolle spielt, ist das Ausmaß der aus der frühen Kindheit übriggebliebenen «unerledigten» Angelegenheiten. Je größer das Ausmaß, desto größer ist die Wahrscheinlichkeit, daß es in einer bestimmten Situation zu einer Neurose kommt, und desto schwerer wird sie wahrscheinlich sein. So hatte von drei Patienten, die gemeinsam den Strapazen des Lebens beim Militär ausgesetzt waren – und deren Väter gestorben waren, als die Patienten zwei, vier bzw. acht Jahre alt waren –, der erste den schwersten Zusammenbruch, der zweite einen weniger schweren und der dritte den leichtesten. Der erste hatte die meisten «unerledigten Vaterangelegenheiten», der zweite weniger und der dritte die wenigsten. Der Schweregrad ihrer Neurose entsprach dem Grad ihrer emotionalen Erfahrung bzw. dem Mangel an Erfahrung im Umgang mit älteren Männern; diese Beziehung ist von großer Bedeutung beim Militär, wo der Offizier in mehr als einer Hinsicht eine Vaterrolle übernehmen muß. Ein Mann mit nur wenigen ungelösten psychischen Problemen aus der frühen Kindheit kann im späteren Leben weit mehr an seelischen Belastungen ertragen, ohne zusammenzubrechen, als ein Mann, der viele ungelöste Kindheitsprobleme mit sich herumschleppt.

Ein bei Neurotikern weitverbreiteter Ausspruch lautet: «Meine Mutter und mein Vater waren nervös, folglich bin ich auch nervös. Ich habe das geerbt!»

Das entspricht nicht den Tatsachen. Die Neurose ist nicht erblich; aber die Grundlage dafür kann bereits in früher Kindheit geschaffen werden – als Ergebnis des Verhaltens der Eltern. Ob es zu einer Neurose kommt, hängt davon ab, wie der einzelne von seiner Energie Gebrauch macht. Wie wir im ersten Kapitel gesehen haben, können einige seiner Tendenzen auf die von den Eltern ererbte Konstitution zurückzuführen sein, aber seine tatsächliche Entwicklung wird hauptsächlich durch das beeinflußt, was er aus der Beobachtung seiner Eltern lernt. Solange er ein Kleinkind ist, erscheint ihm alles, was seine Eltern tun, als die «natürlichste Sache von der Welt», denn er hat ja kaum einmal die Möglichkeit, ihr Verhalten mit dem anderer Menschen zu vergleichen. Wir haben schon geschildert, wie das Kind die Eltern nachahmt und entweder umgänglich und liebevoll ist oder aber unausstehlich und habgierig. Merkt das Kind, daß die Eltern beim Auftreten von Schwierigkeiten gleich in die Luft gehen, statt sie im Einklang mit dem Realitätsprinzip zu bewältigen, so ahmt es dieses Verhalten nach. Machen sie von ihrer Energie auf neurotische Weise Gebrauch, hat das Kind die Tendenz, es ebenso zu tun, denn alles, was seine Eltern tun, erscheint dem Kleinkind als «notwendig». Auf diese Weise kann das Kind, wenn die Eltern neurotisch sind, später auch neurotisch werden, allerdings hat es dann die Neurose ebensowenig geerbt wie seine Eltern. Auch sie haben ihr neurotisches Verhalten von ihren Eltern gelernt.

Es ist möglich, daß die Intensität der Es-Triebe, die Fähigkeit, die zur Bildung eines stabilen Über-Ichs notwendigen Prozesse durchzumachen, und die geistig-seelische Speicherkapazität geerbt werden, aber was das Individuum aus diesen natürlichen Gaben macht, hängt davon ab, wie es in seiner frühen Kindheit erzogen wird. Es hat den Anschein, als falle es manchen Kindern von Geburt an schwerer als anderen, eine normale Persönlichkeit zu entwickeln; das ist natürlich eine zusätzliche Bürde für die Eltern, die in solchen Fällen mit besonderer Sorgfalt auf ihr eigenes Verhalten achten müssen. Gelingt das nicht, dann fällt dem Psychiater die Aufgabe zu, die neurotischen Verhaltensmuster, wie lange sie auch bereits bestehen mögen, unter Berücksichtigung der besonderen Eigenschaften des Individuums zu korrigieren.

6. Kapitel
Psychosen

1. Was versteht man unter «Geisteskrankheit»?

Bei den meisten Menschen ist das Ich in der Lage, das Es so weit unter Kontrolle zu halten, daß die geistig-seelische Energie zu vernünftigen Zwecken verwendet werden und das Leben im emotionalen Bereich normal verlaufen kann. Wird das Ich geschwächt oder das Es erregt, dann kommt es bei manchen Menschen zu einer Energieverschwendung, weil es den Es-Instinkten gelingt, sich in verschleierter Form auf eine Art und Weise partielle Befriedigung zu verschaffen, die sich nachteilig auf das Wohlbefinden, die Leistungsfähigkeit und das Glück des Individuums auswirkt. Solche verzerrten Ausdrucksformen bezeichnet man als neurotisches Verhalten; treten sie regelmäßig auf und behindern sie das Individuum ernstlich, stellen sie eine Neurose dar. Bei manchen unglücklichen Menschen (etwa bei einem von zwei- bis dreihundert) zieht sich das Ich vollständig zurück, und das Es übernimmt das Kommando. In diesem Fall werden die verdrängten Vorstellungsbilder bewußt und führen zu seltsamen Verhaltensformen, die man als «Psychosen» bezeichnet.

Um deutlicher zu machen, welche Auswirkungen ein solcher vollständiger Rückzug des Ichs haben kann, wollen wir einen Fall untersuchen, bei dem es sich um eine der am häufigsten vorkommenden Formen von Psychose handelt, nämlich um Schizophrenie. In dem hier beschriebenen Fall durchlief die Krankheit vier verschiedene Entwicklungsstadien, bevor der Heilungsprozeß begann.

Am Stadtrand von Olympia, in der Nähe des schlammigen Flußufers, lebte ein junger Bursche, der eigentlich Schäfer hätte werden sollen. Beim Schafehüten hätte er auf dem Rücken im Gras liegen, die Arme ausstrecken und sich seinen Träumereien hingeben können, während er auf die Schäfchenwolken starrte. Er steckte voll herrlicher Träume. Allein mit seinen Schafen, als Untertanen und Publikum, hätte er spielen können, er sei ihr König und ein Philosoph. Unglücklicherweise arbeitete Cary Fayton jedoch in der Fleisch- und Wurstwaren-Abteilung von Dimitris Lebensmittelgeschäft, wo er sich nicht um lebende, sondern um verarbeitete tote Schafe zu kümmern hatte. Und wenn er sich auf den Rücken legte, konnte er nichts weiter sehen als die rissige Decke seines Zimmers in einer ärmlichen Wohnung nahe der Konservenfabrik.

Cary verbrachte einen Großteil seiner Freizeit damit, auf der Couch zu liegen. Es wollte ihm nie recht gelingen, mit anderen jungen Menschen in Kontakt zu kommen, und die Mädchen, mit denen er gern zusammengewesen wäre, fanden ihn zu seltsam und schweigsam. So hüllte er sich meist in seine Tagträume, doch brachte er es nicht über sich, über sie zu sprechen; und da es sonst nicht viel gab, worüber er hätte sprechen können, war es schwierig, sich mit ihm zu unterhalten.

Einmal erzählte er einem Mädchen namens Georgina Savitar von seinen Tagträumen; wenn er erwachsen sei, so erzählte er, würde er ein bedeutender Mann werden, und wenn dann irgendein Mann ihr zu nahetreten sollte, werde er ihr das Leben retten. Doch am nächsten Tag berichtete Georgina in der Schule den anderen Mädchen flüsternd, was Cary ihr, von ihr ermuntert, anvertraut hatte; von da an kicherten die Mädchen jedesmal, wenn sie ihn sahen, und er kam sich so erbärmlich vor, daß er den Mädchen auswich und auf die andere Straßenseite ging, um ihnen nicht zu begegnen. Einmal ging er auf dem Heimweg ein Stück mit Minerva Seifuss zusammen, die ein gütiges und intelligentes Mädchen war. Minerva versuchte ihm behutsam klarzumachen, daß sie ihn für einen netten Jungen hielt, daß aber andere Menschen und vor allem die anderen Mädchen ihn wegen seiner Schüchternheit etwas sonderbar fanden. Sie riet ihm, sich für Sport und andere Dinge zu interessieren, genauso wie die anderen Jungen. Cary wußte, daß sie es gut mit ihm meinte, aber er kam sich danach nur noch elender und hilfloser vor. Von nun an ging er auch Minerva aus dem Weg, obwohl er zu Hause heimlich Gedichte über sie schrieb.

Wenn Cary abends auf seinem Bett lag, während seine geschiedene Mutter ihre Freunde zu Gast hatte, zu denen auch Mr. Krone gehörte, dachte er oft über die verschiedenen Frauen nach, die im Lauf des Tages bei ihm einkauften, und dann stellte er sich vor, wie sie irgendwann einmal in Gefahr geraten würden und wie er sie retten würde und wie sie sich dann in ihn verlieben würden. Besonders eine Frau hatte es ihm angetan; sie hatte sehr lange, schlanke Beine, genau die Art von Beinen, die er besonders gern mochte. Jedesmal, wenn sie den Laden betrat, beobachtete er sie aufmerksam, um zu sehen, ob sie nicht durch irgendein kleines Zeichen zu erkennen gab, daß sie ihm besondere Beachtung schenkte. Als sie ihn eines Tages freundlich anlächelte, zog er daraus den Schluß, sie müsse in ihn verliebt sein. Er stellte sich vor, sie sei bereits seit längerer Zeit in ihn verliebt und habe sich bisher nur nicht getraut, es ihm zu sagen, weil ihr Mann sie verprügeln würde, wenn er von ihren geheimen Gedanken an Cary erführe.

Cary wußte, daß diese Frau, Georgina Savitars Schwester, mit dem Drogisten Alex Paterson verheiratet war. Er fand heraus, wo sie wohnte und lungerte nun oft nach Ladenschluß an der Straßenecke herum, in der Hoffnung, sie würde einmal aus ihrer Wohnung herauskommen, und er könnte allein mit ihr sprechen, was ihm im Laden natürlich nicht möglich war. Er wollte ihr sagen, wie sehr er sie liebte, und er wollte ihr auch erzählen, daß seine Arbeit ihn langweile und daß er damit Schluß machen wolle. Er hoffte, sie würde mit ihm durchbrennen und ihren Mann verlassen, von dem Cary annahm, er behandle sie brutal und rücksichtslos. Einmal kam sie tatsächlich vorbei, aber als der große Augenblick gekommen war, brachte er kein einziges Wort heraus, sondern senkte nur den Blick und traute sich nicht einmal, «Guten Tag» zu sagen. Schließlich kam er zu dem Schluß, die einzige Möglichkeit, ihr zu sagen, daß er von ihrem Leid wisse, sei, ihr einen Brief zu schreiben. Er schrieb ihr und trug den Brief wochenlang in seiner Brieftasche mit sich herum, bevor er den Mut hatte, ihn mit in das Päckchen zu legen, in das er ihr das Fleisch einpackte, das sie bei ihm gekauft hatte.

Als Mrs. Paterson nach Hause kam, fand sie den Brief:

Liebste! Ich liebe Dich ... Ich möchte, daß wir gemeinsam von hier fortgehen. Ich weiß, wie sehr Du leidest. Ich werde dieses Biest umbringen. Meine Arbeit macht mir keine Freude mehr. Wenn ich mir das Fleisch anschaue, wird mir ganz schwindlig, und ich weiß nicht, ob ich lebe oder tot bin. Mir kommt alles wie ein Traum vor. Ich bin schon einmal hier gewesen. Mein Gesicht ändert sich ständig. Man wird uns beide erwischen, wenn wir nicht auf der Hut sind. Man wird Deine Beine verändern. Leb wohl, Liebling. Ich erwarte Dich an der üblichen Stelle.

Cary

Mrs. Paterson wußte nicht, was sie mit dem Brief anfangen sollte. Sie sprach mit ihrem Mann darüber. Zuerst dachten sie daran, zu Carys Mutter zu gehen und ihr die Sache zu erzählen, aber sie waren beide etwas ängstlich, und Mrs. Fayton, Carys Mutter, war dafür bekannt, daß sie sehr streitsüchtig wurde, wenn sie etwas trank, und so gingen sie statt dessen zu Polizei, oder vielmehr Mr. Paterson ging. Als er zur Polizeiwache kam, war er überrascht, dort ausgerechnet Cary zu begegnen. Cary hatte um persönlichen Schutz gebeten. Er sagte, die Leute könnten seine Gedanken lesen, sie folgten ihm auf der Straße und verständigten sich durch Zeichen über ihn, die dazu führten, daß sein Gesicht sich verändere. Er wollte, daß man die Schuldigen verhaftete. Er sagte, es handle sich um eine Verschwörung, auch wenn er nicht wisse, wer dahinterstecke. Mr. Paterson verließ daraufhin die Wache, ohne etwas zu sagen, und kam später noch einmal zurück. Als der Beamte den Brief gelesen hatte, rief er den Polizeichef, Mr. Kayo. Sie kamen zu dem Schluß, es handle sich hier um einen Fall für Dr. Treece; also fuhren sie zu Mrs. Paytons Wohnung und brachten Cary in die Klinik.

Dr. Treece stellte fest, daß Cary einige seltsame Erlebnisse gehabt hatte. Gott selbst war ihm erschienen und hatte ihm verkündet, er solle der «König der Welt» werden. Er hatte ihm ein bestimmtes Zeichen gegeben, ein Kreuz mit einem Kreis darunter, das von nun an sein Zeichen sein sollte. Stimmen sagten ihm ständig, was er zu tun hatte. Gelegentlich, wenn er eine bestimmte Arbeit verrichten wollte, sagten die Stimmen ihm ganz genau, wie er im einzelnen vorgehen sollte. Wenn er auf die Straße hinausging, warnten ihn die Stimmen und sagten ihm, alle Menschen würden ihm Gesichter schneiden, und man sei hinter ihm her.

Alles schien wie ein Traum. Die Menschen, die ihm nachstellten, versuchten mit Hilfe der Telepathie sein Äußeres zu verändern. Manchmal stand er stundenlang vor dem Spiegel und fragte sich, wie sehr sich wohl sein Gesicht im Laufe der letzten Stunden verändert habe. Alles, was er tat, schien sich schon einmal ereignet zu haben. Alle diese Gefühle waren besonders schlimm, wenn er im Laden mit Fleisch hantierte, und manchmal wurden sie so unerträglich, daß ihm im Magen übel würde. Er sagte, seine einzige Hoffnung sei Mary. So nannte er Mrs. Paterson, obwohl ihr eigentlicher Vorname Daphne war. Er glaubte, auch sie werde verfolgt, und er sei der einzige, der sie – mit Hilfe seines magischen Zeichens – retten könne. Fragte man ihn nach seiner Mutter, dann antwortete er: «Ich habe keine Mutter!»

Als seine Mutter ihn besuchte, fing sie schluchzend an zu weinen. Er sagte ihr nicht einmal «Guten Tag». Er lächelte sie nur an und fragte sie: «Magst du Haferflockenbrei?» Er schien sie gar nicht zu erkennen und achtete weder auf ihre Tränen noch auf ihre Worte, sie sei doch seine Mutter und könne ihm helfen. Er blickte sie nur hochmütig an, so wie im Altertum ein König einen Bauern angeblickt haben mag, und reichte ihr ein Stück Papier, auf das er sein magisches Zeichen gemalt hatte; dann ging er davon und starrte mit einem verwunderten Stirnrunzeln auf die Spitzen der Schuhe.

Am folgenden Tag begann eine Phase, in der Cary in seinem Bett dalag und sich nicht rührte. Das dauerte über zwei Wochen. Er sprach nicht, öffnete seine Augen nicht und gab durch keinerlei Zeichen zu erkennen, ob er irgend jemanden wahrnahm. Er weigerte sich, etwas zu essen, und um ihn nicht verhungern zu lassen, mußte ihm mit Hilfe eines Röhrchens Nahrung in den Magen eingeführt werden. Er sorgte sich nicht mehr um sich selbst, und er interessierte sich auch nicht für das, was an seinem Bett vorging. Nahm der Arzt seinen Arm und hob ihn empor, dann verharrte er minutenlang, ja manchmal sogar über eine Stunde in dieser Haltung. Man konnte seinen Arm und seine Hand in jede beliebige Position bringen: sie verharrten in dieser Haltung, als wäre Cary eine Wachspuppe.

Eines Tages hatte Cary dieses Stadium überwunden und begann wieder zu sprechen. Er beklagte sich nicht mehr über irgendwelche Menschen, die ihn verfolgten. Er sagte jetzt, sie könnten ihn überhaupt nicht berühren. Er saß in einer Ecke in einem Stuhl und erzählte, er sei der König der Welt und der Welt größter Liebhaber. Alle Kinder auf der ganzen Welt seien von ihm gezeugt worden. Ohne ihn könne keine Frau mehr ein Kind zur Welt bringen.

Seine Mutter erkannte er immer noch nicht. Was sie auch sagte, wie sie sich auch verhielt, er reagierte nicht darauf. Er erzählte ihr weiterhin, was für ein bedeutender Mann er sei, und das gleiche erzählte er, ohne ein Anzeichen emotionaler Regung, den Ärzten und Schwestern; er tat so, als wisse es alle Welt, außer demjenigen, mit dem er gerade sprach. Versuchte man mit ihm darüber zu reden, oder fragte man ihn, wie er König sein könne, da er doch in der Ecke eines Krankenhauszimmers sitze, dann hörte er zwar zu, aber unmittelbar darauf erzählte er wieder, was für ein bedeutender Mann er sei – so als habe vorher kein Mensch zu ihm gesprochen.

Dr. Treece diskutierte allerdings nicht mit Cary und unterzog ihn zu diesem Zeitpunkt auch keiner speziellen Behandlung, denn er hatte das Gefühl, Carys Zustand würde sich von selbst bessern, und das geschah in der Tat nach sieben Monaten. Erst als er das Gefühl hatte, es gehe Cary wieder gut, begann Dr. Treece mit ihm über alles zu sprechen.

Als Cary aus der Klinik entlassen wurde, kam er wieder gut zurecht. Etwa einmal im Monat suchte er Dr. Treece auf. Und da Dr. Treece sich um Cary kümmerte, stellte Mr. Dimitri ihn wieder ein, allerdings nicht in dem Geschäft auf der Hauptstraße, sondern in seinem Warenlager an der *Railroad Avenue North*. Er glaubte zwar, es sei für ihn riskant, Cary dort arbeiten zu lassen, obwohl Cary hier keine Kunden zu bedienen hatte, aber er sagte sich, man sollte dem Jungen wie jedem Menschen eine Chance geben, und war entschlossen, ihn so lange zu behalten, wie er seine Arbeit zufriedenstellend verrichtete. Es beruhigte ihn, daß Dr. Treece ihn darin bestärkte. Dr. Treece machte sich zwar einige Sorgen um Cary, aber er ließ sich das niemandem gegenüber anmerken. Er hielt ihn nur unter strenger Kontrolle. Er war überzeugt, daß Cary, falls er wieder einmal merkwürdige Anwandlungen hätte, nicht zögern würde, den Arzt aufzusuchen und es ihm zu berichten, und zwar noch bevor er abends von der Arbeit nach Hause ging – so hatte er es mit Cary vereinbart.

Cary hatte seinen Zusammenbruch vor etwa zwanzig Jahren, also zu einer Zeit, als die neuen Psychopharmaka noch nicht entdeckt waren und die Gruppentherapie noch kaum angewandt wurde. Sein Fall wird hier als Beispiel für den «natürlichen Verlauf» der Schizophrenie beschrieben, d. h. für die Stadien, die sie durchlaufen kann, wenn sie nicht nach modernen Methoden behandelt wird. In manchen weniger entwickelten Ländern verläuft die Schizophrenie noch heute wie damals bei Cary, da es dort weder Psychopharmaka gibt noch Psychiater, die in der Gruppentherapie genügend ausgebildet sind. Manche Ärzte wenden nach wie vor eine Schockbehandlung mit elektrischem Strom, Insulin oder Kohlendioxyd an oder greifen in schweren Fällen zur Gehirnchirurgie, aber diese Behandlungsmethoden kommen aus der Mode, seit man mehr und mehr über die Möglichkeiten der medikamentösen Behandlung und der Gruppentherapie weiß. Davon wird später, in den Abschnitten über diese Behandlungsmethoden, noch ausführlicher die Rede sein. Jedenfalls wurde Cary, als er einige Jahre später wieder in Schwierigkeiten geriet, von Dr. Treece in eine Therapiegruppe aufgenommen. Die Gruppentherapie trug dazu bei, daß Cary seine Ausgeglichenheit wiederfand und behielt. Noch erleichtert wurde die Behandlung, als die neuen Psychopharmaka aufkamen. Wenn Cary einmal aus dem Gleichgewicht geriet, verschrieb ihm Dr. Treece eines dieser Medikamente, und wenn es ihm nach einer Weile wieder gut ging, hörte Cary auf, das Medikament einzunehmen. Auf diese Weise brauchte er sich nie wieder einer stationären Behandlung zu unterziehen. Er behielt seine Arbeit im Warenlager und heiratete sogar nach einiger Zeit. Mit Hilfe der Gruppentherapie besserte sich sein Zustand fortlaufend, und schließlich kam er sogar ohne jede Behandlung aus.

Kehren wir nun zu unserer Untersuchung der verschiedenen Formen von Schizophrenie zurück, wie sie sich im Verlauf seines ersten Zusammenbruchs bemerkbar gemacht hatten. Was war in diesem Fall geschehen? Ganz offensichtlich war Cary anders als die anderen Jungen und Mädchen seiner Umgebung. Er hatte keine Freunde und schloß sich nie einem anderen Menschen an. Er hatte nicht einmal eine engere Bindung an seine Mutter, was vermutlich auf deren Lebenswandel zurückzuführen war. Selbst wenn Cary fähig gewesen wäre, engere menschliche Bindungen herzustellen, so hätte seine Mutter ihm das zweifellos erschwert. Andererseits brachte er auch nie irgendeinem Menschen gegenüber Feindseligkeit oder irgendwelche Ressentiments aktiv zum Ausdruck. Libido und Todestrieb verschafften sich bei ihm ausschließlich in Tagträumen Ausdruck. Im wirklichen Leben küßte er weder jemanden noch versetzte er jemandem einen Hieb; in seinen Phantasievorstellungen hatte er dagegen Geschlechtsverkehr und brachte andere Menschen um.

In wirklichen menschlichen Kontakten war er so unerfahren, daß er bei den seltenen Gelegenheiten, wenn er einem anderen Menschen näherzukommen versuchte, kläglich versagte. Er hatte kaum Gelegenheit, und vielleicht auch kaum die Fähigkeit, aus der Erfahrung zu lernen, um im Einklang mit dem Realitätsprinzip exakte und nützliche Vorstellungsbilder vom Wesen des Menschen zu formen, wie das bei anderen Menschen üblich ist, die unter der Obhut normaler Eltern aufwachsen. Er manövrierte sich gegenüber Georgina und ihren spöttischen Freundinnen in eine peinliche Situation, ohne eine klare Vorstellung von den möglichen Folgen zu haben; auch die Vorstellungen, die er von Daphne Paterson und ihrem Mann hatte, entsprachen nicht der Wirklichkeit, sondern waren völlig verzerrt.

Einsamkeit, Verwirrung, Demütigungen und Schwierigkeiten trieben die Dinge schließlich einem Höhepunkt zu. Seine unbefriedigte Objektlibido und sein unbefriedigter Todestrieb wurden so stark, daß sie das Ich ausschalteten; das Realitätsprinzip wurde völlig aufgegeben, und das Es übernahm sämtliche Vorstellungsbilder und veränderte sie entsprechend seinen eigenen Wünschen und seinem eigenen Bild vom Universum. Wir wissen bereits, daß das Es so agiert, als stünde das Individuum im Mittelpunkt des ganzen Universums, und daß das Individuum nach den Vorstellungen seines eigenen Es unsterblich ist, allmächtig in allem, was Libido und Todestrieb betrifft, und fähig, allein durch sein Wunschdenken alles in der Welt zu beeinflussen.

Je mehr das Ich die Kontrolle verlor, desto deutlicher wurden die Veränderungen, die sich in Carys Vorstellungsbildern vollzogen. Sein Vorstellungsbild von seinem Gesicht veränderte sich ebenso wie seine Vorstellungsbilder von seinen Mitmenschen, von seinem Platz in der Gesellschaft und sogar von dem Fleisch im Laden. Das Fleisch war jetzt nicht mehr etwas, womit er bei der Arbeit zu tun hatte, sondern wurde etwas Persönliches, das ihn erschreckte und Ekel in ihm hervorrief. Während des Kampfes zwischen dem Es und dem die Realität prüfenden Ich verwirrten sich seine Vorstellungsbilder in solchem Maß, daß er von nun an weder zwischen einem neuen und einem alten Vorstellungsbild unterscheiden konnte noch zwischen den Vorstellungsbildern seiner Tagträume und denen, die auf der Realität basierten. Die Folge war, daß er nicht mehr wußte, ob er bestimmte Dinge schon einmal erlebt hatte oder nicht. Auch wenn irgend etwas zum erstenmal geschah, hatte er das Gefühl, es ereignete sich zum zweitenmal, und die Hälfte des Tages über wußte er nicht mehr recht, ob er träumte oder nicht.

In der gleichen Zeit brachen sich plötzlich alle seine Triebregungen, die bis dahin durch seine Tagträume eine Art Scheinbefriedigung erfahren hatten, nach außen hin Bahn, allerdings auf eine sehr unrealistische und unvernünftige Weise. Statt sie durch Liebe oder Haß gegenüber anderen Menschen zum Ausdruck zu bringen, übertrug er seine eigenen Wünsche auf andere Menschen und lebte nun in dem Gefühl, als seien diese Wünsche auf ihn gerichtet. Es war so, als projiziere er seine eigenen Empfindungen auf einen Bildschirm und lehnte sich dann in seinem Stuhl zurück, um sie zu betrachten, als handle es sich um die Empfindungen eines anderen Menschen. Er machte sie gewissermaßen zu einem Film mit dem Titel «Liebe und Haß», mit Cary Fayton in der Hauptrolle, und sah sich nun diesen Film an. Genau das hatte er im Grunde bereits sein Leben lang in seinen Tagträumen getan, die nichts anderes als Filme von Liebe und Haß waren, in denen er selbst als Star auftrat und wunderschöne Frauen liebte oder seine schurkischen Rivalen umbrachte. Es gab nur einen Unterschied: früher hatten sich diese Filme in ihm selbst abgespielt, jetzt projizierte er sie in die Außenwelt.

Da er krank war, erkannte er jedoch seine eigenen Empfindungen in diesen Filmen nicht. Er glaubte, es seien die Empfindungen anderer Schauspieler, und er merkte auch nicht, daß er selbst der Drehbuchautor war. Da er diese seltsamen Filme nicht als seine eigene Schöpfung erkannte, erschreckten sie ihn mit ihren starken und dramatischen Libido- und Todestriebregungen, so wie sie jeden erschreckt haben würden, der dies so deutlich gesehen hätte wie er. Aber niemand anders sah sie, und darum konnte auch niemand seine Aufregung verstehen. Hätte der Polizeibeamte die Welt so sehen können, wie Cary sie zu der Zeit, als er auf der Wache war, sah, dann hätte er auch um persönlichen Schutz gebeten.

In diesem Stadium bestand Carys Krankheit also darin, daß er nicht in der Lage war, seine eigenen Empfindungen zu erkennen, wenn er sie sah, so daß er sie in seiner Phantasie für die auf ihn gerichteten Empfindungen anderer Menschen hielt. Psychiater bezeichnen diesen Vorgang als «Projektion». Ebenso könnte man ihn «Reflexion» nennen. Bei Cary waren Libido und Todestrieb nicht, wie es normalerweise der Fall ist, auf andere Menschen gerichtet, sondern wurden in andere Menschen hineinprojiziert und dann auf ihn selbst zurückreflektiert. Um zu verbergen, daß er am liebsten andere Menschen getötet hätte, bildete er sich ein, andere Menschen wollten ihn töten; um seine Liebe zu der Frau eines anderen zu rechtfertigen, stellte er sich vor, sie habe sich in ihn verliebt. In beiden Fällen wich er auf diese Weise der Schuld aus, die er durch aggressives Verhalten auf sich geladen hätte. Schließlich mußten sich seine Es-Instinkte irgendwie nach außen hin Ausdruck verschaffen, und er konnte sie nicht direkt zum Ausdruck bringen, ohne zunächst die «Genehmigung» seines Über-Ichs zu erwirken. Er tat das in dem irrtümlichen Glauben, andere hätten den ersten Schritt getan. Die Projektion von Liebe und Haß und dann das Erwidern der nur in der Einbildung bestehenden Empfindungen sind ein interessanter Versuch, jeder Schuld auszuweichen; aber welchen Preis mußte Cary dafür zahlen, daß er eine so merkwürdige Methode wählte, seine Liebe und seinen Haß zum Ausdruck zu bringen. Über ein halbes Jahr lag er in der Klinik, bis es ihm mit Hilfe von Dr. Treece gelang, seine Es-Instinkte dorthin zurückzudrängen, wohin sie gehörten, und seinem Ich wieder die Kontrolle zu übertragen. Erst danach war er mit Hilfe der von Zeit zu Zeit notwendigen Konsultationen und Medikamente in der Lage, sich diesen Zustand zu erhalten und ein normales Leben zu führen.

Eine Neurose ist gewissermaßen eine beschwerliche, aber erfolgreiche Methode, die Triebregungen des Es in verschleierter Form zu befriedigen. Wenn alle Methoden, diese Triebregungen kontrolliert zum Ausdruck zu bringen, versagen, wird das Ich vom Es ausgeschaltet. Diesen Zustand bezeichnen wir als Psychose. In Carys Fall war der erste Widerstand eine allgemeine Lähmung aller nach außen gerichteten Ausdrucksformen der Es-Instinkte, so daß sie nur in Tagträumen

Befriedigung erlangen konnten. Im ersten Kapitel haben wir bereits diese Art der «gehemmten» Persönlichkeit erwähnt, bei der eine schwache «Barriere» zwischen dem Unbewußten und dem Bewußten besteht und eine unflexible «Barriere» zwischen dem Bewußten und den Aktionen in der Außenwelt; wir stellten fest, daß solche Menschen zwar wünschen, daß sich die Welt ihren Vorstellungsbildern entsprechend ändert, daß sie aber nichts dazu tun, um eine solche Veränderung herbeizuführen. An Carys Fall sehen wir, warum die Barriere zwischen Tagträumen und Aktion bei solchen Menschen als unflexibel bezeichnet wurde. Wenn sie nämlich versagt, dann gibt sie nicht allmählich nach, sondern zerbricht plötzlich und vollständig, so daß das Es machtvoll und ungehindert hervorstößt.

Solange das Unbewußte bei ihm nur in Tagträumen zum Durchbruch kam, hatte niemand Schaden davon außer Cary selbst: er verlor Zeit und Energie bei dieser sinnlosen Beschäftigung, die ihn weder geistig stärkte noch seine Nützlichkeit für die Gesellschaft erhöhte. Als jedoch die Barriere zwischen Phantasie und Aktion zusammenbrach, wurde er zu einer Gefahr für sich selbst und für andere, und man mußte ihn dorthin bringen, wo er weder sich selbst noch anderen Menschen gesellschaftlichen oder physischen Schaden zufügen konnte. Er mußte von der Gesellschaft vor den schockierenden Wünschen seines Es geschützt werden, bis er wieder imstande war, sich selbst hinreichend zu schützen.

Am Anfang dieses Kapitels war davon die Rede, daß Carys Krankheit vier verschiedene Entwicklungsstadien durchlief:

1. Zunächst einmal litt Cary die meiste Zeit seines Lebens unter einer «einfachen» Unfähigkeit, mittels der Libido oder des Todestriebs zwischenmenschliche Beziehungen herzustellen. Er konnte weder lieben noch kämpfen. Seine Spannungen blieben in ihm verschlossen. Er war nie in der Lage, seinen Beruf richtig auszufüllen. Er konnte sich nie für eine Sache oder einen Menschen erwärmen. Er ließ sich einfach treiben – im Leben, bei der Arbeit und im Verhältnis zu anderen Menschen; nie gab er jemandem gegenüber das geringste Gefühl zu erkennen. Einen solchen Zustand bezeichnet man als «einfache Schizophrenie». Man könnte sagen, Cary agierte, als habe er weder Libido noch Todestrieb für irgend etwas außerhalb seiner Tagträume zur Verfügung. Er erweckte den Anschein, als litte er unter einem Mangel an geistig-seelischer Energie, so wie an anämischer Mensch unter einem Mangel an physischer Energie leidet. Dieser äußere Eindruck war natürlich falsch, denn wir wissen, daß sich unter dieser Oberfläche seine Empfindungen stauten. Was den Eindruck eines «einfachen» Mangels hervorrief, war eine höchst komplizierte Unfähigkeit, seinen Empfindungen auf normale Weise Ausdruck zu verschaffen.

2. Als es zu seinem akuten Zusammenbruch kam, der sich bereits

durch seltsame Empfindungen angekündigt hatte, wurden Libido und Todestrieb in großen Quantitäten projiziert. Er sah seine eigenen Empfindungen von anderen Menschen reflektiert, und so wie ein verwirrter Geist glauben könnte, das von einem Spiegel reflektierte Licht komme aus dem Spiegel selbst, so glaubte Cary jetzt, er werde von Menschen geliebt oder gehaßt, die ihn kaum oder gar nicht kannten. Er hörte Stimmen und hatte Visionen, die seine projizierten Empfindungen bestätigten. Außer seinen Wahnvorstellungen bestand ein wichtiger Faktor seiner Krankheit in der Tendenz, die «Bedeutung» der Dinge falsch einzuschätzen. Bei der geringsten sorglosen Regung von seiten eines anderen Menschen bildete er sich ein, sie habe für ihn eine große persönliche Bedeutung und stehe in einem Zusammenhang mit dem, was er empfand. Alles um ihn herum hatte zu viel «Bedeutung». Das Fleisch im Laden sah bedeutungsvoller aus als gewöhnlich, so bedeutungsvoll, daß ihm übel wurde. Saß er in einem Restaurant, und jemand zündete sich eine Zigarette an oder leckte sich die Lippen, dann tat er das in Carys Augen absichtlich, um ihm eine bedeutsame persönliche Botschaft oder eine Drohung zu übermitteln. Diese Fülle neuer Bedeutungen verwirrte ihn.

Einen solchen Geisteszustand, zu dem die Projektion und Reflexion von Empfindungen und eine Überschätzung von Bedeutungen gehörten, bezeichnen wir als «paranoid», und zwar besonders dann, wenn der Patient das Gefühl hat, die anderen Menschen täten alles nur unter dem Einfluß ihres Todestriebs, d. h. um ihn zu bedrohen, zu kränken oder ihm zu schaden. Ein «paranoider Schizophrener» fühlt sich verfolgt und hört in der Regel Stimmen, die ihn in seinem Gefühl bestärken, so wie das auch bei Cary der Fall war. Diese Stimmen waren natürlich nur eine andere Art der Projektion und der Reflexion: es waren seine eigenen Gedanken, die zu ihm «zurückgesprochen» wurden. Daß ihm irgendwie vage bewußt war, daß er gewissermaßen selbst das Drehbuch für die Vorgänge geschrieben hatte, geht daraus hervor, daß er das Gefühl hatte, andere Menschen könnten seine Gedanken lesen usw. Wir sollten festhalten, daß während dieses Stadiums sowohl seine Libido als auch sein Todestrieb in Aktion traten. Eine Person liebte ihn, andere dagegen haßten ihn.

3. Während des dritten Stadiums lag Cary lange Zeit fast wie tot da. In diesem Zustand kommt es bei den Patienten häufig zu plötzlichen, unvorhersehbaren Gewaltausbrüchen. Die Patienten erwecken den Eindruck, als seien sie völlig desinteressiert an ihrer Umwelt, und schlagen dann plötzlich mörderisch auf jemanden, der zufällig in der Nähe ist, ein. Es gibt praktisch keinerlei Anzeichen für eine Libidotätigkeit, und alles, was sich beobachten läßt, scheint auf den nach innen und auf den nach außen gerichteten Todestrieb zurückzuführen sein. Auch die Spannkraft der Muskeln verändert sich: die Gliedmaßen können in jede

beliebige Position gebracht werden und verharren dann, ohne zu ermüden, auf unbestimmte Zeit in dieser Haltung, so als habe man dem Patienten ein Tonikum verabreicht, das ihm zusätzliche Kraft verleiht. Gleichzeitig scheint sein Interesse an dem, was mit ihm und um ihn herum geschieht, völlig erloschen zu sein. Diesen Zustand, bei dem Stupor mit tobsüchtiger Erregung wechselt und die Glieder des Patienten erstarren, bezeichnet man als *Katatonie* (Spannungsirresein).

4. Im vierten Stadium konnten wir keine Anzeichen mehr für den Todestrieb erkennen. Cary schien zugänglich und fügsam. Alles fand er schön. Er war jetzt der beeindruckendste Mann in der Welt, der Erzeuger aller Kinder und die Quelle aller sexuellen Energie. Er rühmte sich, ein wohltätiger König und großer Liebender zu sein, dem Männer und Frauen alle guten Gaben verdankten. Gelegentlich verteilte er an andere Patienten und an das Krankenhauspersonal zum Zeichen seiner Großzügigkeit irgendwelche Papierschnitzel; dann wieder bildete er sich ein, es habe ihn jemand beleidigt, und er hielt mit seinen Gaben zurück. Ein- oder zweimal wickelte er kleine Brocken von seinen Exkrementen in ein Stück Papier und verschenkte sie als besonderes Zeichen seiner Gunst. Er liebte die ganze Welt und vor allem sich selbst. Seine Libido kam richtig in Schwung und wurde jetzt nicht mehr nach außen projiziert, sondern richtete sich vorwiegend nach innen. Die Ähnlichkeit mit dem Verhalten des Kindes, das wie ein kleiner König auf seinem Töpfchen sitzt und seine Exkremente als große Gabe nach Belieben verschenkt oder zurückhält, ist unverkennbar.

Während dieses Stadiums neigte Cary dazu, in einer Minute dies und in der nächsten das genaue Gegenteil davon zu tun; dabei schien er selbst gar nicht zu bemerken, wie widersprüchlich er handelte, so als wisse ein Teil seines Ichs nicht oder kümmere sich nicht darum, was ein anderer Teil gerade vorhatte. Er agierte, als sei seine Persönlichkeit in voneinander getrennte Teile gespalten und als handle jeder Teil völlig unabhängig von den anderen. Dieses zusammenhanglose Verhalten, das zugleich einen gewissen sexuellen Anstrich hatte, kommt häufig in der Zeit des Heranwachsens vor und wird daher – nach dem griechischen Wort für Jugend: *Hebe* – als *Hebephrenie* (Jugendirresein) bezeichnet.

Abgesehen davon, daß Carys Persönlichkeit in mehrere, scheinbar unabhängig voneinander agierende Teile gespalten war, machte sich bei ihm noch eine andere Spaltung bemerkbar. Was seine Augen erblickten und was an sein Ohr drang, war von seinen Empfindungen gespalten, so daß die Realität nicht mehr die normalen emotionalen Reaktionen hervorrief. Seine schluchzende Mutter löste bei ihm kein Mitgefühl mehr aus, und die Güte der Krankenschwestern weckte bei ihm keine Dankbarkeit. Seine Empfindungen schienen in keinem Zusammenhang mehr mit dem zu stehen, was um ihn herum vorging.

Sein Geist war also sozusagen auf zweierlei Weise gespalten. Dieser Spaltung, dieses «Schismas» wegen bezeichnet man einen solchen Zustand als *Schizophrenie* (Spaltungsirresein).

Häufig kommt es bei Schizophrenie zu einer partiellen oder vollständigen Spaltung zwischen dem, was sich äußerlich für den Patienten ereignet und dem, was er dabei empfindet, so daß seine Empfindungen – so weit wir das beurteilen können – keinen oder nur einen geringen Zusammenhang mit den tatsächlichen Ereignissen haben. Bei Cary zeigte sich diese Art der Spaltung, als er auf das Schluchzen seiner Mutter mit einem unmotivierten Lächeln reagierte. Bevor eine wirkliche Spaltung eintritt, bemerkt man häufig, daß äußere Geschehnisse den künftigen Patienten nicht so stark beeindrucken, wie das bei normal reagierenden Menschen der Fall ist. Seine Empfindungen scheinen zu verflachen und nicht mehr in enger Beziehung zur Wirklichkeit zu stehen. Bei dieser Art der Reaktion sprechen wir von einem verflachten oder unangemessenen Affekt. Menschen, die auf solche Weise reagieren, sind mehr an ihren Tagräumen interessiert als an dem, was um sie herum vorgeht; da ihre Emotionen mehr von dem abhängen, was in ihrem Innern vorgeht, als von dem, was sich in der Außenwelt ereignet, überkommt einen normalen Menschen in ihrer Gesellschaft oft ein unheimliches Gefühl. Die Schizophrenie ist gleichsam ein überspitztes Beispiel dafür, daß manche Menschen in Übereinstimmung mit ihren inneren Vorstellungsbildern handeln und nicht in Übereinstimmung mit der Realität.

Fassen wir jetzt noch einmal zusammen, was wir über die Schizophrenie gelernt haben. Zunächst halten wir fest, daß sich bei Schizophrenen eine Verflachung der Empfindungen, eine Spaltung zwischen Empfindungen und Geschehnissen, und später eine Spaltung des Geistes in mehrere Teile, die unabhängig voneinander zu agieren scheinen, bemerkbar machen.

Zweitens lassen sich die Schizophrenien in vier Kategorien einteilen. Die entsprechenden vier Verhaltensweisen können bei einem Patienten gleichzeitig, aber auch, wie bei Cary, nacheinander auftreten; ebenso kommt es vor, daß sich während des gesamten Krankheitsverlaufs nur eine der vier Arten schizophrenen Verhaltens bemerkbar macht. Die erste Kategorie bezeichnet man als *Schizophrenia simplex*. Sie manifestiert sich in der Unfähigkeit, zu irgend etwas oder irgend jemanden eine innere Beziehung herzustellen, in dem Fehlen jeder Bindung, sei es an einen Ort oder an andere Menschen. Diese einfache Schizophrenie liegt bei vielen Landstreichern und Prostituierten – professionellen und nichtprofessionellen – vor, die ständig den Ort bzw. den Partner wechseln, weil es ihnen gleichgültig ist, wo sie sind bzw. mit wem sie zusammen sind. Damit ist *nicht* gesagt, daß jeder, der häufig den Arbeitsplatz oder den Freundeskreis wechselt, schizophren ist. Nur ein Fachmann kann beurteilen, ob eine echte Psychose vorliegt oder sich anbahnt.

Die zweite Kategorie ist die paranoide Schizophrenie. Charakteristisch für sie sind die Projektion und Reflexion von Wunschregungen des Es, die Reflexion eigener Gedanken in Stimmen und Visionen und die Überschätzung von Bedeutungen.

Die dritte Kategorie ist die Katatonie. Sie ist gekennzeichnet durch das Aufhören fast aller muskulären Bewegungen, durch seltsame Veränderungen im Verhalten der Muskeln und durch impulsive Gewaltausbrüche.

Die vierte Kategorie ist die Hebephrenie. Der Patient redet und verhält sich seltsam und äußert viele phantastische Ideen, die einen stark sexuellen und oft einen religiösen Anstrich haben.

Früher wurde die Schizophrenie als *Dementia praecox* bezeichnet. Man nahm an, die an dieser Krankheit litten, würden schließlich vollständig dem Wahnsinn verfallen, und die Irrenärzte jener Zeit glaubten, es handle sich um ein vorzeitiges Irresein, denn sie hielten Dementia für eine Alterserscheinung.

Zum Glück wissen wir heute, daß diese Patienten *nicht* dem Wahnsinn verfallen, auch wenn viele nach einer längeren Krankheitsperiode auf den unerfahrenen Beobachter diesen Eindruck machen mögen. Außerdem erholt sich ein großer Prozentsatz dieser Patienten mit Hilfe der modernen Behandlungsmethoden – oder sogar auch ohne sie. Ebenfalls trifft es nicht zu, daß Schizophrenie stets im frühen Lebensalter beginnt. Die paranoide Schizophrenie tritt in vielen Fällen gegen Ende des mittleren Alters auf. Dementia praecox ist ein abgegriffener, unzutreffender und entmutigender Begriff, den man besser fallenläßt. Krankheiten dieser Art sollte man grundsätzlich als Schizophrenie bezeichnen, da dieser Begriff dem Krankheitsgeschehen, der Spaltung der Persönlichkeit, angemessener ist und die berechtigte Hoffnung zuläßt, daß diese Spaltung behoben werden kann.

Cary war geisteskrank. Das bedeutet, daß er in vieler Hinsicht nicht mehr zwischen Recht und Unrecht unterscheiden konnte und, selbst wenn er das gekonnt hätte, nicht in der Lage gewesen wäre, das Rechte zu tun; daß er für sich selbst und für andere eine Gefahr bedeutete und leicht öffentliches Ärgernis erregen konnte; daß man ihn für ungesetzliche Handlungen, die Folge seiner Geisteskrankheit waren, nicht zur Verantwortung ziehen konnte. Daher war es erforderlich, ihn in eine Klinik zu bringen und der Obhut erfahrener Ärzte, Schwestern und Pfleger anzuvertrauen, um die Gesellschaft vor ihm zu schützen und um ihn vor sich selbst zu schützen. Das Wort «Geisteskrankheit» ist heute jedoch nur noch ein juristischer Begriff und hat in der Medizin keine Geltung mehr, obwohl es immer noch viel in seinem alten Sinn gebraucht wird. Sogar die Juristen sind sich in der Auslegung dieses Begriffs nicht immer einig.

Medizinisch korrekt wäre es zu sagen, daß Cary an einer Psychose erkrankt war. Für den behandelnden Arzt und für Cary selbst war es, sobald er sich in der Klinik befand, unwichtig, ob er Recht und Unrecht unterscheiden konnte. Es gibt viele psychotische Menschen, die einer psychiatrischen Behandlung bedürfen, obwohl sie Recht und Unrecht unterscheiden können, und es gibt etliche Menschen, die zwischen Recht und Unrecht nicht unterscheiden können und einer anderen als der psychiatrischen Behandlung bedürfen. Sobald die Gesellschaft vor dem Patienten und der Patient vor sich selbst geschützt ist, ist es für den Arzt von untergeordnetem Interesse, ob sein Patient Recht und Unrecht zu unterscheiden vermag. Vom medizinischen Standpunkt aus spielt es keine Rolle. Vom medizinischen Standpunkt aus gesehen interessiert nur, in welchem Maße das Ich vom Es bereits ausgeschaltet wird oder ausgeschaltet zu werden droht. Ob die spezifischen Wünsche, die an Stelle des Ichs die Oberhand gewinnen könnten, für die Gesellschaft akzeptabel sind oder nicht, ist für die Behandlung belanglos.

Ein Psychotiker ist ein Mensch, dessen Ich die Kontrolle über sein Es fast vollständig verloren hat.

Die Behandlung besteht darin, daß das Ich gestärkt oder die im Es aufgestaute Energie vermindert wird; wenn das richtige Gleichgewicht wiederhergestellt ist, geht es dem Patienten besser. Nun kann der Arzt versuchen, ihm zu dauerhafter Gesundung zu verhelfen. Alles, was das Ich ernsthaft schwächt, beispielsweise ein anhaltender Heuschnupfen oder übertriebener Alkoholkonsum, kann bei einem dafür anfälligen Menschen das Entstehen einer Psychose fördern. Glücklicherweise kommt es in manchen Fällen, wie zum Beispiel bei Cary, zu einer spontanen Gesundung; das ist vielleicht darauf zurückzuführen, daß die Triebregungen des Es sich während der Krankheit freier zum Ausdruck bringen können und daß dadurch das Energiegleichgewicht in seiner ursprünglichen Form wiederhergestellt wird.

2. *Die verschiedenen Arten von Psychosen*

Es gibt drei große Gruppen von Psychosen: die Schizophrenien, die organischen (exogenen) Psychosen und die manisch-depressiven Psychosen. Cary Fayton war ein Schulbeispiel für die verschiedenen Arten von Schizophrenien. Die organischen Psychosen bilden eine weiter gefächerte Gruppe.

Alles, was strukturelle Veränderungen im Gehirn verursacht, kann das Ich verwirren. Wenn einige Gehirnzellen beschädigt werden oder ausgebrannt sind, arbeiten die Schaltsysteme der Nerven nicht mehr einwandfrei, und eine Realitätsprüfung findet nicht mehr statt. Außerdem fangen die Triebregungen des Es an, die Kontrollbarrieren des Ichs zu durchbrechen und damit noch zusätzliche Verwirrung zu stiften. Das Ergebnis ist eine organische (exogene) Psychose. Zu den Ursachen, die solche Veränderungen bzw. Schädigungen bewirken können, gehören Entzündungen des Gehirns, die auf Infektionskrankheiten wie Syphilis, Meningitis, Enzephalitis und Tuberkulose zurückzuführen sind; ferner gehören dazu Infektionen in anderen Teilen des Körpers, die entweder hohes Fieber oder toxische Schäden verursachen, wie zum Beispiel Blutvergiftung, Lungenentzündung und Malaria. Alkohol und Rauschgifte können eine vorübergehende oder dauernde Vergiftung des Gehirns bewirken und Psychosen wie das Delirium tremens auslösen. Auch Gehirnverletzungen und -tumore, die Verhärtung der Gehirnschlagadern, Alterserscheinungen und ein lange ausdauernder, gravierender Vitaminmangel können die Kontrollfunktion des Ichs ernsthaft gefährden.

In sehr schweren Fällen kann eine organische Psychose die Form eines Deliriums annehmen, in dem der Patient grauenerregende Tiere, Menschen oder Insekten sieht und voller schrecklicher Ängste und dunkler Vorahnungen ist. Die meisten organischen Psychosen sind heilbar, wenn sich die auf das Gehirn einwirkende Schädigung beheben läßt.

Wir wenden unsere Aufmerksamkeit nun der manisch-depressiven Gruppe von Psychosen zu.

Janus Land, das jünste von den fünf Kindern des in Olympia lebenden Immobilien- und Versicherungsmaklers Alfred Land, war im allgemeinen vergnügter und unbekümmerter als die übrigen Mitglieder der Familie. Aber manchmal war er auch träge und reizbar. Statt sich wie sonst mit seinen zahlreichen Freunden zu treffen, verbrachte er dann seine Freizeit damit, die Werke pessimistischer Philosophen zu lesen.

Voller Zweifel und mehr, um den ehrgeizigen Wünschen seines Vaters zu entsprechen, begann er Jura zu studieren. Er selbst wäre lieber Großhändler geworden, aber seine Eltern hatten ihm nach und nach eingeredet, daß er etwas tun sollte, das mehr Ehre einbrachte als der Engrosverkauf von Textilien. Er nahm sein Studium ernst und bestand das Zwischenexamen mit einer guten Note.

Nach den Prüfungen ging er mit seinen Freunden aus, um mit ihnen das bestandene Examen zu feiern. Seine Kommilitonen besuchten am nächsten Tag wieder die Vorlesungen, doch Jan tat das nicht, da sein Vater auf einer Geschäftsreise nach Arcadia kommen und sich im Hotel mit ihm treffen wollte. Als Jan sich gerade auf den Weg machen wollte, erhielt er ein Telegramm, in dem ihm sein Vater mitteilte, er habe seine Pläne geändert und werde nun doch nicht kommen. Jan, der immer noch etwas von der ausgelassenen Fröhlichkeit des vergangenen Abends spürte, hatte große Lust weiterzufeiern. Nachdem er etwas getrunken hatte, ging er in die Stadt und ließ sich Maß für einen neuen Anzug nehmen. Nach dem Mittagessen setzte er seinen Einkaufsbummel fort und kaufte sich noch drei Paar Schuhe, vier Hüte und ein Dutzend Oberhemden. Die Hemdenverkäuferin im Wahrenhaus gefiel ihm, und so stand er den ganzen Nachmittag über bei ihr am Verkaufstisch herum und erzählte ihr mit lauter Stimme Witze, was ihr etwas peinlich war, obwohl sie manche Witze sehr komisch fand und an Jans vergnügter Art Spaß hatte. Er hatte nicht genug Geld bei sich, um alles zu bezahlen zu können, was er gekauft hatte, aber sein Vater war in Arcadia sehr bekannt, und so hatte Jan überall Kredit.

Am Abend machte er mit der Verkäuferin eine Runde durch die Nachtlokale, Sie taten sehr vornehm, tranken schließlich Champagner, und in jedem Lokal lud Jan die anwesenden Gäste zu einem Gläschen ein. Die fälligen Schecks unterschrieb er mit dem Namen seines Vaters. Dann ging er mit dem Mädchen in ein Motel, wo sie die Nacht verbrachten.

Auch am nächsten Tag besuchte Jan die Vorlesungen nicht. Statt dessen ging er noch einmal in alle Nachtlokale, in denen er am Abend zuvor gewesen war, und ließ sich die Schecks vorlegen, die er unterschrieben hatte. Überall beklagte er sich lautstark, daß man ihn übers Ohr gehauen habe. Der Anwalt, zu dem er schließlich ging, riet ihm, sich die Sache noch einmal durch den Kopf gehen zu lassen. Ein anderer Anwalt, den er aufsuchte, sagte, er müsse erst die Schecks sehen, bevor er sagen könne, was da zu machen sei. Jan wollte jedoch, daß sofort etwas geschah; er ging daher zur Polizei und verlangte, ein Polizist sollte mit ihm kommen und der Sache nachgehen. Er trat so aufgeräumt und geräuschvoll auf, daß die Beamten ihn fast wegen Trunkenheit festgenommen hätten, doch forderte er sie auf, zu prüfen, ob sein Atem nach Alkohol roch, und sie mußten zugeben, daß er nicht die geringste Fahne hatte. Er gab dem zuständigen Beamten einen freundschaftlichen Klaps auf den Rücken und verließ singend die Wache – er hatte inzwischen völlig vergessen, warum er gekommen war. Allen Mädchen zublinzelnd, schlenderte er die Hauptstraße entlang und betrat schließlich ein Herrenmodengeschäft. Dort verlangte er sämtliche Handschuhe, die vorrätig waren. Dem Inhaber kam das zwar verdächtig vor, doch verkaufte er ihm sechs Dutzend Paar Handschuhe, nachdem Jan einen Schuldschein unterschrieben hatte, in dem es hieß, sein Vater werde den Betrag vor dem Ersten des kommenden Monats bezahlen.

Jan nahm den Stapel Handschuhe, verließ den Laden, kletterte auf die Ladefläche eines in der Nähe parkenden kleinen Lastwagens und begann die Handschuhe anzupreisen. Mit lauten Worten rühmte er ihre wunderbare Qualität. Rasch sammelte sich eine Menschenmenge an, doch niemand wollte kaufen. Das iritierte ihn, und nach einer Weile ging er dazu über, sarkastische Bemerkungen über die Geizkragen von Arcadia zu machen.

Als in einem Baum in der Nähe ein Vogel zu singen begann, unterbrach er seine geistreichen Reden und hörte dem Gezwitscher zu. Dann fing er an, laut zu pfeifen und den Vogel zu imitieren. Ein paar Minuten später kam ein hübsches Mädchen vorbei. Jan vergaß die Menschen, die um ihn herumstanden, sprang vom Lastwagen, rannte hinter dem Mädchen her und bewarf es mit Handschuhen. In diesem Augenblick fuhr ein Polizeiwagen durch die Straße und hielt an. Jan sah die Polizei auf sich zukommen und begann lauthals zu lachen. So rasch er konnte, nahm er die übrigen Handschuhe aus den Schachteln und warf sie unter die Menge.

Auf der Polizeiwache mußten die Beamten abermals feststellen, daß er nicht betrunken war. Man rief seinen Vater in Olympia an und berichtete ihm von dem Vorfall. Mr. Land holte ihn ab, und in Olympia wurde Jan in die Klinik gebracht.

Er erholte sich rasch von diesem Zustand der Überspanntheit, aber Dr. Treece riet seinem Vater, Jan eine längere Ruhepause zu gönnen. Doch Jan, der sich seines Verhaltens schämte, war entschlossen, die Sache dadurch wiedergutzumachen, daß er sein Studium wiederaufnahm und noch intensiver arbeitete als zuvor. Sein Vater, dem viel daran gelegen war, einen Anwalt in der Familie zu haben, bestärkte ihn in diesem Entschluß, zumal er den Eindruck hatte, Jan sei wieder völlig in Ordnung. Gegen den Rat von Dr. Treece fuhr Jan nach Arcadia zurück. Seine Freunde verhielten sich ihm gegenüber etwas merkwürdig, aber er ging ihnen aus dem Weg und schien sich aus den über ihn umlaufenden Gerüchten nicht das geringste zu machen. Er arbeitete fleißig, ging selten aus und mied vor allem Nachtlokale und das Warenhaus, in dem er das Mädchen kennengelernt hatte.

Da er fast zwei Monate verloren hatte, kosteten ihn die Prüfungen bei Semesterschluß einigen Schweiß. Er war sich nicht sicher, ob er bestanden hatte, und wußte andererseits, daß sein Vater ihm, falls er durchgefallen war, kaum verzeihen würde. Nach den Prüfungen packte er nicht seine Sachen, um wie die anderen Studenten nach Hause zu fahren, sondern brütete in seiner Studentenbude vor sich hin. Jetzt, wo alles vorüber war, wurde das Gefühl der Beklemmung von Stunde zu Stunde schlimmer. Während der vergangenen sechs Wochen hatte er sich stets überarbeitet gefühlt. Nachts lag er meist stundenlang wach, bevor er einschlief, und morgens wachte er auf, bevor es Tag wurde, und fühlte sich dann noch erschöpfter als vor dem Schlafengehen. Er hatte keinen Appetit, kein sexuelles Verlangen, und er interessierte sich nicht für andere Menschen – sie irritierten ihn nur. Er konnte nicht mehr so rasch denken wie früher und hatte große Mühe, sich auf seine Studien zu konzentrieren. Er schien jedes normale Interesse an dem, was um ihn herum vorging, verloren zu haben und war oft den Tränen nahe. Geräusche machten ihn nervös, seine Augen ermüdeten leicht, und er litt unter

Obstipation, Aufstoßen und Sodbrennen. Er dachte jetzt oft über sein Verhalten nach dem Zwischenexamen nach und über andere Dinge, die er sich in früheren Jahren geleistet hatte und deren er sich schämte, und es kam ihm so vor, als wüßten alle Leute davon und starrten ihm nun auf der Straße nach.

In jener Nacht versuchte Jan, sich mit einem Schlips zu erhängen. Zum Glück riß der Schlips, und Jan fiel unsanft auf den Fußboden.

Auch am folgenden Tag rüstete er sich nicht zur Heimfahrt, und am Abend machte er einen zweiten Selbstmordversuch: er verstopfte alle Tür- und Fensterritzen und drehte den Gashahn auf. Glücklicherweise bemerkte seine Wirtin den Gasgeruch gerade noch rechtzeitig. Jan wurde wieder nach Olympia in die Klinik gebracht, und diesmal hörte seine Familie auf alles, was Dr. Treece sagte. Jan blieb sechs Monate lang in der Klinik und ging auch danach noch über ein Jahr lang regelmäßig zum Psychiater. Obwohl er die Semesterprüfungen bestanden hatte, setzte er sein Studium nicht fort, sondern ging in eine andere Stadt und wurde stellvertretender Geschäftsführer in einem Laden für Herrenbekleidung. In den Jahren, die seither vergangen sind, hat er zwar keinen Rückfall gehabt, aber er sucht noch immer einmal im Monat den Psychiater auf, und wenn er in einen Zustand der Erregung oder der Depression zu geraten droht, verschreibt ihm der Arzt ein geeignetes Medikament. Auf diese Weise ist Jan in der Lage, mehr oder weniger ausgeglichen zu leben und zu arbeiten.

Es mag überraschen, daß zwei Krankheiten, die sich so ganz verschieden manifestieren, bei ein und demselben Menschen auftreten und Bestandteil der gleichen Psychose sein können. Doch wenn wir uns die beiden Episoden vergegenwärtigen, dann können wir feststellen, daß sie einen außerordentlich bedeutsamen Zug gemeinsam haben: sie waren beide darauf zurückzuführen, daß plötzlich große Quantitäten unbefriedigter Triebregungen des Es freigesetzt wurden. Während der ersten Krankheit war Jan übertrieben gesellig, übertrieben großzügig, übertrieben sorglos in sexueller Hinsicht und ebenso gelegentlich reizbar, überkritisch und streitsüchtig. Damals resultierte sein Verhalten aus einer Explosion aufgestauter Libido, vermischt mit einem geringen Maß Todestrieb, die beide nach außen gerichtet und so mächtig waren, daß sie seine Urteilskraft und seinen Wirklichkeitssinn ausschalteten.

Während seiner zweiten Krankheit kam es zu einer weiteren Entladung von Es-Energie, doch gab es hier zwei Unterschiede: erstens bestand diese Energie überwiegend aus aufgestautem Todestrieb, und zweitens richtete sie sich nicht nach außen, sondern nach innen. Bei Menschen, die solchen Explosionen ausgesetzt sind, begegnen wir allen nur denkbaren Kombinationen von konstruktiver und destruktiver Energie. In der Regel ist die Libido nach außen gerichtet, und daraus ergibt sich dann das, was wir als manische Phase bezeichnen; dagegen ist der Todestrieb gewöhnlich nach innen gerichtet und verursacht eine depressive oder melancholische Phase. Da beide Krankheitszustände häufig bei ein und demselben Menschen auftreten, bezeichnet man diese Krankheit als manisch-depressives Irresein. Manche Menschen haben langanhaltende depressive Phasen und kaum einmal eine manische Phase, oder aber sie haben langanhaltende manische Phasen und nur selten eine depressive Phase. Bei anderen Menschen wechseln manische und depressive Phasen einander ab, ohne daß es zwischendurch zu einer normalen Phase kommt. In Jans Fall lag zwischen den beiden Phasen eine Zeitspanne relativ guter Gesundheit. Es gibt auch Mischformen, bei denen die Explosionen aufgestauter Libido und aufgestautem Todestriebs nicht nacheinander, sondern gleichzeitig erfolgen.

Nach solchen Ausbrüchen fühlt sich der Patient wieder so wohl wie vorher. Unglücklicherweise hat diese Krankheit die Tendenz, im Lauf der Jahre erneut aufzutreten. Um solche Wiederholungen zu verhindern, mußte Jan noch lange, nachdem er wieder gesund war, zum Psychiater gehen. In dieser Beziehung ähnelt eine Psychose der Tuberkulose: der Rekonvaleszent muß noch lange Zeit vorsichtig sein und in regelmäßigen Abständen den Arzt aufsuchen, um einen Rückfall zu verhindern.

Bei uns werden die meisten Menschen durch Erziehung und kirchliche Einflüsse darin bestärkt, ihre Libido hauptsächlich nach außen und ihren Todestrieb überwiegend nach innen zu richten. Während einer psychotischen Explosion des Todestriebs neigt daher der Kranke eher dazu, seine Triebregung durch Selbstmord zu befriedigen als durch einen Mord. Das erklärt, warum die Selbstmordquote in den Vereinigten Staaten mehr als doppelt so hoch ist wie die Mordquote. In manchen Ländern, wo der Todestrieb nicht in so starkem Maße nach innen gelenkt wird, ist die Tendenz, andere zu verletzen oder zu töten, stärker ausgeprägt. Das gleiche gilt allerdings auch für manche Gruppen in Ländern wie den Vereinigten Staaten. Bei gewissen islamischen Völkern im Fernen Osten kommt es vor, daß jemand plötzlich Amok läuft und so viele Menschen wie möglich zu töten versucht – eine Tat, die in manchen Fällen damit zu erklären ist, daß das Über-Ich dem Täter gestattet, seinen Todestrieb nach außen statt nach innen zu richten. Es ist viel über Amoklauf in anderen Teilen der Welt geschrieben worden, aber dieses Phänomen kommt auch in den Vereinigten Staaten vor, und wahrscheinlich sind nirgendwo durch Amokläufer so viele Menschen getötet worden wie hier. Neben solchen von einzelnen angerichteten Blutbädern gibt es viele Arten von Massentötungen, die nicht als psychotisch angesehen werden: Kriege, Völkermord, Massenvernichtungen, Massaker aus religiösen oder rassischen Motiven, Raubmorde – vom Staat teils gefördert, teils geduldet und teils bekämpft.

Es ist manchmal schwierig, zwischen schizophrenen und manisch-depressiven Psychosen zu unterscheiden. Das Entscheidende bei der Einstufung solcher Krankheiten ist nicht, *was* der Patient tut, sondern *wie* er es tut. Ein manisch-depressiver Patient kann unter den gleichen Art Verfolgungswahn leiden wie ein paranoider Schizophrener, und viele Schizophrene haben zu Beginn ihrer Krankheit Anfälle von Melancholie. Um in Zweifelsfällen zwischen der Verzweiflung eines Schizophrenen und den Depressionen eines manisch-depressiven Patienten unterscheiden zu können, bedarf es neben einer gründlichen Ausbildung einer langjährigen Erfahrung in der Praxis. Die Diagnose ist deswegen so wichtig, weil sie ausschlaggebend dafür sein kann, welche Medikamente man dem Patienten verschreibt.

3. Wodurch entstehen Psychosen?

Über die Ursache von Psychosen wissen wir wenig mit Ausnahme davon, daß möglicherweise die Schizophrenie etwas mit der chemischen Zusammensetzung der Gehirnzellen und die manisch-depressive Psychose etwas mit den Drüsen zu tun hat. Einiges spricht auch dafür, daß eine einfache chemische Substanz im Blut, das Lithium, in einem gewissen Zusammenhang zu manisch-depressiven Psychosen steht. Insgesamt wissen wir jedoch vorläufig weit mehr über die Auswirkungen von Psychosen als über ihre Ursachen.

Eine Neurose ist eine Art Abwehrmechanismus. Bei einer Neurose wird die störende Triebspannung in einem Teil der Persönlichkeit eingedämmt, so daß die übrigen Teile frei bleiben und sich entwickeln können, so gut das in dem geschwächten Zustand möglich ist. Indem der Patient sich selbst in einer Hinsicht schwächt, hält er sich mehr oder weniger die Möglichkeit offen, sich in anderer Hinsicht frei zu entfalten. Bei Psychotikern ist dagegen die ganze Persönlichkeit in ein Auf und Ab von Es-Impulsen und kindhaftem Denken verstrickt. Die *Physis*, die Entwicklungskraft, wird blockiert. Das Realitätsprinzip wird außer Kraft gesetzt. Der Kranke handelt in Übereinstimmung mit stark verzerrten Vorstellungsbildern, so daß alles, was er in Angriff nimmt, nur gelingen kann, wenn er Glück hat. So gelang es Jan während seiner ersten Krankheitsphase, ein Mädchen von beschränktem Urteilsvermögen zu erobern – ein vernünftigeres Mädchen hätte erkannt, daß bei Jan etwas nicht stimmte und hätte ihm einen Korb gegeben. Auch Cary hätte es mit seinem hektischen Verhalten unter Umständen gelingen können, ein hinreichend begriffsstutziges Mädchen für sich einzunehmen.

Eine Psychose ist – ebenso wie eine Neurose – die Folge eines Konflikts zwischen dem Es und den inneren Kräften, die das Es unter Kontrolle zu halten versuchen. Der Unterschied ist, daß bei einer Neurose die kontrollierenden Kräfte mit Hilfe eines Kompromisses die Oberhand behalten, während bei einer Psychose das Es den Sieg davonträgt.

7. Kapitel
Alkohol, Rauschgifte, Verhaltensstörungen *

1. Die verschiedenen Trinkgewohnheiten

Die Thaliagasse war eine winzige Durchgangsstraße gegenüber dem Gerichtsplatz; sie war etwa einen Häuserblock lang und verlief zwischen der Wall Street und der Leonidas Street. Auf der einen Straßenseite befanden sich drei schmale Wohnhäuser, auf der anderen drei kleine Läden. Die drei Läden gehörten Mr. Seifuss, dem Buchhändler, der auch mit Gewürzen handelte, Mr. Reed, der eine Musikalienhandlung hatte, und Sam Chusbac, dem Weinhändler. Die Nachbarn behaupteten, in Wirklichkeit erledigte Mrs. Chusbac die ganze Arbeit; Sam dagegen ziehe es vor, mit seinen Kunden zu plaudern und ihnen Ratschläge zu geben. Mr. Chusbac liebte seine Weine, und bei jeder Mahlzeit trank er ein Gläschen von einem guten Tropfen (1)**. An Festtagen oder bei besonderen Gelegenheiten durfte auch Thalia, seine (nach der Straße, in der sie geboren worden war, genannte) Tochter, einen Schluck davon. Auf diese Weise lernte sie von Jugend auf, maßvoll zu trinken (2).

Sam Chusbac hatte zwei Brüder, Van und Dan, die beide im Stahlwerk in Arcadia arbeiteten. Sam, der jüngste der drei Brüder, war körperlich zart und im Wesen still und zurückhaltend. Van und Dan waren in jeder Beziehung anders als er und ähnelten mehr dem Vater, der ein starker Trinker gewesen war. Sie waren stämmige, geräuschvolle Burschen, und statt hin und wieder ein Glas Wein zu trinken, zogen sie es vor, regelmäßig ihr Quantum Whiskey zu sich zu nehmen. Van trank jeden Morgen, bevor er zur Arbeit ging, einen kräftigen Schluck und einen weiteren abends, wenn er nach Hause kam (3). Dan hatte andere Gewohnheiten. Er war von gewaltiger Statur, und in seiner Familie hatten alle Angst vor ihm. Fast an jedem Wochenende und auch an manchen Abenden in der Woche ging Dan mit seinen Kumpeln in die Kneipe, wo sie Karten spielten und Whiskey tranken. Wenn er dann ziemlich berauscht nach Hause kam, tat er zwar niemandem ernsthaft etwas zuleide, doch störte es seine Frau, daß er laut grölend und fluchend in

* Dr. phil. Claude Steiner, Fachbeauftragter für Gruppentherapie am *Center for Special Studies* in San Francisco, hat mir bei der Bearbeitung dieses Kapitels geholfen und die Abschnitte über Transsexualismus und Transvestitismus verfaßt, wofür ich ihm zu Dank verbunden bin.

** Die in Klammern stehenden Zahlen beziehen sich auf die Erörterung der beschriebenen Trinkgewohnheiten am Schluß dieses Abschnitts.

der Wohnung herumlief. Manchmal schob er Möbel durch Zimmer oder setzte einem der Kinder hart zu (4).

Sein älterer Sohn, Dion, folgte dem Beispiel seines Vaters und behandelte seine Geschwister schlecht, was wiederum die Mutter ärgerte. Sie war Abstinenzlerin und duldete keinen Whiskey im Haus (5).

Bevor Dion das Elternhaus verließ, um ein College zu besuchen, nahm sein Vater ihn in seine Lieblingskneipe mit und bestellte ihm einen Whiskey. «Deine Mutter wäre darüber nicht sehr erbaut», sagte er, «aber jetzt, wo du ein Mann bist, kannst du ruhig einmal ein Glas trinken.» Dion hatte schon öfter heimlich Alkohol getrunken (6), und zwar seit zwei Jahren zusammen mit seinen Schulfreunden. Es machte ihm keinerlei Schwierigkeiten, sein Glas zu leeren, so daß sein Vater beifällig nickte und ihm seine Bewunderung aussprach.

Während seiner Collegezeit lernte Dion das Trinken erst richtig. Obwohl er so forsch auftrat, war er in Wirklichkeit schüchtern, und vor allem auf Parties fiel es ihm nicht leicht, seine Befangenheit zu überwinden. Bald fand er jedoch heraus, daß ein paar Schluck Whiskey ihn beträchtlich aufmunterten und daß er dann ebenso gewandt mit den Mädchen plaudern konnte wie die Kommilitonen von seiner Studentenverbindung (7).

Dion war ein ordentlicher, gutaussehender junger Mann, und er hatte keine Schwierigkeiten, eine Stellung und eine Freundin zu finden, als er nach Olympia zurückkehrte. Er war zwar etwas empfindlich, aber mit etwas Alkohol wurde er freundlich und umgänglich genug, um auch als Kaufmann erfolgreich zu sein (8). Mr. Land, der Immobilien- und Versicherungsmakler, übertrug ihm die Leitung seiner Versicherungsagentur, da seine eigenen Söhne nicht mehr in Olympia lebten.

Manchmal machte sich Dion Sorgen darüber, daß es ihm nicht gelang, wirkliche Freundschaften zu schließen. In Gesellschaft brachte er kaum ein Wort heraus, bevor er nicht etwas getrunken hatte. Dann allerdings wurde er sehr gesprächig und zeigte sich von einer liebenswerten Seite. Auf diese Weise freundete er sich mit Marilyn Land und mit Mrs. Land an. Bald war er ständig mit Marilyn zusammen. Gemeinsam verbrachten sie viele schöne Stunden. Manchmal blieben sie bei Marilyn und tranken ein Gläschen mit Mrs. Land. Meistens fuhren sie jedoch nach Arcadia und verbrachten den Abend trinkend und plaudernd in einer Bar oder einem Nachtlokal, entweder allein oder mit Freunden, die sie dort trafen.

Als Marilyn schwanger wurde, brachte das weder sie noch Dion aus der Fassung. Es war ein kleiner «Unfall», der sich eines Abends ereignet hatte, als sie beide etwas über den Durst getrunken hatten. Sie heirateten in aller Stille, und bald war es in der Stadt ein offenes Geheimnis, daß die beiden seit einiger Zeit verheiratet waren. Als schließlich alles geregelt schien, gingen sie daran, ihren Hausstand zu gründen.

Beide schätzten guten Whiskey und tranken gewöhnlich jeden Tag ein paar Gläschen. Vor dem Abendessen gab es Cocktails, einen weiteren zum Essen, und anschließend saßen sie in ihrer Wohnung, tranken und unterhielten sich, bis es Zeit zum Schlafengehen war (9).

Als das Baby kam, wurde jedoch alles anders. Marilyn konnte das Baby nicht stillen, und es mußte mit der Flasche ernährt werden. Der Arzt riet Marilyn, einige Monate lang auf Alkohol zu verzichten. Auch Dion versuchte, das Trinken für eine Weile aufzugeben, aber er fand es schwer, sich ohne Alkohol zu amüsieren. Seine Zuneigung zu dem Baby war nicht so groß, wie er sich vorgestellt hatte, und manchmal wurde er ungeduldig, wenn Marilyn ihm allzuviel Zeit mit dem Baby zuzubringen schien. Nach und nach entdeckte er jetzt auch noch andere Fehler an ihr. Vor allem stellte er fest, daß sie ihn langweilte, wenn er nicht trank. Mehrmals versuchten sie, miteinander darüber zu sprechen, aber es half nicht viel. Dann entdeckte Marilyn, daß Dion aufhörte, an ihr herumzunörgeln, wenn sie ihm beim Trinken Gesellschaft leistete. So wurde es ihnen allmählich wieder zur Gewohnheit, jeden Abend gemeinsam zu trinken, und oft tranken sie so viel, daß Dion auf der Couch einschlief und Marilyn kaum noch imstande war, das Kind zu versorgen.

In diesem Stil ging es etwa drei Jahre lang weiter, und schließlich kam es so weit, daß beide morgens mit einem Kater aufwachten. Dann wurde Marilyn wieder schwanger, und Dion war darüber so bestürzt, daß er schon am frühen Morgen zu trinken begann und bei der Arbeit im Büro weitertrank. Marilyn fand, daß das zu weit ging, und sie weigerte sich von nun an, Dion beim Trinken Gesellschaft zu leisten. Sie sagte ihm, wenn er so weitermache, werde sie sich scheiden lassen. Es gelang Dion auch mehrmals, ein paar Monate lang nüchtern zu bleiben, aber jedesmal fiel er in seine alten Gewohnheiten zurück. Schließlich ließ sich Marilyn scheiden. Alle Leute hielten das für eine törichte Entscheidung, da Dion allgemein als ausgesprochen charmanter Mann galt. Marilyn zog mit ihren beiden Kindern zu ihrer Mutter und entschloß sich, das Trinken ganz aufzugeben, was ihr auch ohne größere Schwierigkeiten gelang (10).

Als seine Ehe zerbrochen war, fühlte sich Dion so einsam und verlassen, daß er noch mehr trank als vorher. Hin und wieder war er volltrunken und alles andere als charmant. Doch immer waren ein paar Freunde zur Stelle, die ihn dann nach Hause brachten. Wenn er am Morgen etwas wacklig auf den Beinen war, nahm er einen großen Schluck aus der Flasche und fühlte sich danach für den Rest des Tages gestärkt (11). Seine Bekannten begannen sich Sorgen um ihn zu machen; sogar er selbst war gelegentlich beunruhigt und versuchte, mit dem Trinken aufzuhören. Es gelang ihm, mehrere Wochen lang keinen Alkohol anzurühren, aber nachdem er sich selbst und anderen bewiesen hatte, daß er dazu imstande war, beschloß er, seinen Sieg zu feiern, und begann mit einer Zechtour, die vier Tage dauerte. Hinterher schämte er sich, daß er seine Arbeit so lange vernachlässigt hatte, aber er gab es niemandem gegenüber zu. Wieder trank er ein paar Wochen keinen Tropfen. Allerdings schloß er in dieser Zeit weit weniger Versicherungsverträge ab als sonst, und das beunruhigte ihn. Eines Abends war er so besorgt, daß er einen Whiskey trank, um neuen Mut zu fassen. Dann trank er einen zweiten Whiskey und dann noch ein paar weitere, und das Ganze endete wieder mit einer viertägigen Zechtour, während der er nichts aß und kaum schlief (12).

Innerhalb der folgenden drei Jahre heiratete er Alecta Abel und ließ sich wieder von ihr scheiden. Inzwischen hatte sich die Situation weiter verschlimmert. Wenn er nicht trank, ging das Geschäft schlecht, und wenn er trank, wurde gleich eine Zechtour daraus, die ihn tagelang von seiner Arbeit fernhielt. Da er allmählich fürchtete, das Trinken könnte seine berufliche Karriere beenden, ging er zu Dr. Treece – ohne großen Erfolg: Dr. Treece sagte, Dion werde ein bis zwei Jahre regelmäßig zur Behandlung kommen müssen, und Dion glaubte, der Arzt wolle auf diese Weise nur sein Schäfchen ins trockene bringen, denn die Behandlung sollte mehr kosten, als er für Alkohol ausgab, und das war schon sehr viel. Also trank er weiter, aber er reagierte jetzt sehr empfindlich, wenn man ihm deswegen Vorwürfe machte. Wenn Mr. Land etwas sagte, er bleibe seiner Arbeit allzu lange fern, antwortete er: «Ich schließe immer noch mehr Versicherungsverträge ab als jeder andere in der Stadt!» Mr. Land war mit dieser Antwort nicht zufrieden, denn er hatte das Gefühl, daß Dion mit seinen Verkaufsziffern sehr bald unter dem Durchschnitt liegen würde. Einige Leute versuchten mit Dion zu sprechen, aber es kam nichts dabei heraus. Im Gegenteil, er wurde böse auf sie (13).

Als ihm eines Tages auch seine Mutter Vorhaltungen machte, sagte er: «Verdammt, alle sind gegen mich! Kann man denn nicht mehr tun, was man für richtig hält, ohne daß gleich eine Horde schwatzender Frauen über einen herfällt?» Was er gesagt hatte, blieb in seinem Gedächtnis haften: «Alle sind gegen mich!» Nachts lag er manchmal wach da und sagte sich: «Alle sind gegen mich!» Als seine Leistung eine Zeitlang darauf tatsächlich im Vergleich zu seinem früheren Standard abfiel, empfand er nicht einmal mehr ein Schuldgefühl. Er versuchte es darauf zu schieben, daß alle gegen ihn waren. «Nun sehe sich das einer an», sagte er zu sich selbst, «ich bin ein gebildeter, gutaussehender, gescheiter Mann, und ich verstehe etwas von Versicherungen. Wenn die Sache trotzdem nicht richtig läuft, kann das doch nur daran liegen, daß alle gegen mich sind. Kein Wunder, daß ich trinke. Wer täte das nicht, wenn er stets sein Bestes zu geben versucht und alle auf ihn herabsehen.» Das sagte er sich auch an dem Tag, an dem Mr. Land ihm sagte, er müsse sich von ihm trennen.

Mr. Paluto, der Konkurrent von Mr. Land, hatte zwar seine Zweifel, aber als Dion ihm versprach, er werde es schon schaffen, wenn man ihm eine Chance gebe, stellte Mr. Paluto ihn ein, ohne ihm etwas von seinen Zweifeln zu sagen. Dion fand, Mr. Paluto sei ein prächtiger Mensch, und er sagte ihm das auch. Er hatte das Gefühl, jeder, der erkannte, daß er, wenn man ihm eine Chance gab, der beste Mann in der Branche war, müsse ein intelligenter Kerl sein, und er, Dion, bewunderte jeden, der ein so gutes Urteilsvermögen bewies. Er schwor dem Alkohol für immer ab.

Als er etwa drei Monate – ohne zu trinken – bei Mr. Paluto gearbeitet hatte, erkannte Dion, daß er trotz allem nicht den Erfolg hatte, den er sich wünschte. Viele seiner alten Freunde schlossen ihre Versicherungen anderswo ab. Eines Abends, als er über die Ungerechtigkeit der Welt nachdachte, wurde er so traurig, daß er meinte, er brauche einen kleinen Schluck – nur einen einzigen (12). Diesmal dauerte die daraus entstehende Zechtour sieben Tage und endete damit, daß er mit Delirium tremens ins Krankenhaus eingeliefert wurde. Dr. Treece brachte ihn wieder in Ordnung, aber es war nicht ganz leicht. Dion hatte eine Woche lang fast nichts gegessen, und ein wesentlicher Teil der Behandlung bestand in einer Diätkost mit vielen Vitaminen, Kalorien und Kohlehydraten. Nach ein paar Tagen ließ das Zittern nach, die Ängste hörten auf, und Dion sah auch nicht mehr irgendwelche Dinge, wenn er die Augen zumachte. Dr. Treece gab ihm keine Beruhigungsmittel und auch keine anderen modernen Medikamente, sondern er bevorzugte so altbewährte Mittel wie Paraldehyd.

Als Dion wieder im Büro erschien, war Mr. Paluto nicht sehr freundlich. Er wollte den Ruf seines Geschäfts nicht dadurch aufs Spiel setzen, daß er einen Mann wie Dion bei sich beschäftigte. Schon als er Dion eingestellt hatte, war er fest entschlossen gewesen, ihn bei der ersten Zechtour fristlos zu entlassen; jetzt tat er das.

Dion verwünschte ihn: «Sie können mich nicht entlassen!» schrie er. «Ich kündige! Ich wußte gleich, daß Sie ein Scheinheiliger sind. Also auch Sie! Die ganze Welt ist gegen mich! Kein Wunder, wenn man da anfängt zu trinken!» Das war für Dion das Ende. Jetzt wo er sicher war, daß alle gegen ihn waren, hatte es keinen Zweck mehr, irgend etwas zu versuchen. Er gab auf und wurde nun zu einem regelrechten Trunkenbold. Marilyn und Alecta hatten inzwischen beide wieder geheiratet, konnten ihm also kaum helfen, aber seine Mutter, seine Kusine Thalia und Mr. Land kümmerten sich stets um ihn, wie hoffnungslos sein Zustand auch war. Daß Dr. Treece der Ansicht war, Dion werde sich innerhalb von zwei Jahren mit seiner Trinkerei selbst ums Leben bringen, jagte ihnen einen Schrecken ein, nicht jedoch Dion, der noch immer glaubte, wenn man ihm eine Chance gebe, könne er das Trinken jederzeit wieder aufgeben (15). Jedesmal, wenn er ins Krankenhaus eingeliefert wurde, versprach er Dr. Treece und sich selbst, dies sei das letztemal, aber er kam immer wieder. Manchmal gab er auch verzweifelt auf und sagte zu Dr. Treece: «Was soll's? Alle sind gegen mich, und ich bekomme doch keine Chance mehr. Warum sollte ich nicht sterben? Alle werden sich freuen, wenn ich nicht mehr da bin, sogar meine Mutter!» Aber Dions Mutter und auch Marylin und ebenso Dr. Treece waren aufrichtig traurig, als Dion einige Jahre später tatsächlich starb. Die Todesursache war eine Kombination von Delirium tremens, Leberzirrhose und Lungenentzündung; die Lungenentzündung hatte er sich geholt, als er eine ganze Nacht im Rinnstein gelegen hatte.

Wir wollen nun die verschiedenen Trinkgewohnheiten erörtern, die wir bei den in Europa geborenen Brüdern Chusbac und bei ihren in den Vereinigten Staaten geborenen Kindern angetroffen haben.

1. Sam Chusbac schätzte es, ein Glas Wein zu seinen Mahlzeiten zu trinken. Das gehört in manchen europäischen Ländern etwa so zur Tagesordnung wie in Amerika das Kaffeetrinken oder in England das Teetrinken. Ein Glas Wein zum Essen wirkt appetitanregend und aufmunternd. Bei jemandem, der schon mit dieser Gewohnheit aufgewachsen ist, kann sich kaum eine Trunksucht daraus entwickeln. Bezeichnend für diese Art des Trinkens ist, daß man den Wein nicht eigentlich trinkt, sondern in kleinen Schlucken zu sich nimmt und daß man dabei das Aroma und den spezifischen Geschmack des Weins ebenso genießt wie die Wirkung des Alkohols. In diesem Fall ist der Wein mehr ein appetitanregendes, erfrischendes Getränk als eine berauschende Substanz und wird meist während des Essens oder danach getrunken.

2. Es gilt als erwiesen, daß in bestimmten Familien Alkoholismus nur selten auftritt, weil die Kinder das Trinken und besonders das Weintrinken unwillkürlich mit besonderen Gelegenheiten assoziieren und auf diese Weise lernen, maßzuhalten. In solchen Familien gilt starkes Trinken nicht als Zeichen der Stärke und Männlichkeit, sondern eher als ein Zeichen der Schwäche. Untersuchungen haben ergeben, daß in den Vereinigten Staaten Familien italienischen, griechischen und jüdischen Ursprungs schon ihre Kinder an mäßiges Weintrinken gewöhnen und daß bei diesen Bevölkerungsgruppen der Alkoholismus weit weniger verbreitet ist. Die Kennzeichen für diese Art des Trinkens sind die gleichen wie die oben beschriebenen.

3. Van Chusbac schätzte es, täglich vor und nach der Arbeit einen ordentlichen Schluck Whiskey zu trinken. Menschen, die körperlich arbeiten und eine bestimmte klare Einstellung zum Trinken haben, können manchmal ihr Quantum trinken, ohne alkoholsüchtig zu werden oder an jedem Wochenende in eine Keilerei zu geraten. In manchen europäischen Ländern ist diese Praxis weit verbreitet. So fällt dem Touristen in Jugoslawien zum Beispiel auf, daß es dort viele Menschen gibt,

deren Frühstück mit ein oder zwei Glas Slibowitz beginnt oder gar überhaupt nur daraus besteht.

4. Nicht jeder, der zuviel trinkt, ist Alkoholiker. Dan Chusbac ist dafür ein gutes Beispiel: er trank zuviel, aber da das Trinken bei ihm nicht progressiv schlimmer wurde und weder seine Arbeit noch sein Familienleben stärker beeinträchtigte, kann man ihn nicht eigentlich als Alkoholiker bezeichnen.

5. Mit ihrer kompromißlosen Abneigung gegen Alkohol förderte Dions Mutter allenfalls den Alkoholismus, da sie verhinderte, daß ihre Kinder den mäßigen Genuß von Alkohol zu Hause «lernten».

6. Viele Alkoholiker beginnen mit dem Trinken während ihrer Schul- oder Studienzeit. Bei Jugendlichen wird das Trinken häufig durch die widersprüchliche Einstellung der Erwachsenen zum Alkohol gefördert. Wenn Jugendliche sehen, wie die Erwachsenen Alkoholmißbrauch treiben, erhöht das bei ihnen oft die Neigung zum Trinken. Dion ist ein gutes Beispiel dafür: von seinem Vater wurde er heimlich zum Trinken ermuntert, während seine Mutter so tat, als existiere das Problem nicht.

7. Während seiner Collegezeit trank Dion auf typisch amerikanische Art zur Förderung der Geselligkeit. Die Amerikaner lernen gern neue Lokale und neue Menschen kennen. Um das Leben genießen zu können, ist es für sie wichtig, zu lernen, wie man rasch Freundschaften schließt und gewandt Konversation macht. Ein paar Drinks im Verlauf eines Abends halten die Leute in gelockerter Stimmung. Schüchternen Menschen erscheint das doppelt wichtig, da sie befürchten, sie würden sonst lange Zeit als «Mauerblümchen» dasitzen. Aber gerade für sie kann diese Art des Trinkens eine Gefahr sein. Sie ist eine bequeme Möglichkeit, die Schüchternheit zu überwinden, und wird daher leicht zur Gewohnheit und zu einer Art Stützkorsett. Zugleich hält sie die Schüchternen von dem Versuch ab, zu lernen, wie man sich in Gesellschaft glücklich fühlen kann. Wenn es einem gelingt, Exzesse zu vermeiden, kann diese Art des geselligen Trinkens in bestimmten Situationen eine Hilfe sein, doch sollte man sich nicht darauf verlassen, sondern versuchen, sich für sein gesellschaftliches Leben eine gesündere und dauerhaftere Grundlage zu schaffen.

8. Trinken aus beruflichen Gründen – d. h. Trinken, um geschäftliche Beziehungen angenehmer zu gestalten – ist stets von Übel. Ein Geschäftsmann muß Woche für Woche seiner Arbeit nachgehen, und wenn es so weit kommt, daß er sich dabei auf die Unterstützung durch Alkohol verläßt, dann besteht die Gefahr, daß er täglich zur Flasche greift. Bald glaubt er dann, und vielleicht sogar zu Recht, daß sein Geschäft leidet, wenn er nicht mit Alkohol etwas nachhilft. Auf diese Weise wird das Trinken bald zur regelmäßigen Gewohnheit. Und da das bequemer ist, als eine Methode zur Verbesserung der eigenen Lei-

stung zu entwickeln, verläßt man sich dann leicht allzusehr auf den Alkohol. Außerdem haben viele Menschen gar nicht gern geschäftlich mit einem Mann zu tun, dessen Atem nach Alkohol riecht.

9. Daß Dion regelmäßig mit Marilyn trank, war möglicherweise eine subtile Form der Beleidigung. Vielleicht bedeutete es wie so oft in solchen Fällen: «Wenn wir nüchtern sind, langweilen wir uns ja doch miteinander. Es ist besser, wir halten am Trinken fest, denn dann können wir uns wenigstens ertragen!» Wenn man seine Zuneigung zum Lebensgefährten und sein Vorstellungsbild von ihm im Nebel alkoholischer Dünste formt, besteht kaum Aussicht, daß sie einer stärkeren Belastungsprobe standhalten; bei Dion waren sie der Krise nicht gewachsen. Für Ehepaare, die ihre Abende mit Trinken verbringen, gibt es angesichts der ständigen Gefahr, daß sie erkennen, wie wenig sie einander bedeuten, meist nur zwei Möglichkeiten: Wenn sie mit dem Trinken aufhören, wie Dion und Marylin es taten, werden sie sich aller Wahrscheinlichkeit nach bald langweilen und sich schließlich trennen. Wenn sie statt dessen auch weiterhin trinken, müssen sie mit der Zeit immer größere Alkoholmengen zu sich nehmen, denn je länger sie einander kennen, um so mehr langweilen sie einander und um so mehr Alkohol brauchen sie, um sich darüber hinwegzutäuschen.

10. Marylin gehörte offenkundig nicht zu den «suchtgefährdeten» Menschen. Sie trank, um Dion Gesellschaft zu leisten, aber sobald sie sich seinem Einfluß entzogen hatte, war das Trinken für sie kein Problem mehr. Viele Menschen machen Phasen durch, in denen sie stark trinken, und entschließen sich, wenn sie merken, daß ihnen das schadet, mit dem Trinken ganz aufzuhören, ohne daß ihnen das sonderlich schwerfällt. Dion dagegen ist ein Beispiel für den «suchtgefährdeten» Menschen, bei dem das Trinken weniger auf äußere Einflüsse, sondern mehr auf ein inneres Bedürfnis zurückzuführen ist.

11. Nahezu einhellig stimmt man heute darin überein, daß jemand, der morgens zu trinken anfängt, um den Kater vom vergangenen Abend loszuwerden, auf dem besten Weg ist, sich zum Alkoholiker zu entwickeln.

12. Wenn ein Mann nach dem ersten Glas nicht aufhören kann, obwohl er vorher fest entschlossen war, nur eines zu trinken, ist er alkoholsüchtig: sein Verlangen beherrscht ihn, statt daß er es unter Kontrolle hat. Wenn das Trinken zu seiner einzigen Beschäftigung wird und er Schlaf und Essen vernachlässigt, beginnt der Prozeß des körperlichen Verfalls. Da Alkohol außer dem Kaloriengehalt keinen anderen Nährwert besitzt, hungert sich der Trinker im Grunde selbst zu Tode. Außerdem verursacht die Alkoholkonzentration in der Leber einen Schrumpfungsprozeß, den man als «Zirrhose» bezeichnet: durch Entzündung der Leber kommt es zu einer Bindegewebswucherung und einer Verhärtung der Leberoberfläche. Dieser Prozeß führt schließlich zum Tod. Ein Alkoholiker, bei dem die Schrumpfung schon weit fortgeschritten ist,

wird von immer geringeren Alkoholmengen betrunken, da die Leber nicht mehr in der Lage ist, den Alkohol aufzuspalten, so daß der Körper ihn ausscheiden kann.

13. Wenn ein Mann für Alkohol größere Opfer bringt, als jeder Alkohol wert ist, bezeichnet man ihn als Alkoholiker. Wenn er bereit ist, seine Stellung aufs Spiel zu setzen oder seine Kinder hungern zu lassen, um sein Verlangen befriedigen zu können, ist er trunksüchtig. Wir definieren den Zustand nach den durch ihn verursachten Folgen. Tragisch ist, wenn ein Trinker sich oder anderen schadet oder Leid zufügt.

14. Wenn jemand sein Urteilsvermögen in solchem Maße einbüßt, daß er andere für das, was er sich selbst eingebrockt hat, verantwortlich macht, wird er eine Last für diejenigen, die ihm nahestehen.

15. Wenn ein Mann fortfährt zu trinken, obwohl der Arzt ihm gesagt hat, daß er damit seinen ganzen Organismus ruiniert, dann wird deutlich, was wir bisher nur unklar erkannt haben, daß nämlich chronischer Alkoholismus eine Art Selbstmord ist. Man entzieht sich gewissermaßen dem Entwicklungstrieb der *Physis* und umgeht das «Verbot», das normalerweise den nach innen gerichteten Todestrieb davon abhält, den Tod des Individuums zu verursachen. Trinken ist eine angenehmere Art des Selbstmords, als sich zu erhängen, und sie löst bei anderen Menschen weniger Ressentiments aus als ein bewußter Selbstmordversuch. Chronischer Alkoholismus ist Selbstmord, auch wenn der Trinker so tut, als sei sein Todestrieb «unbewußt».

Es gibt noch andere Arten des Trinkens. Menschen, die unter zyklisch auftretenden Depressionen leiden, fangen manchmal an zu trinken, wenn sie spüren, daß eine Depressionswelle auf sie zukommt, ohne daß sie sich darüber im klaren sind, warum sie das tun. Unbewußt versuchen sie, mit Hilfe dieser Methode ihren Zustand vor sich selbst zu verheimlichen. In früheren Zeiten haben Frauen, die während ihrer Menstruationsperiode unter Depressionen litten, große Mengen gewisser «pflanzlicher Präparate» eingenommen, die einen hohen Prozentsatz Alkohol enthielten und in Wirklichkeit nichts anderes als «Cocktails» waren; da sie jedoch als Medizin etikettiert wurden, konnte auch die vorsichtigste alte Jungfer, die nicht im Traum daran gedacht hätte, einen Tropfen Alkohol zu trinken, es sich erlauben, diese wundervollen «Präparate» einzunehmen, die auf magische Weise bewirkten, daß die Menstruation soviel erträglicher schien als sonst und sogar heiter stimmte.

Häufig kommt es vor, das zwei Alkoholiker einander mit der Illusion heiraten, sie würden, da sie mit den gleichen Schwierigkeiten zu kämpfen haben, gut miteinander auskommen und sich gegenseitig helfen können. Eine solche Ehe ist für beide Teile ein großes Risiko, denn in der Mehrzahl der Fälle ist es eher so, daß sie sich gegenseitig zum Trinken ermuntern.

Vielleicht sind die wenigen Menschen, denen beim Trinken übel wird, bevor sie das Stadium der Trunkenheit erreichen, trotz der damit verbundenen Unannehmlichkeit besser dran.

2. *Was ist ein Rauschgiftsüchtiger?*

Es gibt verschiedene Rauschgifte, die normalerweise vom Arzt in geringen Mengen verschrieben werden. Das bekannteste stammt aus dem Saft des orientalischen Mohns. Nach Operationen geben die Ärzte den Patienten oft eine Morphium-Injektion. Die darin enthaltene Menge dieser Substanz wiegt etwa ein Viertel soviel wie ein Getreidekorn und reicht aus, um einen durchschnittlichen Menschen auch bei starken Schmerzen in tiefen Schlaf zu versetzen.

Manche Menschen finden die aus Mohn hergestellten Präparate sehr angenehm, und fangen an, sie auch ohne ärztliche Verordnung einzunehmen, entweder um angenehme Träume und Visionen zu erleben oder um ihre strapazierten Nerven zu beruhigen. Da diese Art der Anwendung gesetzlich verboten ist, versuchen sie auf jede erdenkliche Weise, sich das Narkotium illegal zu beschaffen. An manchen Orten verkaufen ambulante Händler Opium, das man rauchen oder einnehmen kann; an anderen Orten bekommt man nur Morphium oder Heroin, das man sich mit Hilfe einer Hohlnadel unter die Haut injiziert.

Wenn solche Menschen eine Zeitlang diese Narkotika genommen haben, geschieht meist zweierlei: erstens erhöhen sich infolge ihrer Schuldgefühle ihre Bedürfnisspannungen, und zweitens wird ihr Ich durch das Narkotium geschwächt. Die alten Probleme stellen sich wieder ein, und dazu vielleicht noch das peinigende Gefühl, daß sie das Gesetz übertreten und mit Kriminellen gemeinsame Sache gemacht haben, um sich das Rauschgift zu verschaffen. Auf diese Weise entsteht ein verhängnisvoller Circulus vitiosus: ihre Es-Spannungen werden immer beängstigender, und ihr Ich ist diesen Spannungen immer weniger gewachsen. Sie brauchen also immer größere Mengen von dem Rauschgift, um sich ruhig und sicher und Herr ihrer selbst zu fühlen. Sie werden psychisch süchtig.

Aber nicht nur ihre Psyche gerät in Aufruhr, wenn ihnen das Rauschgift fehlt, sondern sie werden auch physisch süchtig. Ein Süchtiger, dem das Morphium vorenthalten wird, leidet unter allen möglichen Beschwerden und Qualen, wie Schweißausbrüchen, Herzklopfen, Verdauungsstörungen, Gliederzittern usw. Um sich psychisch und physisch zu beruhigen, benötigt er unter Umständen eine Dosis, die acht-, sechzehn- oder sogar vierzigmal höher ist als die normale Dosis – Mengen, die bei einem normalen Menschen tödlich wirken würden, den Süchtigen aber gerade noch davor bewahren, sich elend zu fühlen.

Sich derartige Quantitäten von Rauschgiften zu beschaffen, ist äußerst kostspielig, und die Süchtigen schätzen das Ausmaß ihrer Sucht daher vor allem danach ein, wieviel Geld sie täglich dafür benötigen. Es sind oft beachtliche Summen, und da der Süchtige ohne sein Narkotium ein von Schmerzen geplagtes Nervenbündel ist, wird er sehr weit, wenn nicht bis zum Äußersten gehen, um es sich zu verschaffen. Das ist der Grund dafür, daß Süchtige so oft gezwungen sind, Verbrechen zu begehen oder sich der Prostitution zuzuwenden.

Ihr weitaus häufigstes Vergehen ist Diebstahl. In Amerika gibt es unter den Süchtigen wahre Experten, die regelmäßig durch große Apartmenthäuser gehen, jeden Türgriff prüfen und durch jede unverschlossene Wohnung einen Streifzug von einer halben Minute machen, wobei sie Wertgegenstände mitnehmen, die sich in Anzug- und Manteltaschen verstauen lassen. Junge Menschen, die sich der Prostitution zuwenden, und Leute, die sich auf Diebstähle spezialisieren, bilden eine zusätzliche Einnahmequelle für die Verbrechersyndikate, die ihnen nicht nur das Rauschgift verkaufen, sondern auch die Prostitution und den Verkauf gestohlener Dinge kontrollieren. Außerdem wird fast jeder Süchtige mit der Zeit selbst zum «Schieber», der illegal Drogen verkauft, um das Geld aufzubringen, das er selbst für Narkotika braucht. So gerät er immer mehr in das Netz der Unterwelt. Da die Verbrechersyndikate wissen, daß er sein Rauschgift um jeden Preis haben muß, ist er ihnen hilflos ausgeliefert. Sie verlangen von ihm überhöhte Preise und betrügen ihn, wann immer sie wollen. Der illegale Rauschgifthandel ist ein schmutziges Geschäft, bei dem – von wenigen Ausnahmen abgesehen – jeder Beteiligte jeden anderen bei jeder Gelegenheit übers Ohr haut.

Nur wenige Menschen, die rauschgiftsüchtig werden, geraten nicht in den oben beschriebenen Teufelskreis. Am besten sind diejenigen dran, die genügend Geld haben und sich ihre Sucht leisten können, ohne dadurch in finanzielle Schwierigkeiten zu kommen. In jedem Fall aber fühlt sich ein wirklich Süchtiger ohne sein Mittel höchst elend; er wird jedes Opfer auf sich nehmen, um es sich zu verschaffen, und immer größere Dosen brauchen, um sich wohl zu fühlen, bis er es schließlich in Mengen nimmt, die für einen normalen Menschen tödlich wären.

Es sei hinzugefügt, daß manche Leute, die sich eingehend mit der Materie beschäftigt haben, der Meinung sind, daß es so etwas wie eine physische Süchtigkeit nicht gibt, sondern daß jede Süchtigkeit psychischer Natur ist.

Die gravierendsten Formen von Süchtigkeit entstehen (wenn man vom Alkohol absieht) durch den Genuß von Kokain, Opiumderivaten wie Morphium und Heroin sowie Opium selbst. Diese Mittel sind deswegen am gefährlichsten, weil man danach sehr rasch süchtig werden kann, unter Umständen schon innerhalb weniger Tage. In gewissen Fällen reicht sogar eine einzige Dosis, um das schreckliche Verlangen wachzurufen, das zur Sucht führen kann. Dieser Fall tritt nicht ein, wenn diese Mittel für kurze Zeit nach ärztlicher Anweisung eingenommen werden. Gelegentlich werden allerdings Patienten nach anderen Medikamenten süchtig, wenn sie sie über einen längeren Zeitraum hin einnehmen.

Fast jeder hat schon einmal von Luminal, Nembutal und anderen Schlafmitteln gehört, die von den Ärzten als «Barbiturate» bezeichnet werden. Sie werden heute in zunehmendem Maße und in zunehmender Menge gewohnheitsmäßig eingenommen, so daß mehr und mehr Menschen halb benommen durchs Leben gehen. Von den meisten Barbituraten hat man am folgenden Tag einen mehr oder weniger starken Kater. Manchmal sind diese Nachwirkungen so geringfügig, daß der Betroffene sie gar nicht bemerkt, aber seine Leistungsfähigkeit ist trotzdem beeinträchtigt. Medikamente dieser Art sollte man nur für begrenzte Zeit und immer nur unter Aufsicht eines Arztes nehmen. Wer sie aus eigener Initiative nimmt, muß mit unangenehmen Folgen rechnen. Das Mittel gegen Schlaflosigkeit findet man in seelischer Ausgeglichenheit, nicht in der Apotheke.

Das wohl harmloseste und zugleich wirksamste Sedativum (für Eremiten und Krankenhauspatienten!) ist ein übelriechendes und schlechtschmeckendes Präparat, das Paraldehyd heißt und durch die Lungen ausgeschieden wird. Es gibt Leute, vor allem Alkoholiker, die sogar nach diesem unappetitlichen (sonst aber nahezu vollkommenen) Mittel süchtig werden.

Eine andere Art von Drogen, die fast jeder kennt, sind die sogenannten Aufputschmittel. Diese Stimulantien bezeichnet man in der Medizin als Amphetamine (Benzedrine). Sie lösen Schlaflosigkeit, Appetitmangel und eine gesteigerte Aktivität aus sowie ein Gefühl der erhöhten Fähigkeit und der Euphorie. Sie können oral eingenommen werden, werden aber gelegentlich auch mit einer Spritze subkutan injiziert. Sie sind besonders beliebt bei Sportlern, Conférenciers, bei Studenten, die sich aufs Examen vorbereiten, und bei vielbeschäftigten Leuten, die manchmal über einen längeren Zeitraum hin wach bleiben müssen. Die Gefahren solcher Mittel bestehen darin, daß man, wenn man sie genommen hat, nicht schlafen und oft auch nicht essen kann; nimmt man sie über einen längeren Zeitraum hin ein, kann daraus eine

Psychose entstehen, bei der man unter Halluzinationen leidet und sich einbildet, andere Menschen trachteten einem nach dem Leben. Auf diese Stimulantien wurde die Polizei erstmalig aufmerksam, als man feststellte, daß Lastwagenfahrer, die sie eingenommen hatten, um sich auf einer längeren Fahrt wachzuhalten, plötzlich wie wild durch die Kurve oder über eine verkehrsreiche Straßenkreuzung rasten, um einen imaginären Verfolger abzuschütteln.

Das schlimmste Mittel aus der Gruppe der Amphetamine ist das Methedrin. Es kann rasch zur Süchtigkeit und zu rapiden Verfallserscheinungen führen, eine Tatsache, die denen, die dieses Mittel nehmen, wie auch denen, die illegal damit handeln, bekannt ist. In manchen Gebieten der Vereinigten Staaten verteilen die Rauschgiftsyndikate große Mengen dieses Mittels kostenlos an junge Menschen – in der Hoffnung, daß einige süchtig und zu guten Kunden werden. Auch die «Hippies», die sonst durchaus viel für Rauschmittel übrig haben, lehnen Methedrin strikt ab, da sich immer deutlicher herausstellt, daß es zu bleibenden Verfallserscheinungen führen kann. Das ist möglicherweise auf eine Schädigung der Gehirnzellen zurückzuführen sowie auf die Auswirkungen des erhöhten Blutdrucks, der durch dieses Mittel, wenn man es länger nimmt, hervorgerufen wird.

Bromide sind Medikamente, die man auf Rezept in reiner Form, aber auch in Form verschiedener nicht rezeptpflichtiger Mixturen bekommen kann. Früher wurden sie bei Epilepsie viel verwendet, heute dagegen nur noch selten. Doch werden sie heute noch als Hausmittel gegen Kopfschmerzen oder Katzenjammer benutzt; für diesen Zweck sind sie in Form von nicht rezeptpflichtigen Präparaten leicht erhältlich. Präparate dieser Art enthalten aber häufig Ingredienzien, die in Verbindung mit einer Überdosis Bromid Vergiftungserscheinungen auslösen können. Das Problematische dabei ist, daß eine Bromidvergiftung Schlaflosigkeit verursacht, also gerade den Zustand, den das Präparat eigentlich beseitigen soll, und daß als Reaktion darauf viele Menschen noch mehr von dem Präparat einnehmen, was dann zu stärkeren Vergiftungserscheinungen und erhöhter Schlaflosigkeit führt. Jeder Arzt, der einmal eine durch Bromide verursachte Psychose beobachtet hat, wird bei der Verordnung dieser Präparate größte Vorsicht walten lassen. Allerdings kommt es zu so drastischen Folgeerscheinungen nur nach längerer und intensiver Anwendung von Bromid-Präparaten.

Marihuana verursacht keine Süchtigkeit im eigentlichen Sinn des Wortes, weil es kein Verlangen hinterläßt. Viele Leute finden es angenehm, Marihuana zu nehmen, und benutzen es als Trost- oder Vergnügungsmittel. Da es jedoch die Leistungsfähigkeit einschränkt, ist es, medizinisch gesehen, ein ebenso schädliches Mittel wie Alkohol. In der Freizeit kann man es bis zu einem gewissen Grade nehmen, ohne daß sich spürbare schädliche Nebenwirkungen einstellen, aber bei exzessivem Gebrauch beeinträchtigt es die normale Lebensweise. Eine Zeitlang glaubte man, der Genuß von Marihuana führe zwangsläufig zu Drogenmißbrauch. Das ist nicht der Fall. Trotzdem ist der Besitz von Marihuana ebenso rechtswidrig wie der Besitz von stärkeren Präparaten wie zum Beispiel Heroin.

Einer der Gründe dafür, daß hinsichtlich der Wirkung von Marihuana so viele voneinander abweichende Meinungen bestehen, ist, daß es auf verschiedene Menschen verschieden wirkt, und ein weiterer Grund ist der, daß die Wirkung auch davon abhängt, mit welcher Art von Leuten man zusammen ist. Ein dritter Grund ist der, daß dieses Mittel, so wie es in den Vereinigten Staaten und vielen anderen Ländern verkauft wird, in der Stärke und in seiner Zusammensetzung erhebliche Unterschiede aufweist. Die Marihuanapflanze wächst in vielen Gegenden wild und kann fast überall leicht angebaut werden. In Amerika wird Marihuana meist geraucht und in der Umgangssprache als *pot* oder *grass* bezeichnet. In Europa kennt man es vorwiegend unter der Bezeichnung Haschisch. Die Blätter stammen vom indischen Hanf. Es läßt sich jedoch schwer feststellen, aus welcher Pflanze das illegal verkaufte Marihuana wirklich gewonnen ist. Selbst wenn die Händler heruntergekommene Botanikprofessoren wären, würden sie sich wahrscheinlich nicht darüber einigen können, ob ihr Marihuana von der richtigen Pflanze, *Cannabis sativa*, stammt oder aber von der falschen, *Apocynum cannabium*.

Eine andere Gruppe von Suchtmitteln, die in den letzten Jahren starke Beachtung gefunden hat, sind die sogenannten *psychedelischen* Drogen. Unter ihnen ist die bekannteste das LSD (Abkürzung für die chemische Bezeichnung Lysergsäurediäthylamid). Andere psychedelische Drogen sind Mescalin, das aus dem Peyote-Kaktus gewonnen wird, und Psilocybin, das aus einem Pilz gewonnen wird. Auch Marihuana wird zu dieser Gruppe gerechnet. Inzwischen sind auf dem illegalen Markt noch zwei neue chemische Präparate aufgetaucht: DMT, das zu einem rasch einsetzenden, aber nur kurzen «Trip» verhilft, und STP, das einen langen und gefährlichen Zwei- oder Drei-Tage-«Trip» bewirkt. Diese psychedelischen Drogen bezeichnet man auch als «halluzinogene» Präparate, da sie bewirken, daß man Dinge sieht, hört, und empfindet, die man normalerweise nicht erlebt. Diese Halluzinationen unterscheiden sich insofern von Träumen und von Halluzinationen des Psychotikers, als man sich, wenn man eine solche Droge nimmt, darüber im klaren ist, daß sie durch die Droge verursacht werden und nicht Wirklichkeit sind.

Über die unmittelbaren Auswirkungen der psychedelischen Drogen weiß man inzwischen recht gut Bescheid; wie sie sich auf lange Sicht auswirken, läßt sich nicht mit Bestimmtheit sagen, wenn man von Marihuana absieht, das in den Vereinigten Staaten und vielen anderen Ländern seit langer Zeit bekannt ist und sich nach allgemeiner Auffassung auch auf lange Sicht, wenn überhaupt, nur in sehr geringem Maße auswirkt. LSD, die heute beliebteste psychedelische Droge, wird von denen, die es nehmen, als bewußtseinserweiternd und auf lange Sicht überaus segensreich gepriesen. Sachverständige Mediziner und Psychologen warnen jedoch davor und weisen besorgt auf die psychischen und physischen Schäden hin, die durch LSD entstehen können.

Wir haben einen Süchtigen als einen Menschen definiert, der ein unnatürliches Verlangen nach etwas hat und bereit ist, nahezu jedes Opfer zu bringen, um dieses Verlangen zu befriedigen. Wenn man von dieser Definition ausgeht, gibt es viele Arten der Süchtigkeit, bei denen Drogen keine Rolle spielen; die beiden am weitesten verbreiteten sind Spielleidenschaft und übermäßiges Essen. Die Spielleidenschaft ist ein Problem für die betroffene Familie und für die Polizei, übermäßiges Essen dagegen ein medizinisches Problem, das in den Vereinigten Staaten und einigen anderen Ländern bei einem beachtlichen Prozentsatz der Bevölkerung auftritt.

4. Wie kann man einen Süchtigen heilen?

Einen Süchtigen zu heilen ist die leichteste Sache von der Welt – unter einer Voraussetzung: wir müssen etwas finden, das ihn mehr interessiert als das, wonach er süchtig ist. Wir können einen Alkoholiker heilen, *wenn* wir etwas finden können, das ihn mehr interessiert als Alkohol. Bisher ist es allerdings noch niemandem gelungen, etwas zu finden, das in allen Fällen Erfolg hat.

Besonders wichtig ist in diesem Zusammenhang, daß ein Alkoholiker selten eine echte Beziehung zu einem anderen Menschen hat. Er fühlt sich vielleicht zu jemandem hingezogen, auf den er sich verlassen kann, so wie Dion Chusbac Mrs. Land gern mochte, aber hier handelt es sich im Grunde um die gleiche Beziehung, wie sie ein Kind zu seiner Mutter hat. Dion mochte Mrs. Land nicht um ihrer selbst willen, sondern weil sie etwas für ihn tat. In dieser und in manch anderer Beziehung sind Alkoholiker in ihrem Verhalten wie Kinder, aber nicht im positiven Sinn, sondern in vieler Hinsicht wie ein schlecht erzogenes Baby. Es ist mehr als nur ein Scherz, wenn man von einem Alkoholiker sagt, er sei nie von der Flasche entwöhnt worden.

Diese Überlegungen führen uns zu einer Methode hin, mit deren Hilfe man versuchen kann, einen Alkoholiker zu heilen: indem man ihn dazu bringt, eine feste, dauerhafte Beziehung zu einem anderen Menschen herzustellen. Dies läßt sich manchmal erreichen, wenn ein geschickter Psychotherapeut seinen Einfluß dazu benutzt, den Patienten zu einer Änderung seines Verhaltens zu bewegen.

In ganz wenigen Fällen kann die richtige Frau das gleiche erreichen, indem sie den Alkoholiker dazu bringt, sie mehr zu lieben als den Alkohol. Das gelingt jedoch so selten, daß keine sich darauf verlassen sollte. In der Regel heiratet der Alkoholiker eine Frau nicht um ihrer selbst willen, sondern um dessentwillen, was sie für ihn tut. Wenn es seiner eigenen Mutter nicht gelungen ist, ihn von der Flasche zu entwöhnen, wie soll es dann seiner Frau gelingen? Daß ein Alkoholiker eine bestimmte Frau heiratet – oder daß er ihr gestattet, ihn zur Heirat zu «überreden» –, bedeutet fast immer, daß er sich bei ihr nicht der Gefahr ausgesetzt sieht, eine gesunde Beziehung zu ihr entwickeln zu müssen. Andernfalls würde er ihr ausweichen, da es bedeuten würde, daß er ihretwegen zuviel von seinen Gewohnheiten opfern müßte. Das gleiche gilt natürlich auch für andere Süchtige, gleichviel, ob die Sucht einem Rauschgift, dem Essen, dem Spiel oder einem ungewöhnlichen Vergnügen gilt.

Der Prozeß der Heilung eines Süchtigen vollzieht sich in zwei Phasen. Zunächst und an erster Stelle muß der physischen Süchtigkeit Einhalt geboten werden. Das heißt, der Süchtige muß aufhören, die Droge zu nehmen, sich von den möglicherweise eintretenden Folgen der Entziehung erholen und sein Gehirn von das Bewußtsein verändernden Wirkungen der Droge befreien. Dadurch ermöglicht er seinem Ich, in der zweiten Behandlungsphase, die darin besteht, etwas zu finden, das ihn mehr interessiert als das, wonach er süchtig ist, selbst mitzuwirken.

Manche Süchtige sind in der Lage, allein und aus freiem Entschluß ihre Sucht aufzugeben, aber die meisten sind auf die Hilfe eines Arztes oder einer Gruppe von Menschen angewiesen, die ihnen gegenüber die Rolle strenger und wachsamer Eltern übernehmen. Natürlich wenden verschiedene solcher «Ersatzeltern» meist auch verschiedene Methoden an. Manche Ärzte versuchen es mit Medikamenten, die in Verbindung mit Alkohol Übelkeit und quälende vegetative Störungen verursachen und sich bei der Behandlung von Alkoholikern als nützlich erwiesen haben. (Für Rauschgiftsüchtige gibt es ein ähnlich wirkendes Medikament.)

Hat der Süchtige erst einmal aufgehört, sein Mittel zu nehmen, kann er damit beginnen, seine Situation objektiv zu betrachten. Als erstes fällt ihm gewöhnlich auf, daß sein Leben ohne die Droge leer und inhaltlos zu sein scheint und daß er niemanden liebt, nicht einmal sich selbst. Auch wenn er vielleicht ein Frauenheld und sehr gesellig ist, stellt er jetzt fest, daß seine Beziehungen zu anderen Menschen oft verkrampft und unerfreulich sind. Er findet auch heraus, daß er sich an manche Menschen anschließt, weil er sie braucht und als Stütze für seine Schwächen benutzt, während andere Menschen ihn ausnutzen, um irgendwelche eigenen Bedürfnisse zu befriedigen.

Beim zweiten Teil der Behandlung, wenn es etwas zu finden gilt, das wichtiger und interessanter ist als Alkohol oder Rauschgift, kommt es also vor allem darauf an, die Mitmenschen in einem anderen Licht zu sehen. Wenn das gelingt, kann der Süchtige zu der Einsicht kommen, daß Menschen in der Tat interessanter sind als Drogen. Der Rauschgiftsüchtige erkennt jetzt, daß er sein Rauschgift höher eingeschätzt hat als Menschen und daß er zu seinem eigenen Wohl lernen muß, Menschen höher einzuschätzen als Drogen. Bei diesem Unternehmen, dem Versuch, gewissermaßen Menschen an die Stelle von Drogen zu setzen, kann ein Psychotherapeut helfen, und zwar am besten durch Gruppentherapie, bei der der Süchtige mit den Menschen, auf die er angewiesen ist, konfrontiert wird. Unterstützung findet er auch bei den Organisationen, die es sich zur Aufgabe gemacht haben, Süchtigen bei der Lösung ihrer Probleme zu helfen.

Manchmal hilft auch eine List, die darin besteht, daß man den Rauschgiftsüchtigen oder Alkoholiker zum «Missionar» macht. Das, was den Süchtigen mehr interessiert als sein Mittel, ist vielleicht gerade die Aufgabe, andere davon abzuhalten, es zu nehmen. Erfahrungen amerikanischer Trinkerfürsorgeorganisationen bestätigen, daß ehemalige Trunksüchtige von ihrem Missionseifer oft ebenso besessen sind, wie sie es vorher vom Alkohol waren, und sich auf diese Weise von ihrer Sucht befreien. Das Problem ist, daß ihre Nüchternheit vom Vorhandensein «aktiver» Alkoholiker abhängt. In dem Augenblick, in dem die erreichbaren Alkoholiker einer Stadt «bekehrt» worden sind, besteht die Gefahr, daß einige der «geheilten» Alkoholiker rückfällig werden. Bei den Trinkerfürsorgeorganisationen hat man das inzwischen auch erkannt.

Die größte Hoffnung für Süchtige liegt in der Kombination von Gruppenbehandlung und individueller Psychotherapie. Die Psychoanalyse hat sich auf diesem Gebiet nicht als erfolgversprechend erwiesen, und viele Therapeuten sind der Ansicht, daß in solchen Fällen die Transaktionsanalyse vorzuziehen ist.

Folgende Regeln haben sich in der Praxis herauskristallisiert:

1. Die Behandlung sollte sofort mit vollständiger Abstinenz beginnen.

2. Die vollständige Abstinenz stellt nur einen Anfang dar, da Abstinenz an sich keine Dauerwirkung erzielt. Wenn es nicht gelingt, irgend etwas anderes an die Stelle des Alkohols oder der Droge zu setzen, ist wenig erreicht. Die Behandlung ist langwierig. Der Prozeß, menschliche Beziehungen an die Stelle der Suchtmittel zu setzen, dauert im allgemeinen mindestens ein Jahr; Abstinenz über eine Zeitspanne hin, die unter einem Jahr liegt, bietet keine Garantie für einen Erfolg.

3. Niemand sollte einen Alkoholiker heiraten, um ihn zu heilen. Wenn ein Alkoholiker unbedingt heiraten will, soll er sich erst einmal

ein oder lieber zwei Jahre lang bessern. Die bemitleidenswertesten Geschöpfe, die im Sprechzimmer eines Psychotherapeuten auftauchen, sind die einst anmutigen, hübschen jungen Damen, die niedergeschlagen und vorzeitig gealtert sind, weil sie einen Süchtigen geheiratet haben, den sie heilen wollten.

5. Was versteht man unter Delirium tremens?

Es ist seltsam, daß eine Krankheit, die früher vielfach tödlich verlief, heute gerade für diejenigen, die am anfälligsten für sie sind, ein Thema für dumme Witze sind. Delirium tremens ist eine Psychose, die gelegentlich nach einer ausgedehnten Zechtour bei Menschen auftritt, die jahrelang übermäßig getrunken haben. Es ist eine quälende, anstrengende Krankheit, die sich sowohl auf das Herz und das Gehirn als auch auf den Geist schädlich auswirken kann. Der Kranke befindet sich in einem akuten Angstzustand und zittert am ganzen Körper. Er bildet sich ein, alle möglichen gräßlichen Kreaturen zu sehen, Schlangen, Käfer oder irgendwelche kleinen Tiere, die ihn verfolgen oder über seine Haut kriechen. Oder er sieht sich endlosen und verzweiflungsvoll eintönigen Aufgaben konfrontiert, wie zum Beispiel dem Abwaschen von Millionen und aber Millionen Tellern oder dem Erklimmen eines immer weiter ansteigenden Berges. Diese Erlebnisse sind sehr real für ihn, und entsprechend reagiert er. Im Gegensatz zu einer weitverbreiteten Vorstellung handelt es sich bei den Tieren, die der Patient sieht, nicht um große, gutmütige Geschöpfe wie rosa Elefanten, sondern meist um kleine, bösartige Tiere. Die Tatsache, daß das Delirium tremens – wie so manches andere, was mit Alkohol zusammenhängt – in den Vereinigten Staaten zum Thema von Witzen geworden ist, zeigt, wie unvernünftig und geradezu kindisch die Einstellung der Amerikaner gegenüber dem Alkohol ist. Schulmädchen kichern, wenn von Sex die Rede ist, und erwachsene Männer kichern, wenn von Whiskey die Rede ist. Das hat zur Folge, daß Alkoholiker und Rauschgiftsüchtige sich noch gegenseitig dadurch ermuntern, daß sie über Dinge wie Delirium tremens oder Entziehungskuren kichern und lachen, obwohl sie genau wissen, was sie bedeuten. Abgesehen davon, daß die Süchtigen und Suchtgefährdeten sich gegenseitig ermuntern, werden sie aber auch, vor allem soweit es um Alkohol geht, von den lieben Mitmenschen ermuntert: Werbung, Film, Fernsehen und Witzblätter – sie alle scheinen eine ausgeprägte Vorliebe für das Trinkermilieu zu haben.

Tatsache ist, daß Delirium tremens heute noch, trotz der ausgezeichneten Behandlungsmöglichkeiten, in fünf bis zehn Prozent der Fälle zum Tod führt, teils durch Herz- und Kreislaufinsuffizienz, teils durch Lungenentzündung und teils durch Krämpfe. Natürlich können die

Toten nicht mehr in ihre Stammkneipe gehen, aber die Überlebenden tun es, und so bekommen die Leute nur die Überlebenden zu Gesicht; das ist einer der Gründe dafür, daß sie nicht begreifen, wie gefährlich das Delirium tremens sein kann. Diese Krankheit ist ein so schreckliches Erlebnis, daß sie für den Alkoholiker oft zum Ansatz ernsthafter Versuche wird, sich von seiner Sucht zu befreien. Auch wenn das Delirium tremens nicht tödlich verläuft, kann es bleibende Schäden verursachen, und jeder weitere Anfall kann dann die physischen und geistigen Fähigkeiten des Kranken weiter schwächen. Wie bereits erwähnt, scheint das Delirium tremens ebenso wie das Korsakowsche Syndrom (langanhaltende Verwirrung, manchmal auch in Verbindung mit Lähmungserscheinungen) in vielen Fällen teilweise nicht allein auf die konsumierte Alkoholmenge, sondern auch auf akuten Nahrungsmangel zurückzuführen zu sein. Leute, die auf eine ausgedehnte Zechtour gehen, haben offenbar entweder nicht die Zeit oder nicht das Geld für eine ordentliche Mahlzeit. Ein entscheidender Faktor scheint in diesem Zusammenhang das Vitamin B zu sein. Eine goldene Regel für einen starken Trinker ist daher, mehr Vitamin B als sonst zu sich zu nehmen. Wenn er keine Lust hat, etwas Vernünftiges zu essen, sollte er sich wenigstens, bevor er loszieht, eine große Schachtel Vitamin-B-Tabletten besorgen und auf seiner Alkoholreise regelmäßig ein paar Tabletten einnehmen. Wenn der Patient mehrere Anfälle von Delirium tremens überlebt, kann es bei ihm zu einem Hirnödem kommen, bei dem die Sterblichkeitsziffer sehr hoch ist.

Zu den weiteren psychiatrischen Auswirkungen des Alkohols gehört auch seine Eigenschaft, paranoide Tendenzen und epileptische Anfälle zu fördern. Sowohl Paranoia als auch Epilepsie können während eines alkoholischen Exzesses zum erstenmal in Erscheinung treten. Wir haben gesehen, wie im Verlauf einer längeren Zeitspanne das Trinken bei Dion Chusbac paranoide Tendenzen zum Vorschein gebracht hat. Bei manchen Menschen kann dies ganz plötzlich geschehen, in Gestalt eines akuten Anfalls von paranoiden Ängsten und Halluzinationen. Ein anderer krankhafter Zustand, der sich schon nach geringem Alkoholkonsum einstellen kann und besonders nach dem Genuß von billigem Schnaps eintritt, ist die alkoholisch bedingte Mordlust.

Alkohol schwächt das Ich und das Über-Ich und gestattet dem Es, sich freier zum Ausdruck zu bringen. Wenn Menschen trinken, neigen sie dazu, ihre wahren emotionalen Bedürfnisse zu erkennen zu geben. Wenn jemand im Zustand der Trunkenheit unangenehm ist, ist er es aller Wahrscheinlichkeit nach in schwierigen Situationen auch in nüchternem Zustand, einerlei, wie charmant er, oberflächlich betrachtet, normalerweise wirkt.

6. Was ist ein Soziopath?

Es gibt eine bestimmte Art von Verhaltensstörung, die man früher als «moralischen Schwachsinn», «Gemütswahnsinn» oder «Moral insanity» bezeichnet hat. Bis vor kurzem wurden Menschen, die eine solche Verhaltensstörung erkennen ließen, von den Fachleuten «Psychopathen» genannt. Der Begriff Psychopath ist jedoch durch den präziseren Begriff Soziopath ersetzt worden.

Das Wort Soziopath wird auf Menschen angewandt, die asozial sind, die infolgedessen ständig in Schwierigkeiten geraten und die aus den unerfreulichen Erfahrungen und Strafen, die ihnen ihr Verhalten einbringt, nicht im geringsten zu lernen scheinen. Diese Menschen fühlen offenbar weder der Gemeinschaft, in der sie leben, noch ihren Eltern, noch anderen Mitmenschen gegenüber irgendeine der üblichen Verpflichtungen. Wenn man mit ihnen spricht oder über irgend etwas diskutiert, fällt einem kein spezieller Defekt an ihnen auf; der Defekt scheint vielmehr darin zu liegen, daß sie unfähig sind, sich vernünftig und verantwortungsvoll zu verhalten und die Rechte anderer Menschen zu respektieren. Kurz, ihr Defekt ist gesellschaftlicher Art.

Bei den üblichen Neurosen quält der Kranke mit einem neurotischen Verhalten hauptsächlich sich selbst. Soziopathen dagegen lassen vor allem die anderen Menschen leiden. Der Neurotiker erlaubt seinen Es-Instinkten nicht, sich Ausdruck zu verschaffen, sondern wendet sich eher nach innen. Der Soziopath dagegen richtet sie nach außen, um seine inneren Spannungen loszuwerden. Wenn es dem Über-Ich nicht gelingt, die Es-Instinkte unter Kontrolle zu halten, kann das Individuum entweder einen äußeren Einfluß dazu benutzen, sein Es in Schranken zu halten, oder aber es kann dem Es gestatten, sich nach Belieben Ausdruck zu verschaffen. Im ersten Fall kann man sich zum Beispiel der Führung einer stärkeren Persönlichkeit anvertrauen, einer Persönlichkeit des politischen oder kirchlichen Lebens. Im zweiten Fall wird jeder Wunsch, wie trivial oder untunlich er auch sein mag, ohne Rücksicht auf die sich daraus ergebenden Konsequenzen befriedigt.

Eine der Haupteigenschaften der Soziopathen ist, daß er, auch wenn andere Menschen seine Handlungen verurteilen, nie irgendwelche Schuldgefühle empfindet; daher gewinnt man den Eindruck, er besitze kein Über-Ich. Trotzdem haben gerade die Leute, die es fertigbringen, kaltblütig zu morden, zu lügen, schutzlose Menschen auszubeuten und ihre eigenen Eltern, Frauen und Kinder tätlich anzugreifen, im Hinblick auf bestimmte andere Taten, die ihnen unrecht erscheinen, gewisse Schuldgefühle. So kommt es vor, daß sich zum Beispiel im Gefängnis die Diebe den Mördern moralisch überlegen fühlen und umgekehrt. Jeder hat seinen eigenen besonderen moralischen Maßstab. Statt zu sagen, das Über-Ich sei schwach entwickelt, sollte man also vielleicht präziser sagen, daß es selektiv vorgeht.

Im allgemeinen gibt es zwei Arten von Soziopathen. Der erste Typ, der latente oder passive Soziopath, verhält sich die meiste Zeit über ziemlich korrekt, indem er sich durch äußere Einflüsse wie Religion oder Gesetz leiten läßt oder indem er sich einer stärkeren Persönlichkeit anschließt und sie als Vorbild akzeptiert. (Wir sprechen hier nicht von jenen Menschen, für die Religion oder Gesetze Maß und Richtschnur ihres inneren Gewissens sind, sondern von denen, die derartige Überzeugungen und Grundsätze *statt* eines inneren Gewissens haben.) Sie lassen sich also nicht von innerem Abstand und Menschlichkeit leiten, sondern ausschließlich vom Gehorsam gegenüber Interpretation der von ihnen anerkannten Grundsätze. «Christen», die andere Menschen diskriminieren, oder gewissenlose Anwälte, die ihre Klienten darin beraten, wie sie die Gesetze des menschlichen Anstands brechen können, ohne mit dem Strafgesetz in Konflikt zu geraten, sind interessante Beispiele für den latenten Soziopathen.

Der zweite Typ, der aktive Soziopath, kennt weder innere noch äußere Zurückhaltung, auch wenn er sich vielleicht zuweilen zügelt und – besonders in Gegenwart von Personen, die von ihm erwarten, daß er sich anständig und verantwortungsvoll verhält – einen guten Eindruck zu machen versucht. Sobald sich aktive Soziopathen jedoch außer Reichweite von Erwachsenen oder Autoritätsfiguren befinden, die ein anständiges Verhalten von ihnen verlangen, erlegen sie sich keinerlei Einschränkungen auf.

Es gibt verschiedene Arten soziopathischen Verhaltens, darunter einige, die ausgesprochen spektakulär, wenn auch relativ selten sind wie zum Beispiel sexuelle Aggressionen gegenüber kleinen Kindern oder Frauen, vorsätzliche Infizierung junger Menschen mit Geschlechtskrankheiten, kaltblütiger Mord oder Betrug an ahnungslosen Menschen. Weit häufiger begegnet man Menschen, die rücksichtslos Auto fahren, sich vor der Arbeit drücken oder Dinge bewußt hintertreiben, und denen es völlig gleichgültig ist, in welche Gefahr sie andere durch ihr Verhalten bringen, wieviel zusätzliche Arbeit sie anderen dadurch aufbürden oder wieviel Schaden sie auf diese Weise anrichten.

Wie weit die Aktivität eines Soziopathen reicht, hängt von seiner Intelligenz und von seinen Möglichkeiten ab. Wenn er reich und mächtig ist, kann er in einem gewaltigen Maße Unheil anrichten – man denke etwa an den römischen Kaiser Caligula*, der Galaboote voller Men-

* Zwar gilt Caligula als ein bemerkenswertes Beispiel für «gewissenloses Verhalten», das dem Verhalten eines Soziopathen sehr ähnlich ist, doch glaubt man heute, daß er an Schizophrenie litt. Es ist oft nicht leicht, zwischen Soziopathie und Schizophrenie zu unterscheiden.

schen versenken ließ, um sich daran zu ergötzen. Wenn andere von ihm abhängig sind, kann er seine Launen in der tragischsten und unmenschlichsten Weise befriedigen. So wissen wir aus der Geschichte von Gefangenenaufsehern, die ihre Zeit damit verbrachten, sich für ihre Opfer immer neue Foltern auszudenken. Wenn er kein Geld hat, aber intelligent ist, kann er sich darauf spezialisieren, andere Menschen zu betrügen; wenn er weder Geld hat noch intelligent ist, tut er im allgemeinen Dinge, die wenig Initiative und Originalität erfordern, sei es, daß er anderen üble Streiche spielt, rücksichtslos Auto fährt, Unschuldige niederschlägt oder mutwillig fremdes Eigentum beschädigt. Auch viele Klatschbasen gehören zu diesem Typ; sie geben ihren destruktiven Impulsen nach, indem sie Skandalgeschichten verbreiten.

Bei den meisten Menschen bestehen im Über-Ich starke Vorbehalte gegen sexuelle Promiskuität und gegen den Gebrauch illegaler Drogen. Dadurch geraten sie niemals ernsthaft in Gefahr, entsprechenden Versuchungen nachzugeben. Viele Soziopathen, bei denen Vorbehalte nicht bestehen, meinen, Rauschgift mache das Leben angenehmer, und werden auf diese Weise süchtig. In ähnlicher Weise setzt ein Soziopath, der keine Vorbehalte gegen unkontrollierte sexuelle Promiskuität hat, sich und andere Menschen den Gefahren der Geschlechtskrankheiten aus; auch weigert er sich häufig, Verantwortung für die von ihm gezeugten Kinder zu übernehmen.

Das folgende Beispiel soll uns zeigen, wie das Leben eines intelligenten Soziopathen verlaufen und wieviel Unheil es anrichten kann.

Ludwig Farbanti, der Leichenbestatter von Olympia, war früher Konservenfabrikant gewesen, hatte aber seine Firma, die *Olympia Cannery*, an Mr. King verkaufen müssen, und zwar hauptsächlich infolge des Verhaltens seines Sohnes Loki.

Loki war von früher Kindheit an ein Problem für die Familie. Schon als Säugling bereitete er seiner Mutter Schwierigkeiten, und es war fast unmöglich, ihn zur Sauberkeit zu erziehen. Als er in die Schule kam, war er wegen seiner Grausamkeit der Schrecken aller Mädchen. Eines Tages fand er ein Taschenmesser und stach es Minerva Seifuss, die neben ihm saß, durch die Hand. Er wurde auf eine private Erziehungsanstalt geschickt, aber die Lehrer kamen mit ihm nicht zurecht. Strafen zeitigten keinen Erfolg und bewirkten höchstens, daß er durchbrannte. Sein Intelligenzquotient lag jedoch über dem Durchschnitt, und trotz aller Eskapaden gelang es ihm, die Prüfungen zu bestehen. Auf dem College hatte er ständig Schulden und fing an, Schecks mit dem Namen seines Vaters zu unterschreiben. Da Mr. Farbanti jedoch stets dafür aufkam, unterließen es die Geschäftsleute von Arcadia aus Respekt vor ihm, seinen Sohn anzuzeigen.

Im Sommer, während der Semesterferien, reiste Loki ziellos von einer Stadt zur anderen, kam aber nie mit seinem großzügig bemessenen Reisegeld aus. Immer wollte er irgend jemanden beeindrucken. Er legte Wert auf eine umfangreiche Garderobe, stieg in den besten Hotels ab und lud viele Leute zum Essen und Trinken ein. Bei der Wahl seiner Gefährten bewies er allerdings kein gutes Urteilsvermögen; zweimal holte er sich während solcher Spritztouren den Tripper, mehrere Male landete er wegen Trunkenheit im Gefängnis. Schließlich sah sich sein Vater nicht mehr in der Lage, die verschwenderische Lebensweise seines Sohnes zu finanzieren und erklärte ihm, er werde von nun an keinen gefälschten Scheck mehr einlösen. Diesmal meinte er es ernst.

Das schreckte Loki nicht ab. Wenn er etwas sah, das er haben wollte, kaufte er es. Er war so elegant gekleidet und trat so gewandt auf, daß es ihm mühelos gelang, mit Schecks zu bezahlen. Er sparte nie genügend Geld, um sich ein Auto zu kaufen, aber irgendwie hatte er trotzdem immer einen Wagen, und da er seine Gäste großzügig bewirtete, war er bei den Mädchen beliebt. Mehrere Mädchen brachte er in Schwierigkeiten, aber erst als der Elektriker Ambrose Paterson mit einem Gewehr auf ihn losging, weil er versucht hatte, Patersons jüngere Schwester Daphne zu verführen, zog Loki es vor, Olympia und Arcadia für immer den Rücken zu kehren, und überließ es seinen Eltern, die von ihm hinterlassenen Schulden und Probleme zu bereinigen.

Loki ging nach Los Angeles, wo er sich eine Stellung als Rundfunksprecher buchstäblich erschwatzte, indem er vortäuschte, er verfüge über eine Menge Erfahrungen. Hier ging ihm zum erstenmal auf, wie wirkungsvoll er reden konnte, und er begann diese Fähigkeit auszunutzen, um andere Leute zu beeindrucken. Eines Abends ging er aus Jux zu einer religiösen Veranstaltung, begleitet von einer reichen geschiedenen Frau mittleren Alters, mit der er zusammenlebte. Die Summe, die bei der Kollekte zusammenkam, war ihm eine wahre Offenbarung, und er beschloß, sich mit Hilfe seiner reichen Freundin diese Möglichkeit zunutze zu machen. Er las ein paar Bücher über Theosophie, Spiritualismus und *Christian Science* und gründete einen Kulturkreis, dem er den Namen «Kult der Freude» gab. Finanziell und gesellschaftlich durch seine Freundin unterstützt, wurde er auf Grund seiner Beredsamkeit und seiner Überredungskunst ein populärer Erweckungsprediger, und nach einer Weile konnte er sogar in einigen Städten an der Westküste Zweigstellen einrichten. Im Laufe der Zeit führte er die Regel ein, daß seine wahren Anhänger ihr gesamtes Vermögen an seine Kultgemeinschaft abtreten mußten. Er kaufte einige Apartmenthäuser, in denen seine Anhänger wohnen durften – gegen eine Mietgebühr. Außerdem richtete er in jedem Haus auf Genossenschaftsbasis ein Restaurant ein und verlangte für die Speisen beachtliche Preise. Auf diese Weise gelangte nicht nur das Vermögen seiner Anhänger, sondern auch ein Großteil ihres laufenden Einkommens in die Kasse seiner Kultgemeinschaft, über die er allein verfügte.

Eines Tages sagte er sich, nun habe er lange genug die Maske des Erweckungspredigers getragen, und auch aus anderen Gründen sei es an der Zeit, sich aus dem Staub zu machen. Ohne bei seinen Anhängern den Verdacht aufkommen zu lassen, daß er sie für immer verlassen wollte, bereitete er sie geschickt auf sein Fortgehen vor, damit sie nicht zu rasch unruhig wurden. Er machte von dem Vermögen der Gemeinschaft soviel wie möglich flüssig und reiste mit dem Geld nach Deutschland, wo er eine Zeitlang zusammen mit einem amerikanischen Bankräuber namens Maxie auf großem Fuße lebte. Nach Maxies Tod fing Loki an, sich für die Nazipartei zu interessieren. Als der Zweite Weltkrieg ausbrach, schrieb Loki unter Pseudonym antiamerikanische Propaganda für die Nazis.

Einigen seiner Anhänger ging ein Licht auf, nachdem er verschwunden war, und sie informierten die Polizei. Viele jedoch glauben noch heute an ihn, weil er sie so raffiniert darauf vorbereitet hatte. Einige beschwören, sie hätten bei einer seiner Zusammenkünfte mit eigenen Augen gesehen, wie eine Schar von Engeln ihn zum Himmel emporgetragen haben. Die Mutter eines sechzehnjährigen Mädchens, das er mit nach Deutschland genommen und später dem Kuppler eines Bordells in Buenos Aires zugespielt hatte, beging Selbstmord, als ihr einer von Maxies Freunden berichtete, was ihrer Tochter zugestoßen war.

Lokis Geschichte illustriert vieles, was wir oben über Soziopathen gesagt haben. Sein Gewissen hielt ihn nicht davon ab, stets das zu tun, wozu er gerade Lust hatte. Auch seine Intelligenz hinderte ihn daran nicht. Wenn er trinken oder mit einem Mädchen schlafen wollte, tat er es, ohne an die Konsequenzen zu denken. Hätte sein Gewissen oder seine Intelligenz seine Impulse kontrolliert, dann hätte er sich nicht zweimal eine Geschlechtskrankheit geholt, wäre nie ins Gefängnis gekommen und hätte nicht das Risiko auf sich genommen, auf Schecks die Unterschrift zu fälschen. Sein Verhalten unterscheidet sich ein wenig von dem Verhalten derer, die ein Gewissen entwickeln und sich dann etwas zuschulden kommen lassen, um sich gegen ihr Gewissen aufzulehnen oder sich an ihren Eltern zu rächen. Lokis Verhalten war von Anfang an schlecht und ließ nie die geringsten Anzeichen einer Besserung erkennen. In vielen Situationen schadete er sich selbst mehr als anderen Menschen.

Gewisse Erlebnisse in Lokis Leben sind typisch und tauchen in den Lebensgeschichten vieler Soziopathen auf. In der frühen Kindheit und während der Schulzeit benehmen sie sich fast ausnahmslos schlecht. Wenn sie die Oberschule oder das College besuchen, werden sie meistens relegiert. Sie machen Schulden, bringen den Namen ihrer Familie in Verruf, reisen ziellos herum, geben sich so extravagant wie möglich, ziehen sich Geschlechtskrankheiten zu, kommen ins Gefängnis, geraten durch Affären mit Frauen in Schwierigkeiten, führen andere Menschen mit Hilfe ihrer Redegewandtheit hinters Licht, meiden jede Art von Disziplin und bereiten fast jedem, mit dem sie zusammenkommen, Unannehmlichkeiten. Das alles vollzieht sich im Leben der Soziopathen mit einer solchen Zwangsläufigkeit, daß der Psychiater, wenn die bekümmerten Eltern schließlich ratsuchend zu ihm kommen und anfangen zu erzählen, sich den Rest der Geschichte oft selbst ausmalen kann.

Manche glauben, daß Psychopathen bereits als Psychopathen geboren werden, andere dagegen verfechten die Meinung, alles deute darauf hin, daß ihre Verhaltensweise durch ihre Eltern in subtiler Form gefördert werde. Die zweite Ansicht, für die manches spricht, impliziert, daß die Eltern von Soziopathen, auch wenn sie sich beklagen und die unangenehmen Situationen, in die sie durch ihre Kinder gebracht werden, nicht schätzen, doch bis zu einem gewissen Grad stolz sind auf die Aufsässigkeit und Unbeherrschtheit ihrer Sprößlinge. Therapeuten stellen häufig fest, daß ein Elternteil oder gar beide das schlechte Verhalten ihrer Kinder amüsant oder charmant finden. Leider kommt es nur zu oft vor, daß die Kinder von diesem «charmanten» schlechten Benehmen zu einem regelrecht destruktiven und soziopathischen Verhalten übergehen. Dan Chusbac, der Vater von Dion, dem Alkoholiker, hätte sich vermutlich in der hier angedeuteten Weise gefreut, wenn man ihm berichtet hätte, daß Dion während seiner Collegezeit stark trank, sich häufig amüsierte und ein «Teufelskerl» geworden war. Doch derselbe Mr. Chusbac hätte heftig protestiert, wenn jemand geäußert hätte, er habe durch seine Ermunterungen zu Dions späterer Selbstzerstörung beigetragen.

Die Behandlung eines jungen Soziopathen, der noch von seinen Eltern abhängig ist, erfordert das Zusammenwirken aller Beteiligten. Wenn sein schlechtes Benehmen, wie es häufig der Fall ist, von den Eltern in versteckter Weise gefördert wird, müssen die Eltern in die Behandlung mit einbezogen werden; selbst wenn es sich um eine angeborene Belastung handelt, ist die Wahrscheinlichkeit, daß die soziopathische Tendenz geheilt wird, sehr viel größer, wenn die Eltern dabei mitwirken. Die Psychiater bestehen heute gewöhnlich darauf, daß die Eltern zu ihnen kommen, und fassen manchmal sogar die ganze Familie zu einer «Familientherapiegruppe» zusammen. Soziopathen kommen nur selten freiwillig zur psychiatrischen Behandlung; wenn sie im Gefängnis landen, sind sie unter Umständen eher an einer Behandlung interessiert, und oft profitieren sie von der Gruppentherapie, die in manchen Gefängnissen praktiziert wird.

7. Was sind sexuelle Perversionen?

Bei einem normalen Entwicklungsverlauf veranlaßt die *Physis* den Menschen, sich dem anderen Geschlecht als seinem eigentlichen Libidoobjekt zuzuwenden. Nur wenn es zu irgendeiner Fehlentwicklung kommt, wählt er ein anderes Objekt für seine Gefühle der Zuneigung, beispielsweise Menschen vom gleichen Geschlecht, kleine Kinder, alte Menschen oder auch Tiere. Auf die gleiche Weise veranlaßt die *Physis* ihn, als bevorzugtes Ziel den vaginalen Geschlechtsverkehr anzustreben, damit die Libido ihr biologisches Ziel erreicht, die Vereinigung von Samenzelle und Eizelle, aus der ein neues Individuum entsteht; wenn jedoch irgend etwas schiefgeht, wählt er unter Umständen eine besondere Methode, die ihm die größte Befriedigung verschafft. So ziehen manche Menschen zur sexuellen Befriedigung ungewöhnliche Objekte vor, andere bevorzugen ungewöhnliche Methoden, und manche haben ungewöhnliche Vorlieben in beiderlei Hinsicht. Alle diese Menschen haben das Gefühl, daß irgend etwas sie unglücklich macht, sei es die Gesellschaft, ihr eigenes Über-Ich oder vielleicht ihre frustrierte *Physis*. Ungewöhnliche Vorlieben der oben beschriebenen Art bezeichnet man als «sexuelle Perversionen».

Gewöhnlich entstehen Perversionen daraus, daß eine der in der Kindheit üblichen Arten sexueller Lustgewinnung nicht überwunden worden ist. Häufig kann man Kinder bei sexuellen Spielen mit Altersgenossen des gleichen Geschlechts oder mit Tieren beobachten. Im übrigen haben wir bereits festgestellt, daß Kinder aus dem Saugen, aus analer Aktivität oder aus der spielerischen Berührung der eigenen Geschlechtsorgane Lustgewinn erzielen. Ein Mensch, der aus diesen Gewohnheiten nicht herauswächst, wird als Erwachsener mit Hilfe ähnlicher Methoden sexuelle Befriedigung suchen. Da der Mensch von Natur aus zum Experimentieren neigt, sollte man sich jedoch darüber im klaren sein, daß das Ausprobieren ungewöhnlicher sexueller Praktiken keine sexuelle Perversion ist. Nur wenn eine ungewöhnliche Methode konstant bevorzugt wird, kann man in besonderen Fällen von «Perversion» sprechen.

8. Was ist Masturbation?

Masturbation ist eine Art der sexuellen Befriedigung, bei der das Individuum keinen oder nur einen imganinären Partner hat. Wenn zwei Menschen gleicher oder verschiedenen Geschlechts sich gegenseitig mit Hilfe ihrer Hände zum Orgasmus bringen, spricht man von «wechselseitiger Masturbation». Da man bei uns im allgemeinen relativ spät heiratet, lange nachdem die Geschlechtsdrüsen voll entwickelt sind, und da die durch indirekte Befriedigung nicht zufriedengestellte Libido nach sexuellem Orgasmus verlangt, machen die meisten Jungen und Mädchen eine mehrjährige Phase durch, in der sie auf andere Weise sexuelle Befriedigung suchen müssen. Gewöhnlich finden sie sie zumindest teilweise im Masturbieren, d. h. indem sie ihre Sexualorgane auf verschiedene Weise stimulieren. Nahezu alle Jungen und mindestens 50 Prozent aller Mädchen machen in der Zeit ihres Heranwachsens eine solche Masturbationsphase durch – zusätzlich zu der einem ähnlichen Zweck dienenden Stimulierung der Sexualorgane in der frühen Kindheit.

Masturbation verursacht weder Geisteskrankheit noch Nervosität, noch Impotenz oder Frigidität, noch Tuberkulose, Pickel oder irgendwelche anderen schlimmen Dinge, wie sie junge Menschen sowohl von Altersgenossen als auch von älteren Menschen zu hören bekommen; und ein Samentropfen entspricht auch nicht einem Liter Blut, wie viele Erzieher ihren Schützlingen weismachen möchten. Ein normaler Mensch, der etwas zuviel masturbiert, fühlt sich ein oder zwei Tage lang etwas erschöpft, aber das ist auch alles. Es trifft zu, daß nervöse Menschen oder Leute, die kurz vor einem Zusammenbruch stehen, manchmal mehr masturbieren als sonst oder als andere Menschen und daß sie empfindlicher darauf reagieren, aber das bedeutet nicht, daß Masturbation die Ursache ihrer Nervosität oder ihres Zusammenbruchs wäre. In solchen Fällen ist übermäßiges Masturbieren vielleicht ein Versuch, die Nervosität zu lindern oder den Zusammenbruch zu verhindern, indem die Triebregungen des Es befriedigt werden, die die Ursache der Nervosität sind oder das Ich auszuschalten drohen. Diese «Behandlungsmethode» kann man allerdings nicht guten Gewissens empfehlen, da sie die Situation möglicherweise noch dadurch verschlimmert, daß sie unter anderem die Spannung des Über-Ichs verstärkt.

Sieht man von den Selbstvorwürfen und von dem bei vielen Menschen folgenden Gefühl der Erschöpfung ab, so liegt der Hauptnachteil der Masturbation darin, daß sie spätere Liebesbeziehungen beeinträchtigen kann. Masturbation läßt sich leicht vollziehen und erfordert nicht, daß man um einen anderen Menschen wirbt. Der Masturbierende kann sich jeden begehrten Menschen zum imaginären Partner wählen, ohne zuvor dessen Zuneigung oder Vertrauen gewinnen zu müssen. Auch kann er mit diesem Partner nach Belieben verfahren, ohne auf dessen Gefühle Rücksicht nehmen zu müssen. Vor allem aber braucht er nicht auf Befriedigung zu warten. Später jedoch, wenn er um einen Partner wirbt und heiratet, muß er unter Umständen Dinge tun, die er nicht gern tut, und muß Opfer bringen, um die Liebe des Partners zu gewinnen. Außerdem muß er beim Sexualakt auf die Empfindungen seines Partners Rücksicht nehmen, und er muß auf seine Befriedigung warten, bis auch der Partner dazu bereit ist. Die Zeit des Werbens und des Wartens empfindet der Masturbierende unter Umständen nicht als eine Zeit der Vorfreude, sondern als langweilig und problematisch. Wie ein Kind will er das, was er will, in dem Außenblick, da er es will – ohne Rücksicht auf die Gefühle anderer Menschen. Die Folge ist, daß er vielleicht gar nicht imstande ist, mit Ausdauer um einen Partner zu werben, und sich, wenn er verheiratet ist, manchmal frustriert fühlt.

Mit anderen Worten, er möchte es vielleicht lieber mit einem imaginären, als mit einem realen Partner zu tun haben und bleibt dann entweder Junggeselle, oder er wird zu einem unglücklichen Ehemann. Eine gute Sexualbeziehung besteht nicht darin, daß man den anderen als Werkzeug mißbraucht, sondern darin, daß man gemeinsam mit ihm erlebt. Den Partner als Werkzeug zu mißbrauchen, ist, auch wenn es sich um einen wirklichen und nicht um einen imaginären Partner handelt, eine Art Masturbation, die sich wesentlich von dem aus gegenseitiger Anziehung entstehenden gemeinsamen Erlebnis sexuellen Lustgewinns unterscheidet. Problematisch an der Masturbation ist also nicht, daß sie die physische Entwicklung beeinträchtigt, was sie in Wirklichkeit gar nicht tut, sondern daß sie attraktiver werden kann als der normale Geschlechtsverkehr.

9. Was ist Homosexualität?

Homosexualität ist Liebe zum gleichen Geschlecht. Manche Menschen sind imstande, nahezu den gleichen Lustgewinn aus Liebesbeziehungen zu Partnern beider Geschlechter zu erzielen. Solche Menschen bezeichnet man als bisexuell.

Aus homosexuellen Beziehungen sind schöne Dinge entstanden, so zum Beispiel ein Teil der Philosophie des Sokrates. Trotzdem gibt es nur selten Homosexuelle, die wirklich glücklich sind. Homosexualität bedeutet fast immer eine frustrierte *Physis* und ein verwirrtes Über-Ich. Sie widerspricht den Normen unserer Gesellschaft und führt daher selbst unter günstigsten Voraussetzungen zu gesellschaftlichen Schwierigkeiten. Von Männern ausgeübt, verstößt sie außerdem häufig gegen die geltenden Gesetze und kann infolgedessen echtes persönliches Unglück verursachen. Homosexualität kommt bei beiden Geschlechtern vor; sie kann offen in sexuellen Beziehungen ihren Ausdruck finden oder latent sein. Wenn sie latent, aber bewußt ist, muß der Homosexuelle sich jedes Versuchs enthalten, das zu tun, was er gern tun möchte, aber im Hinblick auf die möglichen gesellschaftlichen Konsequenzen und eigenen Gewissenskonflikte nicht zu tun wagt. Wenn sie latent und unbewußt ist, so daß der Homosexuelle gar nicht weiß, daß er solche Triebregungen hat, muß er seine Befriedigung in verschleierter Form erlangen – durch Verschiebungen und Sublimierungen. Nahezu jeder Mensch hat homosexuelle Triebregungen, deren er sich nicht bewußt ist. Gewöhnlich werden sie verdrängt und verursachen keine Unannehmlichkeiten. Bei manchen Menschen sind sie jedoch so stark, daß es eines ständigen Kampfes bedarf, um sie daran zu hindern, daß sie an die Oberfläche vordringen; dieser Kampf kann den Menschen in einer ständigen inneren Unruhe halten.

Man sagt, manche Homosexuelle unterschieden sich in biologischer Hinsicht von den heterosexuellen Menschen, obschon man einen tatsächlichen Unterschied in den chemischen Substanzen nicht hat entdekken können. Alle Männer haben sowohl männliche als auch weibliche Sexualhormone im Blut, doch überwiegen bei den normalen Männern die männlichen Hormone. Einige Forscher vertreten die Ansicht, bei manchen Männern sei vermutlich das Hormonverhältnis gestört, so daß die weiblichen Hormone die Oberhand gewinnen und Homosexualität verursachen. Wenn das zutrifft, könnte man annehmen, daß ein vergleichbarer Prozeß sich auch bei Frauen vollziehen kann. Allerdings hat sich diese These bisher nicht hinreichend bestätigen lassen; Homosexualität läßt sich also nicht dadurch heilen, daß man ein entsprechendes Quantum Hormone injiziert. Die Auffassung, daß manche homosexuellen Männer sich in biologischer Hinsicht von heterosexuellen Männern unterscheiden, wird jedoch durch Untersuchungen über Zwillinge weitgehend gestützt. Man hat festgestellt, daß bei monozygotischen (eineiigen) Zwillingen, wenn der eine Zwilling sich als homosexuell erweist, der andere Zwilling mit größter Wahrscheinlichkeit ebenfalls homosexuell ist. Bei dizygotischen (zweieiigen) Zwillingen ist die Wahrscheinlichkeit geringer, daß, wenn der eine Zwilling homosexuell ist, der andere es auch ist. Homosexualität kann also auch biologische Ursachen haben.

Wenn man die Entwicklungsgeschichte von Homosexuellen untersucht, ergibt sich, daß sie sich etwa in vier Gruppen einteilen lassen. Anzeichen für ein merkwürdiges Sexualverhalten machen sich manchmal bereits in früher Kindheit bemerkbar, zum Beispiel darin, daß ein kleiner Junge häufig die Kleider seiner Schwester anzieht. Wenn solche Jungen heranwachsen, sehen sie oft feminin aus und wirken auch mit ihrem manierierten Gehabe feminin. Männer, die zu dieser Gruppe gehören, geraten häufig in Konfliktsituationen; von anderen Männern, bei denen sie latente homosexuelle Empfindungen wachrufen, werden sie abgelehnt, während Frauen sie hassen oder doch zumindest kaum Verständnis für sie haben. Homosexuelle dieser Art spüren im allgemeinen, in welchem Ausmaß bei anderen Männern unter der Oberfläche eine offene oder latente Homosexualität vorhanden ist. Eine entsprechende Entwicklung mit vergleichbaren Konsequenzen kann sich bei Mädchen vollziehen. Nicht immer entwickelt sich ein merkwürdiges Sexualverhalten während der Kindheit später zur Homosexualität. In manchen Fällen ist es nur vorübergehender Natur, in anderen entwikkelt es sich zum Transvestitismus oder zum Transsexualismus. Es sei hier jedoch nachdrücklich festgestellt, daß Kinder oft einen Hang zur Neugier und zum Experimentieren haben; man muß sich also darüber im klaren sein, daß gelegentliches Tragen der Kleidung des anderen Geschlechts und gelegentliche homosexuelle Spielereien nicht unbedingt Anzeichen dafür sind, daß das Kind oder der Jugendliche sich auf Homosexualität oder auf irgendeine andere ungewöhnliche sexuelle Entwicklung zu bewegt.

Es gibt Jungen (und das alles gilt umgekehrt auch für Mädchen), die zunächst völlig normal erscheinen, dann aber als Erwachsene feststellen müssen, daß sie sich für Männer mehr interessieren als für Frauen. Nichts in ihrer Vergangenheit deutet auf eine Tendenz zu dieser Entwicklung hin.

Einer dritten Art homosexueller Entwicklung begegnen wir in Gefängnissen und an anderen Orten, wo es keine Frauen gibt. Je mehr sich die Libido staut, desto weniger wählerisch sind die Menschen hinsichtlich ihrer sexuellen Objekte, und wenn das bevorzugte Objekt nicht erreichbar ist, begnügen sie sich oft mit irgendeinem erreichbaren Ersatzobjekt. Experimente mit Marihuana haben gezeigt, daß ein sonst normaler Mann imstande ist, einen Laternenpfahl zu küssen, wenn seine Libido genügend geweckt wird und kein geeignetes Libidoobjekt erreichbar ist.

Verführung ist die vierte Möglichkeit, wie ein Junge oder ein Mädchen eine manifeste Homosexualität entwickeln kann. In Knaben- und Mädcheninternaten sind Verführungen keineswegs selten, und der Lehrer als Verführer ist das Thema vieler Theaterstücke und Erzählungen. Es kommt vor, daß Jugendliche zur Homosexualität geradezu erzogen werden. Ein Junge, der seine Mutter verloren hat, sieht sich unter Umständen mit der Tatsache konfrontiert, daß sein Vater sich der Homosexualität zuwendet, und es gibt Eltern, die ihre Kinder bei homosexuellen Paaren aufwachsen lassen, bei zwei Männern oder bei zwei Frauen. Das Kind einer lesbischen Frau wächst manchmal von Geburt an in einem homosexuellen Haushalt auf, wenn der Vater die Mutter verlassen hat, weil sie des heterosexuellen Verkehrs überdrüssig ist und ihre lesbische Freundin bei sich aufgenommen hat.

Unter den Homosexuellen beider Geschlechter gibt es vier Arten von Liebhabern. Es gibt den Mann, der als Mann agiert, den Mann, der als Frau agiert, die Frau, die als Mann agiert und die Frau, die als Frau agiert. Natürlich gibt es auch Mischtypen und alternierende Typen, so zum Beispiel Männer, die bei ihren männlichen Sexualpartnern manchmal die Rolle des Mannes und manchmal die der Frau spielen, und das gleiche gilt sinngemäß für homosexuelle Frauen. Es gibt also männliche männliche, weibliche männliche, weibliche weibliche und schließlich männliche weibliche Homosexuelle. In gewissen Nachtlokalen größerer Städte begegnet man ganzen Gruppen von Homosexuellen. Einige dieser Lokale bemühen sich ausschließlich um homosexuelle Kundschaft, manche nur um männliche, andere nur um weibliche Homosexuelle.

Andererseits gibt es aber auch feste Beziehungen zwischen Homosexuellen; sie bilden Paare und schließen zu zweit sexuelle Freundschaften oder «Ehen», die auf starken geistig-seelischen Empfindungen basieren, aus denen bedeutende Werke der Literatur und der bildenden Kunst entstehen können.

Aus dem, was wir über die Entwicklung zur Homosexualität gesagt haben, ergibt sich, welche «Heilmöglichkeiten» für Homosexuelle bestehen. Der Homosexuelle, bei dem diese Entwicklung bereits in der Kindheit begonnen hat, ist am schwersten zu heilen. Am leichtesten läßt sich eine Heilung bei Menschen herbeiführen, die sich der Homosexualität zugewandt haben, weil keine heterosexuellen Partner erreichbar waren. Wenn ein Homosexueller wirklich «geheilt» werden *will*, so ist das bei entsprechender Behandlung durchaus möglich. Die meisten Homosexuellen, die zum Psychiater kommen, wollen jedoch im Grunde gar nicht heterosexuell werden, sondern nur von den bei Homosexuellen häufig auftretenden Symptomen wie Kopfschmerzen, Diarrhöe und Herzklopfen befreit werden. Viele Homosexuelle sind übermäßig sexuell veranlagt und können der Versuchung nicht widerstehen, jederzeit und überall «auf Jagd» nach jeder sich bietenden Gelegenheit zu gehen. Wie soll sich die Gesellschaft gegenüber den Homosexuellen verhalten? Ihr Leben ist schwierig genug, und es besteht kein Grund, sie zu bestrafen. Wenn sie sich so diskret verhalten und sich so zu beherrschen wissen, wie man es von heterosexuell veranlagten Menschen erwartet, sollte niemand sich in ihr Privatleben einmischen oder sie ins Gefängnis stecken. Viele Menschen sind heute der Ansicht, daß die Gesetze bezüglich homosexueller Handlungen geändert werden sollten, wie das zum Beispiel in England bereits geschehen ist.

10. Was versteht man unter Transsexualismus – und Transvestitismus?

Transvestiten sind Menschen, meist männlichen Geschlechts, die sexuelle Befriedigung daraus ableiten, daß sie die Kleidung, oft nur die Unterwäsche, des anderen Geschlechts tragen. Hinsichtlich ihrer sexuellen Interessen sind sie in der Mehrzahl heterosexuell veranlagt, aber sie haben ein intensives Verlangen, sich zu «verkleiden». Sie fühlen sich mehr als Männer denn als Frauen und haben auch nicht das Bedürfnis nach sexuellen Beziehungen mit anderen Männern. Die Schwierigkeiten, in die sie geraten, sind weitgehend darauf zurückzuführen, daß andere Menschen ihr Verhalten mißbilligen. In der Regel ist es möglich, einen Transvesiten durch psychotherapeutische Behandlung zu «heilen», sofern er daran interessiert ist.

Ein ungewöhnliches Phänomen, das in den letzten Jahren allgemeine Aufmerksamkeit erregt hat, ist der Transsexualismus. Transsexuelle, auch hier handelt es sich meist um Männer, sind Menschen, die seit ihrer frühen Kindheit den Wunsch haben, Frauen zu sein, und die ihre männlichen Genitalien wie alles, was sie daran erinnert, daß sie Männer sind, verabscheuen. Sobald sie dazu imstande sind, versuchen sie, weibliche Eigenschaften anzunehmen, und ihre Abneigung gegen ihre männlichen Geschlechtsmerkmale ist so intensiv, daß sie fast immer den Wunsch nach einer operativen Geschlechtsumwandlung haben. Häufig gelingt es Transsexuellen, sich weibliche Hormone injizieren zu lassen. Diese Hormone verringern den Bartwuchs, fördern möglicherweise bis zu einem gewissen Grade die Brustentwicklung und erhöhen die Stimmlage; das alles scheint ihnen eine große seelische Erleichterung zu verschaffen. Es gibt eine Anzahl berühmt gewordener Fälle von Transsexuellen, die sich ihre männlichen Geschlechtsorgane operativ entfernen ließen und jetzt als Frauen leben und teilweise sogar geheiratet haben. Interessant ist in diesem Zusammenhang, daß es sich bei Transsexuellen nicht um Homosexuelle handelt. Sie wollen nicht sexuelle Beziehungen mit homosexuellen Männern haben, sondern möchten Frauen sein und heterosexuelle Männer heiraten. Es hat den Anschein, daß ein Transsexueller, solange er als Mann leben muß, tief unglücklich ist, sich aber sofort wesentlich besser fühlt, wenn es ihm gelingt, eine weibliche Identität anzunehmen. Eine psychologische Behandlung von Transsexualismus hat sich bisher nicht als erfolgreich erwiesen. Einige Fachleute vertreten die Ansicht, die einzig erfolgversprechende Behandlungsmöglichkeit für einen echten Transsexuellen bestehe darin, daß man es ihm ermöglicht, eine weibliche Identität anzunehmen, und seinen Wunsch nach einer Operation erfüllt.

Schließlich gibt es noch das Phänomen des Hermaphroditismus. Hermaphroditen sind Personen, die sowohl männliche als auch weibliche Keimdrüsen haben, d. h. Hoden *und* Eierstock, so daß ein echter Hermaphrodit theoretisch in der Lage ist, sich selbst zu befruchten. Echte Hermaphroditen sind äußerst selten, und bei den meisten Menschen, die man als Hermaphroditen bezeichnet, handelt es sich um Pseudohermaphroditen, bei denen die äußeren Geschlechtsorgane unfertig geblieben sind, so daß der Eindruck entstehen kann, sie hätten sowohl einen Penis als auch eine Vagina. Biologisch gesehen sind Pseudohermaphroditen jedoch in Wirklichkeit entweder Männer oder Frauen. Bei diesen Fällen ist es oft möglich, durch einen chirurgischen Eingriff die Geschlechtsorgane dem wahren biologischen Geschlecht des Patienten entsprechend zu korrigieren, so daß er ein weitgehend normales Sexualleben führen kann.

Dritter Teil
Behandlungsmethoden

8. Kapitel
Psychotherapie

1. Was bedeutet «zum Psychiater gehen»?

«Zum Psychiater gehen» heißt, einen Arzt aufsuchen, der Spezialist auf dem Gebiet der seelischen Störungen ist. Der Gang zum Psychiater kann Menschen helfen, glücklicher und leistungsfähiger zu werden und mit sich selbst sowie mit den Menschen und Dingen, die ihn umgeben, besser zurechtzukommen. Ein Psychoanalytiker ist ein Psychiater, der sich auf eine bestimmte Form der psychiatrischen Behandlung spezialisiert, nämlich auf die Psychoanalyse, die sich, wie wir noch sehen werden, der Erforschung und Heilung der Es-Spannungen des Patienten widmet. Andere Psychiater bevorzugen verschiedene andere Behandlungsmethoden – verschiedenartige Formen der Psychotherapie, die medikamentöse Therapie, Hypnose und Schockbehandlung. Manche Psychologen verfügen über eine spezielle psychotherapeutsiche Ausbildung, dürfen aber keine Medikamente verschreiben oder keine Schockbehandlung durchführen. Man bezeichnet sie als «klinische Psychologen». Auch manche Sozialfürsorger haben eine ähnliche Ausbildung durchgemacht. Ausgebildete Fachkräfte, die psychologische Behandlungsmethoden anwenden, nennt man Psychotherapeuten.

Immer wenn ein Mensch einen anderen über einen längeren Zeitraum hin um Rat und Hilfe angeht, entwickelt sich zwischen beiden eine intensive und komplizierte emotionale Beziehung, einerlei, ob Ratgeber und Ratsuchender sich dessen bewußt sind oder nicht. Diese Beziehung kann sich in bewußten Empfindungen wie Sympathie, Antipathie, Dankbarkeit, Ressentiments, Bewunderung oder Verachtung manifestieren. Manche der Empfindungen mögen natürlich und verständlich sein, aber oft sind sie weit stärker, als es die Situation erfordert, da sich ein Teil ihrer Intensität und Energie aus Empfindungen ableitet, die aus der Kindheit im Es zurückgeblieben sind und nun auf den Ratgeber übertragen werden. Diesen Vorgang bezeichnet man als «Übertragung». Eines der Hauptziele des Psychoanalytikers ist, die auf ihn übertragenen Gefühle zu analysieren und zu klaren. Andere Psychiater und Psychotherapeuten ziehen es dagegen oft vor, diese «Übertragung» auf sich beruhen zu lassen, da die beim Patienten vorhandenen starken Gefühle der Bindung sich bei der Behandlung als nützlich erweisen können; so wird ein Patient, der für seinen Psychiater große, wenn auch durch Gefühle aus der Kindheit übertriebene Bewunderung empfindet, eher bereit sein, regelmäßig seine Medikamente zu nehmen.

Zur Psychotherapie gehören jene Behandlungsmethoden, deren Wirkung von der emotionalen Beziehung zwischen dem Patienten und dem Arzt abhängt. Eines der großen wissenschaftlichen Probleme aller Ärzte besteht darin, festzustellen, inwieweit das Ergebnis ihrer Behandlung auf diesen emotionalen Faktor zurückzuführen ist und inwieweit es den angewandten physischen oder chemischen Methoden zuzuschreiben ist. Auch die unpersönlichsten chirurgischen Verfahren werden von solchen emotionalen Faktoren beeinflußt. So kann es von der Einstellung des Patienten gegenüber dem Arzt abhängen, in welchem Ausmaß er anästhetisiert werden muß und wie rasch nach einer Blinddarmoperation die Wunde heilt.

Es gibt verschiedene Arten der Psychotherapie: eine unbewußte und eine bewußte sowie eine zwanglose und eine streng methodische Psychotherapie. Bei der unbewußten Psychotherapie übersehen der Arzt und gewöhnlich auch der Patient die Tatsache, daß die Behandlung von emotionalen Faktoren beeinflußt wird, wie es zuweilen bei zahnchirurgischen und chirurgischen Eingriffen der Fall ist. Bei der bewußten Psychotherapie ist sich der Arzt, aber nicht immer auch der Patient, der Tatsache bewußt, daß er von seiner emotionalen Kraft bei der Behandlung Gebrauch macht. Bei der zwanglosen Psychotherapie weiß der Arzt zwar sehr genau, was er tut, entwickelt aber seine Therapie erst nach und nach im Verlauf der Behandlung; diese Art der Therapie wird in bestimmten Situationen von Hausärzten angewandt. Bei der streng methodischen Psychotherapie besteht ein sorgfältig ausgearbeiteter Plan, die emotionale Situation zum Wohle des Patienten nach einer bestimmten Methode auszunutzen; diese Art der Therapie wenden vor allem Psychiater und Psychoanalytiker an. Wenn wir hier von Psychotherapie sprechen, dann meinen wir diese zuletzt genannte Art.

Jeder Psychiater entscheidet sich natürlich für diejenige Art Psychotherapie, die in kürzester Zeit das beste Resultat erhoffen läßt, und das hängt nicht nur von der Persönlichkeit des Arztes, sondern auch von der des Patienten ab. So gibt es einige wenige Psychiater, die gern Hypnose anwenden, weil sie damit die besten Ergebnisse erzielen, aber die meisten Psychiater glauben, daß sie ohne Hypnose besser vorankommen.

Wie häufig der Patient kommen muß und wie lange die Behandlung dauert, hängt von der angewandten Methode und von den Bedürfnissen des Patienten ab. Ein Psychoanalytiker will seine Patienten möglichst täglich oder doch zumindest mehrmals in der Woche sehen, und die Behandlung kann sich über einen Zeitraum von einem bis zu fünf oder gar zehn Jahren erstrecken. Dagegen sah Dr. Treece seine Patienten Cary Fayton und Janus Land, nachdem sie sich von ihrem Zusammenbruch erholt hatten, nur noch einmal im Monat. Er hielt es nicht für ratsam, zu tief in ihre Psyche einzudringen, die ohnehin schon zu aktiv gewesen war; ihm kam es in beiden Fällen mehr darauf an, dafür zu sorgen, daß die Patienten von Monat zu Monat mit sich und der Welt so weit zurechtkamen, daß sie wenigstens ihren Berufen weiter nachgehen konnten. Bei manchen Patienten ist eine solche «vorbeugende Psychiatrie» für den Rest ihres Lebens erforderlich. Dagegen reichen bei «milden» Symptomen unter Umständen schon ein oder zwei Besuche aus. In den meisten Fällen geht der Patient ungefähr drei Jahre lang einmal in der Woche zur individuellen Behandlung oder einmal wöchentlich zur Gruppentherapie, und das ist wahrscheinlich das zur Heilung einer Neurose oder einer Psychose erforderliche Minimum. Ein Psychotherapeut, dem es gelungen ist, eine Neurose oder eine Psychose im Verlauf einer so begrenzten Anzahl von Sitzungen zu heilen, kann stolz auf sich sein.

Es gibt viele psychotherapeutische Methoden. Zunächst ist da der große Unterschied zwischen individueller Psychotherapie und Gruppentherapie. Bei der individuellen Therapie unterscheidet man vor allem zwischen psychoanalytischen und anderen Methoden. Die psychoanalytischen Methoden unterteilt man in die streng methodische Psychoanalyse und in die «psychoanalytische Psychotherapie», die zwar ebenfalls die Gedanken der Psychoanalyse verwendet, doch nicht in so konzentrierter und ausschließlicher Form. Es gibt noch weitere spezielle Methoden wie zum Beispiel die Transaktionsanalyse, die der Psychoanalyse verwandt sind, aber von anderen Gesichtspunkten ausgehen. Die am weitesten verbreiteten sollen später noch erörtert werden. Außer diesen Methoden, deren Anwendung eine spezielle Ausbildung erfordert, ist jeder Psychiater erfahren in Umerziehung und Beratung, mit deren Hilfe er den Patienten beizubringen versucht, wie sie ihre emotionalen Reaktionen besser steuern können, ohne daß er sich darum bemüht, ihre Es-Spannungen ins Gleichgewicht zu bringen. Ein ähnliches Verfahren ist die suggestive Beeinflussung, bei der der Arzt mit Hilfe seiner Autorität die geistigen Vorstellungsbilder des Patienten zu ändern versucht, ohne nach ihren Ursprüngen im Es zu forschen.

Bei der Gruppentherapie unterscheidet man hauptsächlich zwischen psychoanalytischer Gruppentherapie und transaktioneller Gruppenbehandlung; es gibt noch andere Methoden, die aber weniger gebräuchlich sind.

In staatlichen und städtischen Krankenhäusern, in Privatsanatorien und anderen Anstalten, in denen eine stationäre psychiatrische Behandlung möglich ist, gibt es speziell geschultes Personal, das den Patienten hilft, sich psychisch und physisch zu lockern und die Zeit, die sie dort verbringen, gut auszunützen. Sozialfürsorger können dem Patienten behilflich sein, einige seiner praktischen Probleme zu lösen, beispielsweise Geld- und Familienangelegenheiten zu regeln; wenn sie über eine entsprechende Ausbildung verfügen, können sie auch bei der psychotherapeutischen Behandlung mitwirken. Durch Beschäftigungstherapie versucht man unter anderem, einige der inneren Spannungen des Patienten abzubauen; man ermuntert damit sein Es und sein Ich, zusammenzuarbeiten und etwas Konkretes hervorzubringen, beispielsweise Arbeiten aus Holz, Metall oder Ton und andere kunsthandwerkliche Arbeiten. Ebenso versucht man, das Ich des Patienten darin zu trainieren, in Übereinstimmung mit dem Realitätsprinzip zu handeln, indem man ihm nützliche Arbeiten überträgt, die eine gewisse Geschicklichkeit erfordern und zugleich der ganzen Institution zugute kommen, wie zum Beispiel die Instandsetzung von Möbeln, technische Reparaturarbeiten oder Büroarbeiten. Mit Hilfe der Musik- und Tanztherapie versucht man, das Empfinden und Denken des seelisch gestörten Patienten zu beeinflussen, indem man Programme zusammenstellt, die auf seine individuellen Bedürfnisse und auf die der Gruppen, denen er angehört, zugeschnitten sind. Da alle diese Tätigkeiten gemeinsam mit anderen Patienten ausgeübt werden, haben sie über ihren eigenen und speziellen Nutzen hinaus auch einige Vorteile der Gruppentherapie.

Die meisten Psychiater wenden eine den individuellen Bedürfnissen des Patienten entsprechende Kombination therapeutischer Methoden an. Das gilt besonders für die Behandlung in Sanatorien, wo Möglichkeiten zu Aktivitäten aller Art gegeben sind. Man sollte allerdings stets bedenken, daß das berufliche Können des Psychiaters weit wichtiger ist als noch soviel frische Luft, Sonnenschein und Golf. Nur sehr wenige Psychosen oder Neurosen sind auf den Mangel an Gelegenheit zum Golfspielen zurückzuführen. Ein gut gepflegter Rasen mag die Familie des Patienten oder den Bankier des Psychiaters beeindrucken, ist aber kein Ersatz für psychiatrische Fähigkeiten. Bei der Entscheidung, in welches Sanatorium man geht, sollte es nur auf eines ankommen: daß der ärztliche Leiter ein guter Psychiater ist.

Die Aufgabe des Psychotherapeuten besteht in erster Linie darin, das Verhalten seiner Patienten zu beobachten, vorherzusagen und zu beeinflussen. Er muß wissen, womit er es zu tun hat, und dazu braucht er seine Ausbildung; er muß wissen, was voraussichtlich geschehen wird, und dazu braucht er Erfahrung; und er muß wissen, was zu tun ist, und dazu bedarf er beruflicher Kompetenz.

2. *Was ist Psychoanalyse?*

An erster Stelle ist die Psychoanalyse eine Behandlungsmethode, und fast jeder Analytiker ist heutzutage in erster Linie Arzt. Er versucht, seine Patienten von ihren Beschwerden zu befreien, so daß sie, wenn er sie aus der Behandlung entläßt, frei sind von unnötigen Zweifeln, unsinnigen Schuldgefühlen, nagenden Selbstvorwürfen, schwerwiegenden Fehlurteilen und unangebrachten Impulsen. Die Psychoanalyse versucht, den Patienten nicht nur zu trösten und zu ermutigen, sondern auch seine Persönlichkeitsstruktur zu entwirren. Allerdings ist der Psychoanalytiker nur ein Ratgeber und Beobachter, und die Verantwortung für das Ergebnis der Behandlung liegt letztlich beim Patienten, dem sogenannten «Analysanden».

Zweitens ist die Psychoanalyse eine Methode zur wissenschaftlichen Beobachtung und Erforschung der Persönlichkeit, besonders im Hinblick auf die Wunschregungen, Impulse, Motive, Träume, Phantasien, auf die Entwicklung in der frühen Kindheit und auf emotionale Entstellungen.

Drittens ist die Psychoanalyse ein System der wissenschaftlichen Psychologie. Das bedeutet, daß man die Beobachtungen und die Ideen der Psychoanalyse zu dem Versuch benutzen kann, bestimmte menschliche Verhaltensweisen sowie den Erfolg bzw. Mißerfolg bestimmter menschlicher Beziehungsverhältnisse wie Ehe und Elternschaft vorherzusagen.

Das Ideensystem, auf das wir uns bisher gestützt haben, ist weitgehend das Ergebnis psychoanalytischer Beobachtung. Wir wollen uns nun mit der Psychoanalyse befassen.

3. Wie betreibt man Psychoanalyse

Der psychoanalytische Prozeß besteht aus der Erforschung und Reorganisation der Persönlichkeit. Dadurch soll das Individuum in die Lage versetzt werden, Triebregungen vernünftiger und unter weniger Beschwerden zu speichern, bis ein geeigneter Zeitpunkt für ihre Befriedigung gekommen ist, und Triebregungen, deren Befriedigung die Situation gestattet oder erfordert, ohne Zweifel und Schuldgefühle, im Einklang mit dem Realitätsprinzip frei zum Ausdruck zu bringen. So versucht man zum Beispiel den Menschen zu befähigen, Verärgerung zu unterdrücken, wenn dies angezeigt ist, und im rechten Augenblick Zorn zum Ausdruck zu bringen, und man bemüht sich gleichzeitig, irrationale Quellen für Zorn und Veränderung zu eliminieren.

Die Psychoanalyse versucht das dadurch zu erreichen, daß sie die Es-Spannungen erforscht, Wege zu ihrer Befriedigung eröffnet, wenn sich das als zweckmäßig erweist, und sie im übrigen so weitgehend wie möglich unter bewußte Kontrolle bringt. Um das zu erreichen, sind mindestens ein Jahr lang drei- bis sechsmal in der Woche Sitzungen von etwa einer Stunde Dauer erforderlich. Dauert die Behandlung insgesamt weniger als ein Jahr und besucht der Patient weniger als drei Sitzungen pro Woche, dann ist es nahezu ausgeschlossen, daß die Behandlung zum Erfolg führt. Eine vollständige Psychoanalyse ist stets ein langwieriger Prozeß.

Um das Unbewußte ins Bewußtsein zu rücken, und um die ungelösten Spannungen, die sich seit der frühesten Kindheit im Es angesammelt haben, der Beobachtung zugänglich zu machen, liegt der Patient gewöhnlich auf einer Couch und der Analytiker sitzt außerhalb seines Blickfeldes am Kopfende. Auf diese Weise wird der Patient nicht abgelenkt. Er kann das Gesicht des Arztes nicht sehen und wird infolgedessen nicht durch dessen sich möglicherweise im Gesichtsausdruck zeigende Reaktionen irritiert. Auf diese Weise kann der freie Strom der Gedanken und Einfälle ungehindert fließen, während der Patient sonst, wenn er wüßte, was beim Analytiker einen erfreuten bzw. unzufriedenen Gesichtsausdruck auslöst, wahrscheinlich in den meisten Fällen versuchen würde, seine Aussagen entsprechend zu regulieren, und sich vermutlich zu sehr auf das Verhalten des Analytikers konzentrieren würde. Auch kann der Arzt sich so besser entspannen und auf das konzentrieren, was der Patient sagt, da er sich nicht dauernd beobachtet fühlt. Viele Patienten fühlen sich allerdings gerade dadurch beunruhigt, daß sie das Gesicht des Therapeuten nicht sehen können.

Die angewandte Methode bezeichnet man als «freie Assoziation». Damit meint man den freien Ausdruck bzw. den freien Fluß von Gedanken, der weder behindert noch verändert wird durch die folgenden bewußten Zensurelemente: das bewußte Ich-Ideal (Höflichkeit, Scham, Selbstachtung), das bewußte Gewissen (Religion, Erziehung und andere Prinzipien) sowie das bewußte Ich (Ordnungsliebe, Realitätsprüfung, bewußtes Gewinnstreben). Tatsächlich sind die Dinge, die der Patient in der Regel nicht gern sagen möchte, für die Analyse häufig die wichtigsten. Durch sein Zögern unterstreicht er also oft die Bedeutung einer Aussage. Häufig wendet der Analytiker gerade den Dingen seine besondere Aufmerksamkeit zu, von denen der Patient glaubt, sie seien obszön, bösartig, primitiv, irrelevant, langweilig, trivial oder absurd.

Im Zustand der freien Assoziation wird die Vorstellungswelt des Patienten – oft in scheinbar völlig ungeordneter Weise – überschwemmt von Triebregungen, Empfindungen, Vorwürfen, Erinnerungen, Phantasiegebilden, Urteilen und neuen Aspekten. Aber trotz der scheinbaren Wirrheit und des Mangels an innerem Zusammenhang hat jede Äußerung und jede Geste ihre bestimmte Bedeutung für irgendeine unbefriedigte Es-Spannung. Nach Stunden und Tagen beginnen sich allmählich Bedeutungen und Zusammenhänge aus dem ungeordneten Gedankenstrom herauszuschälen. So entwickeln sich über einen längeren Zeitraum hin einige zentrale Themen, die sich auf eine Reihe unbefriedigter Bedürfnisspannungen aus der frühen Kindheit beziehen, denen die Überschreitung der Bewußtseinsschwellen lange versagt geblieben war; sie liegen in der Tiefe der Persönlichkeitsstruktur des Patienten, und aus ihnen entwickeln sich seine Symptome und Assoziationen.

Der Patient selbst mag während der Analyse das Gefühl nicht loswerden, daß er ohne vernünftigen Grund von einer Sache zur anderen springt, und häufig ist es für ihn schwierig oder gar unmöglich, die sich durch das Ganze hindurchziehenden «roten Fäden» zu erkennen. Hier erfüllt das berufliche Können des Analytikers seine Funktion, indem er die zugrunde liegenden Spannungen entdeckt und herausschält, die die scheinbar zusammenhanglosen Assoziationen auslösen und zusammenhalten.

Der Psychoanalytiker muß seinen Patienten gegenüber eine streng neutrale Haltung einnehmen, obwohl sein eigenes Leben mit dem ihren für ein Jahr oder länger eng verbunden ist und er bis ins Detail versucht, ihre gegenwärtigen und ihre vergangenen Erlebnisse wieder lebendig werden zu lassen.

Da der Analytiker in gewissem Sinn vor allem die Aufgabe hat, den Patienten darauf hinzuweisen, wenn er sich selbst etwas vormacht, muß der Arzt stets selbstkritisch bleiben, um zu gewährleisten, daß er aus Sympathie oder Verärgerung dem Patienten nicht die Möglichkeit gibt, sowohl dem Arzt als auch sich selbst etwas vorzutäuschen. Eine unangebrachte emotionale Einstellung von seiten des Analytikers gegenüber dem Patienten bezeichnet man als *Gegenübertragung*. Der Analytiker muß sich bei der Entdeckung und Bewältigung solcher Empfindungen in sich selbst als ebenso geschickt erweisen wie bei der Entdeckung und Bewältigung der ihm von Patienten entgegengebrachten Empfindungen, die sich in Form einer *Übertragung* äußern.

Dies ist einer der Hauptgründe, warum es für einen orthodoxen Psychoanalytiker (d. h. für einen, der Mitglied der *Internationalen Psychoanalytischen Vereinigung* oder eines der ihr angeschlossenen Verbände ist) unerläßlich ist, sich zunächst selbst analysieren zu lassen, denn wenn er über seine eigenen Spannungen nicht genau Bescheid wüßte, könnte es geschehen, daß er sich in seinem Urteil unwissentlich von einer Gegenübertragung seiner eigenen Empfindungen oder Sympathien des Augenblicks beeinflussen läßt und infolgedessen die auf lange Sicht berechnete Wirkung der Behandlung aus dem Auge verliert oder gefährdet. Der Sinn einer Analyse besteht nicht darin, dem Patienten ein beruhigendes Gefühl zu vermitteln, während er beim Arzt ist, sondern darin, ihn in die Lage zu versetzen, in der Zukunft seine Probleme unabhängig von seinem Arzt zu lösen. Ein unbedachtes Wort kann den Patienten leicht in einer selbstzerstörerischen Haltung bestärken, oder von ihm wie eine Bestätigung seiner Fehlurteile aufgefaßt werden, während es doch gerade der Zweck der Behandlung ist, daß er lernt, solche Fehlurteile zu vermeiden; andererseits können durch ein unbedachtes Wort auch die ohnehin schon quälenden Schuldgefühle des Patienten noch verstärkt werden. Das soll nicht heißen, daß der Analytiker keine menschlichen Gefühle oder Sympathien haben darf. Es bedeutet nur, daß er in der Lage sein muß, seine eigenen Empfindungen klar zu erkennen, damit sie nicht in irgendeiner Weise seine Beurteilung der Aussagen des Patienten beeinflussen. Der Patient kommt zum Analytiker, um bei ihm Verständnis zu finden, nicht um von ihm ein moralisches Verdikt zu hören. Wenn der behandelnde Arzt neutral bleibt, so geschieht das nicht notwendigerweise aus Gefühllosigkeit heraus, sondern zum Wohl des Patienten.

Die Psychoanalyse macht den Patienten *nicht* abhängig von seinem Arzt. Im Gegenteil, sie ist garade darum bemüht, das zu vermeiden, indem sie diese Bindung (zwischen Arzt und Patienten) analysiert und behutsam löst, damit der Patient imstande ist, als freies Individuum unabhängig zu sein und auf eigenen Füßen zu stehen. Genau das ist das Ziel der Analyse.

Die Psychoanalyse ist eine sehr spezielle, klar umgrenzte Methode der Beobachtung und der Psychotherapie, deren praktische Anwendung sehr viel Zeit in Anspruch nimmt.

4. Was geschieht während einer Analyse?

Während der Analyse tendiert der Patient dazu, sein Vorstellungsbild vom Analytiker nach und nach mit all der aufgestauten Energie seiner unbefriedigten Es-Wünsche aufzuladen, die sich seit frühester Kindheit bei ihm angesammelt hat. Sobald diese Energie auf ein einziges Vorstellungsbild konzentriert wird, kann man sie untersuchen und neu verteilen; die aufgestauten Spannungen lassen sich zumindest teilweise dadurch abbauen, daß man das Vorstellungsbild des Patienten von seinem Analytiker analysiert. Verständlicher ausgedrückt heißt das, daß sich beim Patienten nach einer Weile starke Emotionen gegenüber dem Analytiker bemerkbar machen können. Da er jedoch in Wirklichkeit nur sehr wenig über den Arzt weiß, muß er einem Vorstellungsbild entsprechend handeln und empfinden, das er sich selbst zurechtgelegt hat. Der Analytiker selbst bleibt während der ganzen Behandlung neutral; er tritt dem Patienten gegenüber fast ausschließlich als leitende und lenkende Stimme in Erscheinung. Und da man eine neutrale Person vernünftigerweise weder lieben noch hassen kann, müssen die Empfindungen des Patienten, die sein Vorstellungsbild vom Analytiker umschwirren, von anderen Menschen als dem Analytiker verursacht worden sein; der Patient benutzt sozusagen den Analytiker – mit dessen Erlaubnis und unter dessen Aufsicht – als Sündenbock für Spannungen, die sich an ihren eigentlichen Objekten nicht entladen konnten. Er überträgt seine Libido und seinen Todestrieb von diesen Objekten auf sein Vorstellungsbild zum Analytiker. Aus diesem Grund bezeichnet man die Zuwendung des Patienten zum Analytiker als *Übertragung*.

Wir können es noch anders ausdrücken: während der Analyse kann der Patient, indem er den Analytiker gewissermaßen als Ersatz für seine Eltern benutzt, versuchen, die bisher «unerledigten» Angelegenheiten aus seiner Kindheit endgültig zu bewältigen, so daß er später den größten Teil seiner Energie darauf verwenden kann, sein Erwachsenenleben zu gestalten.

Natürlich ist dies ein Versuch, der nie zu einem vollständigen Erfolg führen kann. Der Patient muß nämlich dabei seine Abwehrmechanismen aufgeben, die er über einen Zeitraum von vielen Jahren hin mühsam aufgebaut hat, und er muß seinen unangenehmen und unannehmbaren Es-Impulsen offen begegnen und sich mit ihnen auseinandersetzen. Er ist gewillt, das zu tun: um seinen Zustand zu bessern, um des Geldes willen, das er für die Behandlung ausgibt, und um der Anerkennung des Analytikers willen. Das ist gelegentlich eine unbehagliche, peinliche und schmerzliche Erfahrung; manchmal handelt es sich allerdings auch um eine behagliche, nach außen abgeschirmte Beziehung zum behandelnden Arzt. Zusammen mit dem unbewußten (und später bewußten) Widerwillen, auf seine alten Freunde, die Symptome sowie auf die Aufmerksamkeit und andere ihm durch sie erwachsenden Vorteile verzichten zu müssen, wirkt dieses behagliche Gefühl als Hemmschuh auf die Behandlung. Der Analytiker muß diesem überraschend starken Widerwillen oder *Widerstand*, wie er fachmännisch genannt wird, sobald er sich bemerkbar macht, beträchtliche Aufmerksamkeit widmen, da andernfalls ein Ende der Analyse nicht abzusehen ist.

In der Analyse wird nicht nur versucht, den Emotionen bestimmte Namen zu geben, sondern vor allem, sie zu verändern. Es handelt sich um eine verbale Behandlung, denn Wörter bieten beim Patienten die beste Möglichkeit, seine Emotionen gegenüber sich selbst und gegenüber dem Arzt zum Ausdruck zu bringen. Selbst wenn er sie auf andere Weise zum Ausdruck bringt, etwa mit Hilfe von Gesten oder bestimmten Bewegungen, sind Worte zu ihrer Verdeutlichung unerläßlich. Die entscheidende Bedeutung kommt also nicht den wissenschaftlichen Bezeichnungen zu, mit denen man die Emotionen beschreibt, sondern den Empfindungen selbst und dem, was sich mit ihnen abspielt.

Die Vorstellung, eine Analyse besteht darin, daß der behandelnde Arzt entscheidet, welche Adjektiva auf einen Patienten zutreffen, ist absolut unrichtig. Mit Adjektiven kann man keine Neurosen heilen. Es mag interessant sein und sehr vertrauenerweckend klingen, wenn man gesagt bekommt, man sei ein extrovertierter pyknophiler endomorpher Typ mit einem Minderwertigkeitskomplex und mit disharmonischen vagotonischen Borborygmen, aber zur Heilung tragen diese Bezeichnungen nicht bei.

Zu Beginn ihrer Psychoanalyse bei Dr. Treece fragte Lavinia Eris: «Herr Doktor, werden Sie mir am Schluß der Behandlung eine schriftliche Darstellung meiner Persönlichkeit geben?»

Dr. Treece antwortete ihr:

«Gnädige Frau, wenn Sie am Schluß der Behandlung noch immer den Wunsch nach einer schriftlichen Darstellung ihrer Persönlichkeit haben, dann ist diese Behandlung ein Mißerfolg gewesen!»

Eines müssen wir vor allem lernen – nämlich, daß das Lebensglück von den dynamischen Triebregungen und Empfindungen des menschlichen Gehirns abhängt, nicht von stereotypen Antworten auf stereotype Fragen. Unglücklicherweise fördern populäre Zeitschriften und auch manche Psychologen diese Art der Persönlichkeitstheorie. Die meisten Psychiater und Psychoanalytiker jedoch überlassen es anderen, Antworten auf Fragen wie: «Sind Sie intelligent?», «Wie ist ihr Charme-Quotient?» oder «Sind Sie eine typische Frau?» zu geben.

Die Psychoanalytiker befassen sich nicht damit, welche statistischen Werte auf ihre Patienten zutreffen, sondern mit dem Problem, welche Persönlichkeit sich hinter ihren Patienten verbirgt. So ist zum Beispiel Intelligenz nicht eigentlich ein Bestandteil der Persönlichkeit, sondern nur ein Werkzeug, und entscheidend ist, ob das Es dem Individuum gestattet, dieses Werkzeug in der richtigen Weise zu benutzen oder nicht.

Oft hört man die Menschen sagen: «Ich könnte das und das tun, wenn ich nur wollte!» Darauf kann man im Grunde nur antworten: «Natürlich können Sie es tun.» Jeder Mensch kann nahezu alles tun, wenn er nur den festen Willen hat. Die Geschichte ist voller Beispiele dafür. Die entscheidende Frage lautet nicht: «Könnten Sie das tun?», sondern «Haben Sie auch wirklich den festen Willen, es zu tun, und wenn nicht, warum nicht?» Die Analyse beschäftigt sich hauptsächlich mit Wunschregungen und nur am Rande mit den Fähigkeiten. Vielleicht kann man die Frage, die der Analytiker dem Patienten schweigend stellt, am besten so formulieren: «Wieviel sind Sie bereit aufzugeben, um glücklich zu werden?» Das hat, wie ohne weiteres ersichtlich ist, kaum etwas mit Intelligenz, Charme oder Statistik zu tun.

5. Wer sollte sich einer Psychoanalyse unterziehen?

Die Psychoanalyse sollte ursprünglich in erster Linie der Behandlung von Neurosen dienen. Im Laufe der Zeit fand man jedoch heraus, daß außer den manifesten Neurotikern noch viele andere Menschen von ihr profitieren konnten. Von den am häufigsten vorkommenden Neurosenarten, die wir erörtert haben, sind es die Hysterie und die Angstneurosen, bei denen man am meisten von der Psychoanalyse profitiert. Oft erweist sie sich auch bei Charakterneurosen als wirksam. Beachtliche Erfolge kann man mit ihr bei Zwangsneurosen erzielen, wobei allerdings sehr viel davon abhängt, wie stark der Patient daran interessiert ist, aus der Behandlung den größtmöglichen Nutzen zu ziehen. Bei Hypochondrie ist die Psychoanalyse weniger zuverlässig, und zur Behandlung von Phobien müßte sie wahrscheinlich modifiziert werden.

Mehr und mehr werden psychoanalytische Methoden auch bei der Behandlung von Psychosen angewandt, und zwar vor allem zur Verhinderung von Rückfällen. Die Anwendung in solchen Fällen bedingt jedoch eine spezielle Ausbildung, ein besonderes Talent und große Mühe, und es gibt nur sehr wenige Ärzte, die wirklich die nötigen Fähigkeiten besitzen, Psychosen mit Hilfe psychoanalytischer Methoden zu behandeln.

Auch daß «normale» Menschen analysiert werden, kommt sehr häufig vor. Viele völlig ausgeglichene Psychiater werden und wurden im Rahmen ihrer Ausbildung analysiert. Auch viele Sozialfürsorger und Psychologen unterziehen sich einer Lehranalyse, damit sie in der Lage sind, ihre Mitmenschen besser zu verstehen und mit Psychoanalytikern bei der Behandlung anderer Menschen wirksam zusammenzuarbeiten. Trotz der hohen Kosten und der Mühsal, die jüngere Menschen mit begrenztem Einkommen auf sich nehmen müssen, um diese Aufgabe zu bewältigen, betrachten die meisten dieser «normalen» Menschen eine Lehranalyse als ausgezeichnete Investition, da sie ihnen hilft, glücklicher, bewußter und leistungsfähiger zu werden. In jedem von uns haben sich seit der frühen Kindheit ungelöste Spannungen aufgestaut – ob diese Spannungen sich nun in einem eindeutig neurotischen Verhalten Ausdruck verschaffen oder nicht –, und es ist immer nützlich, wenn man seine unbefriedigten Es-Energien mit Hilfe einer Analyse reorganisiert und zu einem Teil entlädt. Ganz besonders ist es für alle diejenigen ein Vorteil, die selbst Kinder großzuziehen haben.

Oft wird die Frage gestellt: «Kann sich eine Analyse auf manche Menschen nachteilig auswirken?» Die größte Gefahr besteht darin, daß der Analytiker einen Patienten behandelt, der sich an der Schwelle zu einer Psychose befindet, ohne daß der Analytiker den wahren Zustand seines Patienten erkennt. Der Analytiker muß auch sorgfältig darauf achten, daß er zwischen Neurosen und bestimmten Gehirnkrankheiten oder Drüsenstörungen wie zum Beispiel Hyperthyreose (Überfunktion der Schilddrüse) richtig unterscheidet, da sie ähnliche Symptome auslösen können; und er darf nicht einen Patienten, der spezieller Medikamente bedarf oder bei dem ein chirurgischer Eingriff vorgenommen werden müßte, ausschließlich mit psychologischen Methoden behandeln. Um solche Irrtümer auszuschließen, müssen heute alle Psychoanalytiker eine gründliche Ausbildung in medizinischer Psychiatrie nachweisen, wenn sie in die Psychoanalytischen Gesellschaften aufgenommen werden wollen. Nicht medizinisch vorgebildete Psychoanalytiker lösen dieses Problem, indem sie fachärztliche Berater hinzuziehen oder veranlassen, daß sich der Patient vor Beginn der psychoanalytischen Behandlung einer gründlichen medizinischen Untersuchung unterzieht.

Gelegentlich kommt es vor, daß ein Patient die Analyse gewissermaßen zu seinem Lebensberuf macht und Jahr um Jahr in Behandlung bleibt, ohne daß eine merkliche Besserung erzielt wird; um das durchhalten zu können, beschränken sich solche Patienten in ihren sonstigen Ansprüchen oft auf ein absolutes Minimum. Ein solcher Fall kann besonders leicht bei Menschen eintreten, die sich aus Berufsgründen einer Analyse unterziehen wie etwa Sozialfürsorger. Wer sich länger als zwei Jahre lang in psychoanalytischer Behandlung befindet, ohne daß entscheidende Fortschritte zu erkennen sind, sollte unter allen Umständen einen anderen Psychiater oder Psychoanalytiker aufsuchen und die Situation klären lassen. Manchmal rät ein übereifriger Analytiker zu einer Scheidung, ohne daß er ein klares Bild von der betreffenden Ehe hat, das er sich indes leicht verschaffen könnte, wenn er mit der Frau und den Kindern seines Patienten spräche. Ein großer Prozentsatz von Neurotikern ist selbstmordgefährdet; daher besteht eine der Hauptaufgaben der Psychoanalyse darin, solche Menschen zu retten.

Eine weitere Gefahr droht von Menschen, die gegen den Rat des Arztes eine Analyse vorzeitig abbrechen und dann überall verkünden, sie hätten bei Dr. Soundso eine Analyse durchgemacht (was nicht den Tatsachen entspricht, weil sie die Behandlung ja gar nicht bis zum Ende durchgestanden haben), aber ihr Zustand habe sich nur verschlechtert. Das ist etwa so, als würde ein Patient vom Operationstisch aufstehen, bevor der Schnitt vernäht ist, und dann behaupten, der Chirurg habe seine Wunde vergrößert. Psychoanalytiker zögern meist mit dem Beginn der Behandlung, wenn sie den Verdacht haben, daß ein Mensch mehr an dieser Art Prahlerei interessiert ist als an einer Besserung seines Zustands.

6. *Wer war Freud?*

Wie alle großen Ärzte war Sigmund Freud, der Begründer der Psychoanalyse, daran interessiert, Kranke zu heilen und zugleich herauszufinden, was sie krank gemacht hatte, damit das Auftreten ähnlicher Krankheiten bei anderen Menschen verhindert werden konnte. Diesen Zielen widmete er sein Leben. Er versuchte, den Menschen zu helfen, so wie es der große Arzt William Osler und der große Gehirnchirurg Harvey Cushing getan haben, und zugleich versuchte er, etwas herauszufinden, das *andere* in die Lage versetzen konnte, den Menschen zu helfen, so wie es Alexander Fleming, der Entdecker des Penizillins, und Paul Ehrlich, der Entdecker des Salvarsans, getan haben. Wie fast alle bedeutenden Ärzte war auch Freud ein würdevoller Mann, der nicht an Publicity, an Reichtum oder Pornographie dachte. Da jedoch eine seiner wichtigsten Entdeckungen darin bestand, daß er die Bedeutung der sexuellen Triebregungen für die Entstehung einer Neurose erkannte, und da er obendrein noch die Kühnheit besaß, seine Beobachtungen zu veröffentlichen, geriet er in den Sog der Publicity, obwohl er nur den Wunsch hatte, in Ruhe seinen Forschungen nachgehen zu können.

Gewöhnlich spricht man von Freud so, als habe er persönlich den «Sex» entdeckt, und für zweitrangige Schriftsteller ist sein Name zu einem Synonym für Sexualität geworden. Sexuelle Vorstellungen haben freilich nichts mit Freud zu tun, sondern nur mit dem, der sie denkt. Was von Freud stammt, das ist das Verständnis, wie die sexuellen Empfindungen von Kindern sich unter gewissen Umständen beim Erwachsenen in neurotische Symptome verwandeln können. Eines der großen Wunder der wissenschaftlichen Entdeckung besteht in Freuds Erkenntnis, daß nahezu alle Träume, wie wenig sie auch bei oberflächlicher Betrachtung mit geschlechtlichen Dingen zu tun haben mögen, im Prinzip doch sexueller Natur sind. Als Freud dies – noch vor dem Jahre 1900 – verkündete, erntete er nur Spott und heftigen Widerstand, aber er ließ sich nicht beirren, obwohl er zu dieser Schlußfolgerung ausschließlich durch psychologische Einsicht und Intuition gelangt war. Wie wir bereits in dem Abschnitt über den Schlaf festgestellt haben, hat es siebzig Jahre gedauert, bis der Nachweis für die Richtigkeit von Freuds These erbracht werden konnte.

Selbst wenn Freud nicht die Psychoanalyse begründet hätte, wäre er auf Grund seiner übrigen Entdeckungen ein bedeutender Mann gewesen. Er war der erste, der ein klares und vernünftiges Klassifizierungsschema für die Neurosen schuf, und damit gelang ihm das gleiche, was der berühmte und bedeutende Arzt Dr. Emil Kraepelin mit der Klassifizierung der Psychosen geleistet hatte. Jeder Arzt, der heute die Diagnose «Angstneurose» stellt, praktiziert Freudsche Psychiatrie, wie entsetzlich ihm dieser Gedanke auch erscheinen mag (was bei einigen Ärzten tatsächlich noch immer der Fall ist).

Freud schrieb auch eine wegbereitende Monographie über infantile Gehirnlähmungen, und er entdeckte, wie diese Krankheit vermutlich entsteht. Seine bedeutendste Leistung für die medizinische Wissenschaft, abgesehen von der Psychoanalyse, war wohl sein Beitrag zur Entdeckung der Lokalanästhesie. Man kann sagen, daß die Entwicklung von Mitteln zur Lokalanästhesie, auf der die moderne Chirurgie zu einem großen Teil basiert, weitgehend mit Freuds Experimenten mit Kokain begonnen hat. Im allgemeinen schreibt man die Entdeckung der Lokalanästhesie dem Augenarzt Dr. Koller zu; er hat bei seiner ersten schmerzlosen Operation eine Kokainlösung verwendet, die ihm Freud, mit dem er befreundet war, zubereitet und in einem Fläschchen übergeben hatte. Nicht nur die Menschen, die heute zum Psychiater gehen, schulden Freud Dank, sondern auch jeder, der den Zahnarzt aufsucht.

Noch bevor er die Psychoanalyse ganz entwickelt hatte, nahm Freud bereits eine hervorragende Position im Bereich der Medizin und der Psychiatrie ein. Manche Ärzte, die ihn heute kritisieren, übersehen seine anderen Leistungen, und haben sich weder selbst einer gründlichen Analyse unterzogen, noch haben sie viele Patienten nach seiner Methode gründlich analysiert. Viele von ihnen behaupten zwar, sie hätten Patienten analysiert, geben aber zu, daß sie sich nicht genau an seine Methode gehalten haben, und sind insofern nicht berechtigt, für ihren Mißerfolg Freud die Schuld zu geben.

Freuds Entdeckungen und Erkenntnisse im Bereich der Psychologie sind von ebenso großer Bedeutung wie Darwins Entdeckungen im Bereich der Biologie und haben vielleicht in noch größerem Maße dazu beigetragen, das Denken und die Denkstrukturen von Menschen in aller Welt zu verändern. Die Leistungen derer, die Freuds Ideen folgen und sie sorgfältig, methodisch und mit aufrichtiger Überzeugung anwenden, sind ein eindrucksvoller Beweis für die Wertbeständigkeit seiner Ideen. Zur älteren Gruppe seiner Schüler und Anhänger gehören Männer und Frauen von hohem Intellekt und großer Integrität. Aber auch für viele der intelligentesten und verständnisvollsten jüngeren Menschen, die sich der Medizin widmen, haben Freuds Ideen eine starke Anziehungskraft.

7. Freud und seine Schüler

Sigmund Freud wurde 1856 in Freiburg (Mähren) geboren und starb 1939 in England. Die meisten Jahre seines Lebens verbrachte er in Wien, wo er eine Gruppe brillanter Schüler und Anhänger hatte, die der Überzeugung waren, daß sie mit der Anwendung seiner Methode neurotischen Patienten besser helfen konnten als mit jeder anderen Methode. Diese Männer verbreiteten seine Ideen in ganz Europa und auch in Amerika. Später sagten sich einige von ihnen von der ursprünglichen «Internationalen Psychoanalytischen Vereinigung» los und begründeten eigene Schulen. Die bekanntesten von ihnen sind Alfred Adler und Carl Gustav Jung.

Um 1910 begann Adler seine Aufmerksamkeit bestimmten bewußten Faktoren in der Persönlichkeitsstruktur zuzuwenden und änderte nach und nach seine Meinung über die grundlegenden Gedanken Freuds, nämlich die Bedeutung der infantilen Libido und der Triebkraft des unbewußten Es. Nach einiger Zeit erkannte Adler selbst, daß seine

Ideen sich mehr und mehr von denen der Freudschen Psychoanalyse entfernten; daher gab er diesen Begriff auf und nannte sein eigenes System «Individualpsychologie».

Der bekannteste Begriff aus seinem System ist der «Minderwertigkeitskomplex». Damit bezeichnet Adler die Empfindungen, die um ein tatsächliches oder nur eingebildetes physisches oder geistiges Handikap kreisen. Hinken, geringe Körpergröße oder Stottern sind Beispiele solcher Handikaps. «Minderwertigkeiten» lösen den dringenden Wunsch aus, sie zu kompensieren und in anderen Bereichen Macht und Prestige zu gewinnen. Manchmal geschieht das durch besonders intensive Entwicklung eines anderen als des betroffenen Organs, häufig aber wird der gleiche Effekt auch dadurch erreicht, daß man der beeinträchtigten Funktion besondere Aufmerksamkeit widmet, bis sie sich über das durchschnittliche Maß hinaus entwickelt hat und dazu genutzt werden kann, das Individuum in eine höhere Position innerhalb der Gesellschaft zu erheben. So wurde zum Beispiel der hinkende Byron ein ausgezeichneter Schwimmer und der stotternde Demosthenes ein berühmter Redner; Napoleon dagegen kompensierte seine geringe Körpergröße dadurch, daß er ein überragender Feldherr wurde.

Die durch den Minderwertigkeitskomplex ausgelösten Reaktionen stärken den «Willen zur Macht» und führen zu einem starken «männlichen Protest» – d. h. zu dem Versuch, überlegene Männlichkeit zu demonstrieren. Das Streben nach Macht löst nach Adlers Ansicht die Symptome der Neurose aus. Manchmal bringt der «männliche Protest» außergewöhnliche Fähigkeiten hervor wie im Fall Byrons oder Napoleons; allzuoft hat aber der einzelne im ständigen «Konkurrenzkampf» keine Möglichkeit, seine Überlegenheit zu beweisen, und drückt dann seinen «Protest» in einer Art und Weise aus, die eine Zeit- und Energieverschwendung für ihn selbst und für die Menschen in seiner Umgebung bedeutet. Nach Adlers Auffassung haben es Frauen wesentlich schwerer, ihren kompensatorischen männlichen «Willen zur Macht» durchzusetzen, und neigen daher eher zu Neurosen.

Die Psychoanalytiker sind der Ansicht, daß die von Adler empfohlenen Behandlungsmethoden, die im wesentlichen auf dialogischer Auseinandersetzung mit dem Patienten beruhen, nicht tief genug gehen, um beim einzelnen dauerhafte Veränderungen in der Art des Umgangs mit seiner Energie zu bewirken, und daß sie daher besser zur Beratung geeignet sind als zur eigentlichen Behandlung.

Die frühen Bücher Jungs, vor allem die, in denen er sich mit der Psychologie der Schizophrenie beschäftigte, und die Assoziationsstudien, mit denen er die Diagnostik zu fördern suchte, stehen bei den Psychiatern in hohem Ansehen. Im Jahre 1912 veröffentlichte er dann ein Buch über die Psychologie des Unbewußten *(«Wandlungen und Symbole der Libido»)*, mit dem er seine Trennung von Freud einleitete: seine Ideen nahmen jetzt eine von der Psychoanalyse völlig abweichende Richtung ein. Um sein System von der Psychoanalyse zu unterscheiden, bezeichnet er es von nun an als «Analytische Psychologie». Jung reiste nach Indien und nach Afrika und interessierte sich nach diesen Reisen besonders für die kollektiven Aspekte der Psyche. Im Laufe der Zeit unterschieden sich seine Ideen immer stärker von denen seines Lehrers, und er legte immer größeren Nachdruck auf einige aus dem Orient importierte Lehren, die sich nur schwer in die wissenschaftliche Psychologie einfügen lassen, wie wir sie in der westlichen Welt kennen. Außerdem räumte er den Beziehungen zwischen Geist und Körper eine geringere Bedeutung ein, als es die Psychoanalytiker tun; dadurch ist es noch schwieriger, seine Gedanken in den Rahmen der modernen Medizin einzufügen. Viele von Jungs Ideen sind jedoch eindrucksvoll und anregend, so vor allem seine Einstellung zur Frage der Vorstellungsbilder und zum Sinn des Lebens.

Auch Karen Horney gehört zu den Freudschülern, die sich von ihrem Lehrer abwandten. Adler, Jung und Karen Horney waren (ebenso wie Rank und Stekel) ideenreiche Psychotherapeuten mit großer Erfahrung, und was sie zu sagen haben, muß sehr ernst genommen und sorgfältig erwogen werden, bevor man ein Urteil über den Wert ihrer Ideen fällen darf. Niemand kann die Gültigkeit ihrer Beobachtungen in Abrede stellen, und sie haben das Recht, das, was sie bei ihren Patienten erlebt haben, auf ihre eigene Weise zu interpretieren. Das einzige, was man sich in diesem Zusammenhang fragen muß, ist, ob die Verlagerung des Schwerpunkts von den unbefriedigten und unbewußten Triebregungen des Es in der frühen Kindheit auf die verschiedenen anderen Faktoren, an denen diese Psychotherapeuten vor allem interessiert sind, immer zum Besten des Patienten geschieht, und ob diese anderen Faktoren wichtiger sind als die von Freud betonten Dinge. Die orthodoxen Psychoanalytiker sind der Auffassung, dies sei nicht der Fall.

Karen Horney tendiert dahin, die Konflikte des Individuums mit seiner jeweiligen Umgebung stärker in den Vordergrund zu rücken als die unbewältigten Erlebnisse aus der frühen Kindheit. Orthodoxe Analytiker sind der Ansicht, hier erliege sie einem Irrtum, denn die vorwiegend auf die Lösung gegenwärtiger Konflikte ausgerichtete Behandlung könne nicht den bleibenden Erfolg haben, wie er sich aus dem Abbau früherer Spannungen ergibt. Trotzdem wird allgemein anerkannt, daß sie, ähnlich wie Adler, einen nützlichen Beitrag zur Therapie geleistet hat, indem sie sich besonders der Untersuchung bestimmter Aspekte der Persönlichkeit widmete.

Einer der Hauptversuche Karen Horneys, der Psychoanalyse neue Wege zu erschließen, befaßt sich mit der Selbst-Analyse. Die Psychoanalyse ist ein langes und aufwendiges Verfahren, das sich die meisten Menschen nicht leisten können, und jede nützliche Methode, die

Behandlungsdauer zu verkürzen und die Kosten zu senken, wäre ein bedeutender Beitrag für das Gebiet der Psychiatrie. Karen Horney war der Ansicht, in manchen Fällen sei der Patient wahrscheinlich in der Lage, die Analyse ohne die ständige Aufsicht des Analytikers weiterzuführen, wenn er erst einmal die Methode gelernt habe. Sie glaubte, manche Menschen könnten auch ohne Hilfe eines fachlich ausgebildeten Analytikers einen klaren Einblick in die in ihrem Unbewußten vorhandenen Spannungen gewinnen. Nach ihren Schriften zu urteilen, gehört zu den Voraussetzungen, über die ein Patient verfügen muß, um eine Selbstanalyse erfolgreich durchführen zu können, eine höhere Schulbildung, die vollständige Unabhängigkeit von den üblichen moralischen Vorurteilen und ein hoher Grad «psychologischer Intuition».

Viele Psychoanalytiker haben experimentell versucht, die für eine «Psychoanalyse» erforderliche Zeit abzukürzen – gelegentlich sogar auf nur einige wenige Sitzungen im Verlauf von ein oder zwei Wochen. Unter Anwendung psychoanalytischer Prinzipien ist es ihnen in einigen Fällen gelungen, Patienten in bemerkenswert kurzer Zeit von dem einen oder anderen Symptom zu befreien, aber es wird sich erst zeigen müssen, wie lange solche Erfolge anhalten und ob sie auch den Krisensituationen späterer Jahre (zum Beispiel bei der Pensionierung oder im Klimakterium) standhalten werden. Für diejenigen, die sich eine psychoanalytische Behandlung nicht leisten können oder die unter Störungen leiden, bei denen die Psychoanalyse nicht die geeignete Behandlungsmethode ist, gibt es andere psychotherapeutische Verfahren, mit denen sich in vielen Fällen bessere Resultate erzielen lassen.

8. Was ist Hypnotismus?

Ein indischer Jogi demonstrierte einmal vor der *Calcutta Medical Society*, daß er seinen Pulsschlag anhalten konnte. Die Ärzte argwöhnten, es handle sich um einen Trick; sie stellten daher den Jogi vor einen Röntgenapparat und beobachteten sein Herz durch den Röntgenbildschirm. Zu ihrem großen Erstaunen beobachteten sie, daß sein Herz tatsächlich aufgehört hatte zu schlagen und daß er imstande war, seinen Herzschlag – während sie ihn durch den Röntgenbildschirm beobachteten – bis zu sechzig Sekunden anzuhalten. Viele Jogis sollen nach jahrelangem Training in der Lage sein, Dinge zu vollbringen, die fast ebenso erstaunlich sind, sei es, daß sie sich Nadeln durch die Wangen stechen, ihren Dickdarm herausziehen, um ihn im Ganges zu waschen, oder ihre Zunge so lang machen, daß sie mit ihr die Stirn berühren können.

Im Mittelalter und sogar noch in unserer Zeit sind hysterische junge Mädchen in der Lage gewesen, Stigmata vorzuweisen – d. h. Zeichen, die in Form von Bläschen auf ihre Haut geschrieben waren. Und es gibt viele Berichte von Mädchen, bei denen kreuzförmige Stigmata auf der Handfläche erschienen.

In manchen Varietés treten Männer auf, die mit Nadeln gespickt werden können, ohne daß sie Schmerzen zu empfinden scheinen. Manche Leser werden sich auch noch an *Houdini* erinnern, der sich Nadeln durch die Wangen steckte, ohne zu bluten oder Zeichen des Schmerzes erkennen zu lassen.

Menschen, die sich hypnotisieren lassen, kann man oft dazu bringen, Dinge dieser Art zu tun. Man kann erreichen, daß sie keinen Schmerz empfinden und auch nicht bluten, wenn ihnen Stecknadeln in die Haut oder durch die Wangen gestochen werden. Man kann sie dazu bringen, daß unter einem Streifen Heftpflaster, den man ihnen auf den Arm klebt, Bläschen erscheinen.

Die Herztätigkeit, das Bluten, das Auftauchen von Bläschen und wahrscheinlich bis zu einem gewissen Grade auch das Empfinden von Schmerz können durch den gleichen P-Nerv und S-Nerv gesteuert werden, von denen bereits bei der Erörterung der Beziehungen zwischen Emotionen und Krankheiten die Rede war. Diese Nerven gehören zu einem Teil des Nervensystems, das man als «autonom» bezeichnet, weil es normalerweise nicht durch Willenskräfte gesteuert werden kann; es sorgt für die automatischen, unwillkürlichen Reaktionen auf bestimmte Emotionen. Wenn wir zum Beispiel in Wut geraten, schlägt unser Herz automatisch rascher, unsere Haut errötet, und wir empfinden Schmerz weniger stark als sonst. Fürchten wir uns, dann kann das Herz einen Schlag lang aussetzen, unsere Haut wird blaß, und wir werden besonders schmerzempfindlich.

Daraus ergibt sich für uns die Definition des Hypnotismus: Hypnose ist ein Zustand, in dem das autonome Nervensystem teilweise unter Kontrolle gebracht wird, so daß sich seine Reaktionen vom Willen beeinflussen lassen. Das kann unter den Kontrolle des einzelnen selbst geschehen, wie bei den Jogis, oder aber unter der Kontrolle einer anderen Person, wie bei einem hypnotisierten Menschen. Im zweiten Fall sinkt der Mensch mehr oder weniger in einen Schlafzustand, bevor sich durch die suggestive Einwirkung des Hypnotiseurs ungewöhnliche Dinge bewirken lassen. Da das autonome Nervensystem eng mit den Emotionen zusammenhängt, können wir vielleicht sagen, daß Hypnose eine Möglichkeit ist, durch bewußte Beeinflussung und Willenskraft auf die emotionale Empfänglichkeit sowohl körperlich wie seelisch vorübergehend einzuwirken.

Das gibt uns die Möglichkeit, zu verstehen, wie sich neurotische Symptome manchmal unter Hypnose beeinflussen lassen. Da derartige Symptome von bestimmten Vorstellungsbildern herrühren, kann auf sie eingewirkt werden, indem man die Vorstellungsbilder entsprechend zu verändern sucht. So basierte zum Beispiel die Neurose von Si Seifuss auf dem falschen Vorstellungsbild, das er von sich hatte: er sah sich als «schuldig gewordenen Menschen, der den Tod von zehn Kameraden verursacht hatte». Als dieses Vorstellungsbild unter hypnotischem Einfluß seine Energie entlud, besserte sich sein Zustand. Nach der gleichen Methode – der Veränderung von Vorstellungsbildern – lassen sich nun aber durch hypnotische Beeinflussung auch Symptome hervorrufen. Im Fall der hypnotisierten Person, bei der sich unter dem Heftpflasterstreifen ein Bläschen bildet, beschreibt der Hypnotiseur der Person ein neues Vorstellungsbild von sich selbst, in dem sie eine Blase am Arm hat, und der Körper verändert sich, um mit diesem neuen Vorstellungsbild übereinzustimmen.

Bei einem suggestiblen Patienten, dessen Vorstellungsbilder sich von einem Außenstehenden leicht formen und verändern lassen, kann die Heilung des Symptoms von Dauer sein. Meist ist sie jedoch nur vorübergehender Natur. Ist das unrealistische Vorstellungsbild durch langjährige *innere* Belastungen verzerrt worden, dann wird die Wirkung der Behandlung bald nachlassen – das Bäumchen hat sich schon früh verbogen, und der Baum läßt sich nicht mehr leicht zurechtbiegen, sondern kann nur so hingebogen werden, daß er eine Zeitlang gerade aussieht. Wenn jedoch die Symptome zu einem späteren Zeitpunkt durch *äußere* Belastungen wie Hunger, Angst, Verletzung oder Unsicherheit ausgelöst werden, kann eine durch Hypnose bewirkte Heilung von größerer Dauer sein. Mit anderen Worten: wenn die Symptome vorwiegend auf den «unerledigten Angelegenheiten» aus der frühen Kindheit beruhen, lassen sie sich schwerer durch Hypnose heilen, als wenn sie hauptsächlich von unbewältigten Erlebnissen herrühren, die nicht so weit zurückliegen. Je neuer die Spannungen, desto dauerhafter lassen sie sich heilen.

Ist die Hypnose die beste Methode, neurotische Symptome möglichst rasch zu beseitigen? Das hängt weitgehend von der Persönlichkeit des Psychotherapeuten ab. Manche Psychotherapeuten haben mehr Erfolg mit einer normalen psychotherapeutischen Behandlung, weil ihre heilende Kraft im psychiatrischen Gespräch besser zur Geltung kommst als in einer hypnotischen Séance. Der Erfolg jeder psychiatrischen Behandlung hängt wahrscheinlich in erster Linie von der Beziehung zwischen dem Es des Patienten und dem Es des Arztes ab, gleichviel, ob sich beide dessen bewußt sind oder nicht; im übrigen ist es wohl so, daß manche Therapeuten auf das Es eines Patienten besser durch Hypnose einwirken können, andere dagegen durch verbale Kommunikation. Diejenige Methode, die, von einem bestimmten Psychiater angewandt, die stärkste Reaktion auslöst, ist für diesen Arzt die wirkungsvollste Methode.

Zur hypnotischen Therapie gehört jedoch mehr als das Hypnotisieren des Patienten und das Verändern seiner Vorstellungsbilder. Die veränderten Vorstellungsbilder müssen in seine Persönlichkeit eingefügt werden, so wie sie sich im Wachzustand verhält. Das bedeutet in der Regel, daß nach Abschluß der Hypnose noch einige Sitzungen zur Erörterung der aufgetauchten Probleme stattfinden müssen. Die meisten Psychiater sind der Ansicht, daß sie die gleichen Symptome in der gleichen Zeit auch ohne Hypnose heilen können und obendrein noch bessere Ergebnisse erzielen, da auf diese Weise die veränderten Vorstellungsbilder von Anfang an zu einem festen Bestandteil der normalen Persönlichkeitsstruktur des Patienten werden; außerdem – und das ist oft nicht der Fall, wenn der Patient unter Hypnose steht – kann zugleich mit der Heilung der Symptome auch die Heilung der ihnen zugrunde liegenden Neurose in Angriff genommen werden. Sie glauben, sie können dem Patienten auf die Dauer einen besseren Dienst erweisen, wenn sie zum Beispiel hysterische Heiserkeit in einem fünfzig Minuten dauernden Gespräch beseitigen, als wenn sie das gleiche in einer fünfzig Minuten dauernden hypnotischen Séance tun würden.

Bei hypnotischer Therapie besteht die Gefahr, daß zwar das Symptom beseitigt, aber nichts anderes dafür geboten wird. Da neurotische Symptome nur ein Ersatz für Wünsche des Es sind, die nicht befriedigt werden können, schwächt die Beseitigung der Symptome den Patienten oft eher, als daß sie ihn stärkt, obschon es den Anschein haben mag, sein Zustand habe sich gebessert. Wir erinnern uns, daß Horace Volk Angstzustände und Depressionen bekam, nachdem es Dr. Treece gelungen war, ihm wieder zu seiner Stimme zu verhelfen. Eine Störung, die nur seine Stimme betroffen hatte, wurde in diesem Fall durch eine Störung ersetzt, die seine ganze Persönlichkeit beeinflußte; die Folge war, daß er noch weniger zurechtkam als zuvor. Dr. Treece, ein erfahrener Psychiater, war keinesfalls besonders stolz darauf, daß es ihm gelungen war, Horace wieder zum Sprechen zu bringen; er erkannte sehr wohl, daß der wichtigste Teil der Behandlung noch bevorstand: er mußte für Horace eine Möglichkeit finden, die Spannungen abzubauen, die das Symptom verursacht hatten.

Die von der Natur gefundene Lösung ist in der Regel die beste, und wenn wir sie dem Patienten nehmen, ohne ihm irgend etwas anderes dafür zu bieten, ist die Wahrscheinlichkeit groß, daß ein neues Symptom erscheint, das ihm noch mehr zu schaffen macht als das alte. So kann es geschehen, daß ein Hypnotiseur einen Patienten von hysterischen Magenschmerzen befreit, mit dem Erfolg, daß derselbe Patient ein paar Wochen später «blind» wird. Eine solche Entwicklung läßt sich manchmal dadurch verhindern, daß man die bei der Hypnose oder in den darauffolgenden Gesprächen gewonnenen Informationen dazu nutzt, für den Patienten eine weniger schädliche Möglichkeit zum Abbau seiner Spannungen zu finden. In manchen Fällen gibt ihm die Unterstützung durch sein Vorstellungsbild von seinem Psychiater mehr

Sicherheit, als ihm vorher seine Symptome gegeben haben; dann wird er frei von allen Symptomen sein, solange er weiß, daß der Psychiater stets für ihn da ist, falls er seine Hilfe braucht.

Das Interesse an der Hypnose gilt heute vor allem ihrer Anwendung als Methode der Anästhesie. Man hat sie mit Erfolg zur Schmerzbekämpfung bei Entbindungen, bei der zahnärztlichen Behandlung und bei kleineren chirurgischen Eingriffen angewandt. Da die üblichen Gefahren und Unannehmlichkeiten eines Anästhetikums hier ausscheiden, ist sie ein wertvolles Hilfsmittel in den Händen derer, die sie wirkungsvoll einzusetzen wissen. Ihre Anwendung bei größeren chirurgischen Eingriffen und auch bei Entbindungen ist allerdings riskant; der Erfolg ist ungewiß, und sie kann auch nicht bei jedem Patienten angewandt werden, da sich die nötige Schlaftiefe nicht immer bewirken läßt. Außerdem besteht die Möglichkeit, daß es zu unangenehmen Nachwirkungen kommt, wenn man Hypnose bei Menschen anwendet, die bereits an emotionalen Störungen leiden.

Der Hypnotismus hat stets die Phantasie der Laien beschäftigt, da er etwas Dramatisches und Geheimnisvolles hat. Aus diesem Grund lassen sich manche Patienten mehr durch ihn beeindrucken als durch gründlichere, aber weniger theatralische Behandlungsmethoden. Hypnose läßt sich auch als Bühnentrick verwenden. Es heißt, manche indische Fakire könnten ganze Gruppen von Menschen gleichzeitig hypnotisieren, und derartige Schaustellungen kann man auch bei uns auf der Bühne und im Fernsehen bewundern. Einige mehr respektable Hypnotiseure wenden bei der Behandlung ihrer Patienten Gruppenhypnose an, doch handelt es sich hier um ein experimentelles Verfahren, dessen Wert sich erst noch erweisen muß. Für die meisten Menschen ist diese Behandlungsmethode mit Sicherheit nicht zu empfehlen, da sie in manchen Fällen, besonders bei paranoiden Patienten, dazu führen kann, daß die Patienten am Ende noch verwirrter sind als zuvor.

Gewisse Fragen, die häufig im Zusammenhang mit der Hypnose gestellt werden, lassen sich nach dem heutigen Stand unseres Wissens folgendermaßen beantworten:

1. Bei manchen Menschen ist es möglich, sie ohne ihr Wissen und ohne ihre Zustimmung zu hypnotisieren.

2. Menschen, die unter Hypnose bestimmte Dinge besser tun können, können die gleichen Dinge, bei richtiger Motivierung, ebensogut ohne Hypnose tun.

3. Hypnose läßt sich für antisoziale und kriminelle Zwecke mißbrauchen.

4. Manche Menschen kommen aus dem Trancezustand nicht wieder heraus, besonders wenn sie zum Zeitpunkt der Hypnose schon an der Schwelle zu einer Psychose stehen.

5. Die Beseitigung eines Symptoms durch Hypnose kann zum Auf-

tauchen weit ernsterer Symptome führen.

Die Lösung aller dieser Probleme liegt darin, daß Hypnose nur von Menschen angewandt werden sollte, die über die entsprechenden psychiatrischen, medizinischen oder psychologischen Kenntnisse und ethischen Voraussetzungen verfügen, um nachteilige Folgen verhindern zu können. Hypnose sollte niemals auf Wunsch des Patienten, sondern ausschließlich nach dem Ermessen des Psychiaters oder des behandelnden Arztes angewandt werden.

9. Andere Methoden

Die Transaktionsanalyse, einer der sich zur Zeit am raschesten durchsetzenden Therapiemethoden, habe ich in meinen beiden Büchern *«Transactional Analysis in Psychotherapie»* und *«Spiele der Erwachsenen»** ausführlicher behandelt. Zwei weitere psychotherapeutische Methoden werden bereits seit längerer Zeit angewandt. Viele amerikanische Psychiater der älteren Generation wurden noch nach dem «Meyerschen» System der Psychobiologie oder Psychohygiene ausgebildet, das von dem verstorbenen Professor für Psychiatrie an der Johns Hopkins Medical School, Adolf Meyer, entwickelt wurde. Die Psychobiologie betont vor allem, daß es wichtig ist, eine vollständige Biographie – sowohl in psychischer als auch in moralischer und physischer Hinsicht – von dem Patienten zu erhalten, beginnend mit seinen Vorfahren und dem Tag seiner eigenen Geburt. Diese Methode erfordert eine streng methodische klinische Ausbildung und ist in ihrer Anlage zu komplex, als daß sie hier kurz dargestellt und erläutert werden könnte.

Das Psychodrama, das von dem Wiener Arzt J. L. Moreno aus Erfahrungen mit dem sogenannten Stegreiftheater entwickelt wurde (1923) und heute in vielen Teilen der Welt praktiziert wird, basiert auf der sinnvollen Beziehung zwischen dem Patienten und den Menschen seiner Umgebung.

Das Psychodrama ist im Prinzip eine Art Gruppentherapie, bei der ein Patient, der sogenannte «Protagonist», ein persönliches Problem ausagiert (oder auch ein Problem, das sich innerhalb einer Gruppe wie zum Beispiel auf einer Station im Krankenhaus ergeben hat). Das geschieht nach Möglichkeit auf einer kleinen Bühne. Andere Patienten oder ausgebildete Assistenten, gewöhnlich als «Alter egos» bezeichnet, werden vom Protagonisten in ihre Rollen eingewiesen. Der Therapeut fungiert als Regisseur und entscheidet aus seiner Kenntnis der Persönlichkeit der Patienten heraus, welche Rolle jeder von ihnen am zweck-

* Eric Berne: *«Spiele der Erwachsenen. Psychologie der menschlichen Beziehungen»*. Reinbek bei Hamburg, 1967.

mäßigsten übernehmen sollte.

Im Fall eines Schizophrenen, der Halluzinationen hat, spielt zum Beispiel der Protagonist sich selbst, und die Alter egos übernehmen die Rollen der Stimmen, die er ständig hört. Der Patient erklärt ihnen genau, wie diese Stimmen klingen oder welcher Art die Leute sind, deren Stimmen er hört. Andererseits kann aber auch der Patient die Rolle einer dieser Stimmen übernehmen, und eines der Alter egos übernimmt die Rolle des Patienten. In anderen Fällen können auch ernste emotionale Krisensituationen dargestellt werden, so daß der Patient sich voll und ganz Ausdruck verschaffen kann und sich so seiner aufgestauten Angst- und Schuldgefühle bewußt wird.

Psychiater mit einer bestimmten Persönlichkeitsstruktur erzielen mit Hilfe dieser Methode bei manchen Patienten ausgezeichnete Resultate. Andere Psychiater, die beim Psychodrama zu schulmäßig vorgehen und nicht gerade die geborenen Regisseure sind, kommen mit dieser Methode weniger gut zurecht. Welche Ergebnisse erzielt werden, scheint also, wie bei vielen Formen der Psychotherapie, im wesentlichen von der Persönlichkeit des Psychiaters, von der Gründlichkeit seiner Ausbildung sowie von seinem beruflichen Können und seiner Erfahrung abzuhängen.

Zu den vielen Methoden, die in den letzten Jahren im Bereich der Psychotherapie entwickelt wurden, gehören die Existenzanalyse und die Daseinsanalyse, die Gestalttherapie, die Realitätstherapie, die nondirektive Therapie und die Verhaltenstherapie.

Die Daseinsanaylse basiert vorwiegend auf den Ideen einiger europäischer Philosophen. Diese Ideen reichen zwar mehr als hundert Jahre zurück, aber zu ihrer Anwendung im Bereich der Psychotherapie ist es in der Hauptsache erst nach dem Zweiten Weltkrieg gekommen. Diese Methode verwendet viele lange, schwer zu definierende philosophische Wortbildungen, doch gibt es daneben auch einige, die leichter zu verstehen sind, so zum Beispiel «Konfrontation» und «Begegnung». Sie beschäftigt sich mit dem Patienten in seiner Konfrontation mit drei verschiedenen Aspekten der Welt: mit der Umwelt und den biologischen Möglichkeiten eines menschlichen Wesens, mit der Welt seiner Beziehungen zu anderen Menschen und schließlich mit der Welt seiner eigenen inneren Erlebnisse und Erfahrungen. Sie eignet sich am besten für Menschen mit philosophischen Kenntnissen und einer Vorliebe für philosophische Probleme.

Die Gestalttherapie basiert in ähnlicher Weise auf philosophischen Ideen, doch haben sie hier vorwiegend etwas mit bestimmten Arten des Sehens, des Hörens, des Berührens und der Gesten zu tun und sind daher für den Patienten leichter verständlich. So betont zum Beispiel die Gestalttherapie die verborgene Bedeutung unbewußter Körperbewegungen. Solche Bewegungen dienen in Wirklichkeit dazu, den Menschen davon abzuhalten, sich seiner selbst stärker bewußt zu werden, und bewahren ihn ferner davor, daß er etwas zur Lösung der unbewältigten Dinge aus der Kindheit unternimmt. Gestalttherapeuten sind insofern ungewöhnlich, als sie ihre Patienten bewußt berühren und sich gelegentlich sogar auf einen Ringkampf mit ihnen einlassen, alles mit dem Ziel, den Patienten sich seiner selbst stärker bewußt werden zu lassen. Schüchterne Menschen sind ganz besonders begeistert von der Gestalttherapie, da sie es ihnen ermöglicht, mit anderen Menschen rasch einen intimen Kontakt zu bekommen, wie sie das vorher vielleicht nie erlebt haben. Manchmal gehen sie allerdings zu rasch vor und sind entsetzt über ihre eigene Voreiligkeit. Die Gestalttherapie ist eine ausgezeichnete Methode zur allgemeinen Lockerung, aber der Therapeut braucht eine gute Menschenkenntnis, um manche Patienten davon abzuhalten, daß sie vor lauter Eifer über das Ziel hinausschießen.

Sowohl die Daseinsanalyse als auch die Gestalttherapie legen besonderen Nachdruck auf alles, was «hier und jetzt» geschieht. Auch die Realitätstherapie geht vom «hier und jetzt» aus, befaßt sich aber auch mit dem, was wahrscheinlich in der Folge geschehen wird und bringt so den Patienten dazu, die Folgen seines Verhaltens realistisch abzuschätzen. Die Realitätstherapie erweist sich als besonders zweckmäßig bei der Behandlung von Menschen, die in Schwierigkeiten geraten sind und nun versuchen, sich der Verantwortung für das, was sie getan haben oder tun wollen, zu entziehen.

Bei der nondirektiven Therapie bleibt der Therapeut absolut neutral; manchmal wiederholt er praktisch nur das, was der Patient selbst gesagt hat; man geht dabei von der Voraussetzung aus, daß der Patient, wenn er sich dessen, was er gesagt hat, stärker bewußt wird, ein neues Bild von sich selbst bekommt, und daß dieses neue «Selbstbildnis» ihn befähigt, auf einer neuen Basis weiterzuleben. In der Praxis eignet sich dieses Verfahren am besten zur Behandlung junger Menschen, die Schwierigkeiten geringeren Ausmaßes haben oder in einer unangenehmen Lage sind, weil sie zum Beispiel auf der Schule oder an der Universität versagt haben. Für die Behandlung von Neurosen oder Psychosen ist diese Methode von zweifelhaftem Wert.

Keine der hier erwähnten Methoden kann man, strenggenommen, als «wissenschaftlich» bezeichnen, da keine von ihnen auf einer wohlfundierten Persönlichkeitstheorie basiert und bei ihrer Anwendung viele Zufälligkeiten mit im Spiel zu sein scheinen. Darin stehen sie ganz im Gegensatz zur Psychoanalyse und zur Transaktionsanalyse, die beide auf sorgfältig geprüften und an vielen Patienten erprobten Theorien beruhen. So ist es mit Hilfe jeder dieser beiden Methoden möglich, vorauszusagen, was mit einem bestimmten Patienten geschehen wird, und sogar zu entscheiden, ob es ratsam und lohnend ist, diese spezielle Behandlung in Angriff zu nehmen. Insofern sind die anderen Methoden vor allem für Menschen interessant, die klar umrissene Ideen nicht brauchen oder nicht mögen, während Psychoanalyse und Transaktionsanalyse mehr diejenigen Menschen ansprechen, die sowohl in ihrem Denken als auch in ihrem Verhalten Präzision und Klarheit bevorzugen.

Eine dritte Methode, die auf einer in der Praxis sorgfältig erprobten Theorie basiert, ist die Verhaltenstherapie. Verhaltenstherapeuten sind der Ansicht, daß es sich bei den neurotischen Symptomen um konditionierte (bedingte) Reflexe handelt und daß die gleichen Verfahren, mit denen man konditionierte Reflexe bei Tieren «auslöscht», auch dazu benutzt werden können, neurotische Symptome wie zum Beispiel Phobien «auszulöschen». Die von den Verhaltenstherapeuten genannte Erfolgsquote liegt wesentlich höher als die anderer Therapeuten. Sie behaupten zum Beispiel, daß jede der üblichen Behandlungsmethoden bei fünfzig Prozent der Neurotiker zu einer Besserung führt, und daß bei einem nicht unerheblichen Prozentsatz auch ohne Behandlung eine Besserung eintritt, während mit Hilfe der Verhaltenstherapie nach ihrer Ansicht in achtzig bis neunzig Prozent aller Fälle eine Genesung herbeigeführt werden kann. Sie erheben allerdings nicht den Anspruch, daß sie mit dieser Methode auch Psychosen heilen können. Es mag sein, daß die Verhaltenstherapie die beste Methode zur Heilung bestimmter, spezieller Neurosensymptome wie zum Beispiel abnormer Angstzustände ist, doch wird diese Schlußfolgerung von der Mehrheit der konventionellen Psychiater bisher nicht akzeptiert. Da alle in diesem Abschnitt erwähnten neueren Behandlungsmethoden von sehr vielen erfahrenen Psychiatern noch in Frage gestellt werden, ist es für einen Laien außerordentlich schwer, unter ihnen eine vernünftige Wahl zu treffen. In jedem Fall sollte man einen verläßlichen Berater konsultieren, bevor man sich entschließt, sich selbst nach einer dieser Methoden behandeln zu lassen.

10. Was ist Gruppentherapie?

Bei einer individuellen Behandlung kann der Arzt detaillierte Beobachtungen darüber anstellen, wie sich der Patient verhält, wenn er mit einer einzelnen anderen Person in einem Raum sitzt – und dazu noch mit einer speziellen Art von Person: einem Therapeuten, der die Situation vollkommen in der Hand hat, weitgehend so wie die Eltern des Patienten, als dieser noch klein war. In dieser Situation macht sich der Arzt ein Bild davon, wie der Patient sich im Umgang mit anderen Menschen verhält, und zwar vorwiegend auf Grund dessen, was der Patient ihm nach und nach erzählt. Diese Schilderungen sind natürlich immer einseitig, da sie nur die Ansicht des Patienten wiedergeben, die in der Regel mehr oder weniger gefärbt ist und vielleicht wichtige Details außer acht läßt. Dadurch wird der Wert der individuellen Therapie bis zu einem gewissen Grade eingeschränkt.

Es ist für den Therapeuten verhältnismäßig einfach, sich selbst einen Eindruck zu verschaffen, wie sich der Patient im Umgang mit einer Reihe von anderen Menschen verhält, und diese Erfahrung kann sogar wesentlich zu einer Beschleunigung der Heilung beitragen. Um das zu erreichen, bringt der Arzt den Patienten mit einer Gruppe anderer Patienten zusammen, die versuchen, ihre Probleme innerhalb einer Therapiegruppe gemeinsam zu bewältigen. Manche Ärzte sind der Ansicht, selbst wenn der Patient in der individuellen Sprechstunde und draußen im Leben wieder gesund wirke, könne er doch nicht wirklich gesund sein, wenn er nicht eine Zeitlang in einer solchen Therapiegruppe mitgewirkt hat. Andere äußern sich in dieser Hinsicht sogar noch enthusiastischer; sie glauben, die Gruppentherapie leiste für den Patienten im gleichen Zeitraum mehr als eine individuelle therapeutische Behandlung. In jedem Fall kann kein Zweifel darüber bestehen, daß ein Patient, der nicht an einer Therapiegruppe teilgenommen hat, eine wertvolle therapeutische Erfahrung versäumt hat.

Es gibt verschiedene Arten der Gruppenbehandlung, und jede hat auf ihre Weise speziellen Nutzen für den Patienten. Die einfachste Art besteht aus Vorlesungen und ermunternden Vorträgen, die dem Patienten hilfreiche Kenntnisse und Impulse vermitteln, besonders wenn sich eine Diskussion anschließt, in der die Patienten ihre Gedanken austauschen. Die dem Schwierigkeitsgrad nach nächste Stufe ist die «Unterstützungstherapie», bei der die Patienten sich unter Anleitung des Therapeuten gegenseitig ermutigen und ihre Erfahrungen austauschen. Auf diese Weise entwickeln sie allmählich eine Art Zugehörigkeitsgefühl, das sehr förderlich ist, besonders für Patienten, die längere Zeit oder sogar den größten Teil ihres Lebens allein gelebt haben, weil sie niemanden hatten, mit dem sie sprechen konnten, oder weil eines der Symptome ihrer Krankheit gerade darin bestand, daß sie sich von anderen Menschen fernhielten. Bei der «Laisser-faire-Therapie» lernt der Patient, seine Gedanken und Empfindungen frei zum Ausdruck zu bringen, damit er sie nicht mehr so sehr fürchtet oder bekämpft, und damit er sich von der bedrückenden Last aufgestauter Spannungen befreit.

Allerdings wissen wir, daß es zwar vorübergehende Entspannung bringt, wenn man seinen Gefühlen Ausdruck verschafft, daß aber die ihnen zugrunde liegenden psychischen Konflikte dadurch nicht beseitigt werden. Dies läßt sich innerhalb einer Gruppe durch Anwendung des analytischen Verfahrens erreichen. Beim analytischen Verfahren im Rahmen der Gruppentherapie unterscheidet man drei Hauptarten.

Die erste, die hauptsächlich in England entwickelt wurde, nannte sich «gruppenanalytische Therapie». Hier werden die Vorkommnisse innerhalb der Gruppe zum Zustand der gesamten Gruppe in einem bestimmten Augenblick in Beziehung gesetzt, so daß der einzelne begreifen lernt, wie die Menschen in seiner Umgebung sein Verhalten von Minute zu Minute beeinflussen.

Die zweite Art ist die «psychoanalytische Gruppentherapie», die viele der Prinzipien und Techniken der Psychoanalyse verwendet, so zum Beispiel die freie Assoziation, die Traumdeutung und die Analyse von Widersprüchen gegen die eigene Gesundung. Sie versucht, sowohl die unbewußten als auch die bewußten Vorstellungsbilder und Empfindungen zu erforschen und eine tiefgreifende Reorganisation der emotionalen Antriebe des einzelnen zu bewirken. Hier werden die Theorie und die Technik der psychoanalytischen Einzeltherapie entlehnt und dann sinngemäß auf die Gruppensituation, bei der der Arzt es mit vielen Patienten zu tun hat, übertragen. Diese Methode ist zur Zeit vielleicht die am häufigsten angewandte Form der Gruppentherapie.

Die dritte Art ist die «Transaktions-Gruppentherapie», bei der die Transaktionen der Patienten untereinander im Hinblick auf deren Ich-Zustand analysiert und darüber hinaus Transaktionsreihen untersucht werden, um festzustellen, was für Spiele gespielt werden. Zwar gewinnt die Transaktions-Gruppentherapie ständig an Beliebtheit, aber die Anzahl der Therapeuten, die darin ausgebildet sind und sie richtig anwenden können, ist gering, so daß sie zur Zeit nur an einigen wenigen Orten praktiziert wird.

Welche psychotherapeutische Methode ist die beste? Wie bei jeder Art der Therapie läßt sich diese Frage nicht dadurch beantworten, daß man über Theorien spricht und große Worte macht. Die Antwort kann man ausschließlich an den Ergebnissen ablesen. Die bessere Behandlungsmethode wird man daran erkennen, daß mit ihrer Hilfe mehr Patienten in kürzerer Zeit geheilt werden, daß die Heilung länger vorhält und daß die Fähigkeit des Patienten, zu arbeiten und zu lieben, auf Grund der Behandlung wesentlich erweitert wird. Daran gemessen, nehmen sich die Ergebnisse der analytischen Gruppentherapie gegenüber den Ergebnissen der individuellen Therapie recht gut aus, und die Ergebnisse der Transaktions-Gruppentherapie erscheinen besonders vielversprechend.

Die Voraussetzungen für eine Gruppenbehandlung hängen häufig von äußeren Faktoren ab. So können zum Beispiel in Gefängnissen oder bei Fürsorgeeinrichtungen die Behörden darüber entscheiden, wo diese Gruppentreffen abgehalten werden, wie viele Teilnehmer zu einer Gruppe zusammengefaßt werden, wie oft sie zusammenkommen und wie lange sie in der Gruppe bleiben dürfen. Der Gruppentherapeut muß dann versuchen, aus diesen Bedingungen das Beste zu machen. In der Privatpraxis kann man dagegen die Gruppen jeweils in der Art zusammenstellen, die für jeden Patienten das bestmögliche Ergebnis gewährleistet. Die ideale Teilnehmerzahl für eine Therapiegruppe liegt bei sechs bis acht Patienten. Bevor der Patient einer Gruppe zugeteilt wird, untersucht man seinen physischen Gesundheitszustand, und der Therapeut führt ein privates Gespräch mit ihm, um sich über seine Lebensumstände zu informieren und in Erfahrung zu bringen, wovon der Patient geheilt werden möchte. Zugleich erhält so der Patient die Chance, den Arzt kennenzulernen und zu erfahren, was er zu bieten hat. Die meisten Gruppen treffen sich einmal wöchentlich, doch sind, falls es sich einrichten läßt, zuweilen häufigere Treffen wünschenswert. Manche Ärzte sehen es gern, wenn ein weiterer Psychiater, ein Psychologe, eine psychiatrisch vorgebildete Krankenschwester oder ein psychiatrisch ausgebildeter Sozialfürsorger als «Co-Therapeut» mitwirkt.

Die Gruppentherapie kann neben der individuellen Therapie durchgeführt werden. Der Patient kann also wöchentlich ein bis vier individuelle Sitzungen haben und zusätzlich einmal wöchentlich zur Gruppentherapie gehen. Es kommt auch vor, daß er nur bei besonderen Gelegenheiten ein privates Gespräch mit dem behandelnden Arzt hat, wenn entweder er selbst oder der Arzt das Gefühl hat, es sei wünschenswert, ein spezielles Problem auf diese Weise zu lösen. In manchen Fällen ist es vielleicht auch so, daß zwei Therapeuten zusammenarbeiten, von denen der eine für die Gruppentherapie und der andere für die individuelle Therapie zuständig ist. Eine Gruppe kann für eine bestimmte Anzahl von Zusammenkünften arrangiert oder auf unbestimmte Zeit eingerichtet werden. Die Patienten können alle gleichzeitig beginnen, oder es kann in eine «offene» Gruppe ein neuer Patient eingeführt werden. In einer «offenen» Gruppe wird ein ausscheidender Patient jeweils durch einen neuen ersetzt, so daß die Gruppe an sich kontinuierlich und ohne zeitliche Begrenzung weitergeführt wird, während die Zusammensetzung sich nach und nach verändert, wenn einzelne Teilnehmer wieder gesund sind oder sich aus anderen Gründen aus der Gruppe zurückziehen.

Bei allen drei Arten der analytischen Gruppentherapie gibt es mehrere Stadien. Im ersten Stadium werden die Gruppenteilnehmer miteinander bekannt, jeder Patient lernt die Verhaltensweise der anderen kennen und beobachtet, wie die anderen auf sein Verhalten reagieren. Im zweiten Stadium entwickelt sich das Gruppengefühl; die Patienten überwinden ihre Furcht voreinander und fangen an, einander etwas zu bedeuten, so daß die Gruppentreffen jedem ein Gefühl der «Zugehörigkeit» vermitteln. Von nun an beginnen die Patienten die Schwierigkeiten deutlicher zu erkennen, die sie mit sich selbst und im Umgang mit anderen Menschen haben. Sie lernen, sich in ihrem Verhalten anzupassen, damit sie bessere Erfolge erzielen, und haben nach den Gruppentreffen ein gutes Gefühl, sowohl im Hinblick auf sich selbst als auch auf die anderen Teilnehmer. Dieses Stadium geht in das Stadium der persönlichen Dynamik über, in dem den Patienten mehr und mehr die Gründe für ihr Verhalten gegenüber verschiedenen anderen Gruppenmitgliedern bewußt werden. Sie beginnen nunmehr, einander als wirkliche Menschen zu sehen, nicht nur als Figuren, mit denen sie ihre Kindheitsprobleme zu lösen und bestimmte Spiele zu spielen haben.

Wenn man Patienten Gruppentherapie vorschlägt, besteht die Reaktion in den meisten Fällen darin, daß sie sagen, sie könnten nicht vor Fremden sprechen oder sie fühlten sich in einer Gruppe nicht recht wohl. Eben dies sind die Probleme, mit denen man sich in der Gruppentherapie auseinandersetzt. Menschen, die derartige Einwände erheben, profitieren also vielleicht am meisten von der Zugehörigkeit zu einer Gruppe. In den meisten analytischen Therapiegruppen gilt die Regel, daß jeder Teilnehmer zu jedem Zeitpunkt ohne Ausnahme alles sagt, was er sagen möchte. Nur physischer Kontakt und physische Gewalt sind verboten. Die meisten Menschen ärgern sich, daß es im Leben ihrer Ansicht nach nicht genug Freiheit gibt, und in der Gruppe bekommen sie eine uneingeschränkte Freiheit, zu sprechen. Zu ihrer großen Überraschung entdecken sie dann, daß sie die Freiheit, nach der sie sich gesehnt haben, gar nicht recht genießen, sondern daß sie vor ihr zurückschrecken. Aber je mehr sie lernen, den anderen Gruppenmitgliedern zu vertrauen, desto mehr sind sie imstande, diese Freiheit auszukosten, und sie entdecken, daß man sich, wenn man offen miteinander spricht, ganz im Gegensatz zu ihren Erwartungen nicht Feinde schafft, sondern Freunde gewinnt.

Heutzutage wird die Gruppentherapie bei den verschiedensten Störungen angewandt, auch bei Neurosen, Psychosen, Süchtigkeit und sexuellen Schwierigkeiten. Ebenso hat sie sich bei «psychosomatischen» Symptomen als wirksam erwiesen, so zum Beispiel bei Fettleibigkeit, bei Allergien, Stottern und bei Hautkrankheiten. Übrigens galt die erste Anwendung einer systematischen Gruppentherapie zu Beginn unseres Jahrhunderts einer Gruppe von Patienten, die an Tuberkulose litten.

Heutzutage wird Gruppentherapie in den Vereinigten Staaten nicht nur in psychiatrischen Kliniken und in den psychiatrischen Abteilungen der allgemeinen Krankenhäuser praktiziert, sondern auch in Gefängnissen, in der Industrie, in Altersheimen, in Heimen für ledige Mütter usw. In einigen Nervenkliniken und Nervenkrankenhäusern hat sie weitgehend Isolierstationen, Sicherungsverwahrung, Medikamente und Schockbehandlungen ersetzt. Schizophrene Patienten, die jahrelang in einer Klinik liegen, die nie an einer Art Beschäftigungstherapie teilgenommen haben und auch von einer individuellen Therapie nicht profitieren konnten, beginnen häufig zu sprechen und sich mit anderen Patienten anzufreunden, wenn sie einer gut geleiteten Therapiegruppe zugeteilt werden. Durch Gruppentherapie lassen sich quälende Symptome vorübergehend oder sogar für immer beseitigen, und ferner lassen sich sowohl in der psychischen Struktur des Patienten als auch in seinem Verhalten Veränderungen bewirken. Was der Patient hier über sich selbst und über den Umgang mit anderen Menschen lernt, ist nützlich für sein ganzes Leben.

Ähnlich wie es häufig in der Einzeltherapie der Fall ist, scheint sich auch bei der Gruppentherapie der Besserungsprozeß zwischen den Sitzungen sowie nach Abschluß der Behandlung weiter fortzusetzen. Mißerfolge in der Gruppentherapie gibt es aus dem gleichen Grund wie in der Individualtherapie. Sie treten dann ein, wenn der Patient nicht bereit ist, gesund zu werden, oder wenn er das, was in ihm vorgeht, und die Veränderungen, die sich in seinem Innern abzuzeichnen beginnen, nicht akzeptieren kann.

Mit Hilfe der Gruppentherapie erzielt man oft nicht nur einen rascheren Fortschritt, sondern in den meisten Fällen sind bei ihr auch die Kosten nicht halb so hoch wie bei einer individuellen Behandlung. Der Wert der Gruppentherapie hat sich als hinreichend beständig erwiesen. Man kann also mit gutem Recht sagen, daß jede psychiatrische Klinik, die nicht die Gruppentherapie praktiziert, um so die Anwendung von Medikamenten und Schockbehandlungen sowie die Anzahl der Gehirnoperationen zu reduzieren, ausgesprochen rückständig ist – und bedauerlicherweise ist das in vielen Staaten und Ländern der Fall, in denen es an einer ausreichenden Anzahl psychotherapeutisch ausgebildeter Psychiater fehlt. Vom Standpunkt der Gesellschaft aus ist die Gruppentherapie sogar noch wünschenswerter als vom Standpunkt des einzelnen aus. Es gibt Millionen Neurotiker, die Eltern sind oder eines Tages Eltern werden. Bei jedem Menschen, der neurotisch ist und Kinder hat, besteht die Wahrscheinlichkeit, daß er auch seine Kinder zu Neurotikern erzieht; selbst wenn man alle anderen Faktoren außer Betracht läßt, die heute die Entstehung von Neurosen begünstigen, ist allein schon aus diesem Grund zu vermuten, daß die Anzahl der Neurotiker zunehmen wird. Jedesmal, wenn ein psychiatrischer Patient geheilt wird oder ihm zumindest eine Kenntnis seines Zustands vermittelt wird, so daß er sein Verhalten ändern kann, profitiert davon immer auch die nächste Generation.

Angesichts der begrenzten Anzahl gut ausgebildeter Psychiater beispielsweise in den Vereinigten Staaten wäre es unmöglich, hier eine wesentliche Senkung der Anzahl von Neurotikern ausschließlich durch individuelle Behandlung herbeizuführen. Die Gruppentherapie ermöglicht es jedem Psychiater, fünf- bis zehnmal so viele Patienten zu behandeln, wie er im Rahmen der Einzeltherapie behandeln könnte; selbst wenn alle Mitglieder seiner Gruppe nicht geheilt werden, so ist doch anzunehmen, daß sie auf Grund dessen, was sie über sich selbst und über andere Menschen gelernt haben, zumindest bessere Eltern werden.

Im Hinblick auf die Zukunft ist es wichtiger, daß man ein besserer Vater oder eine bessere Mutter wird, als daß man selbst geheilt wird. Darin liegt vielleicht die größte Bedeutung der Gruppentherapie.

Abgesehen von den spezifischen Vorteilen der analytischen Formen der Gruppenbehandlung, hat allein schon die «Gruppenatmosphäre» etwas Heilsames. Insofern kann *jede* gut geleitete Gruppe ihren therapeutischen Wert haben. Selbst jemand, der über keinerlei psychiatrische Ausbildung verfügt, kann innerhalb kurzer Zeit zu einem guten Gruppenleiter ausgebildet werden und den ihm anvertrauten Menschen die erheblichen Vorteile vermitteln, die sich daraus ergeben, daß man im gleichen Raum mit anderen Menschen ist, die interessiert und willens sind, das menschliche Verhalten im allgemeinen und ihr eigenes Verhalten im besonderen zu studieren. So haben zum Beispiel Geistliche und Gefängnisbeamte häufig mit Verhaltensproblemen zu tun und stellen oft fest, daß in ihrer speziellen Situation Gruppensitzungen die wirkungsvollste Methode zur Auseinandersetzung mit diesen Problemen sind. Wenn sie nicht die berufliche Ausbildung als Therapeuten haben und keinen Fachmann zur Betreuung aller ihnen anvertrauten Menschen finden, dann ist das einzige, was sie unternehmen können, die Organisation von Gruppentreffen. Wird die Gruppe gut geleitet, dann werden die Gruppenmitglieder auch wissen, wann eine Pause angezeigt ist, und sie werden auch nicht versäumen, darauf hinzuweisen, wenn der Gruppenleiter über die Köpfe der Teilnehmer hinwegredet. Auf diese Weise lernen viele Gruppenleiter von den Mitgliedern ihrer Gruppe, wie sie ihre Aufgabe immer besser erfüllen können.

11. Was ist Familientherapie?

Neben der «kleinen Gruppe», die aus einzelnen psychiatrischen Patienten besteht, gibt es verschiedene andere Formen der Gruppentherapie. Viele Fachärzte der Kinderpsychiatrie nehmen heute ein Kind nicht mehr zur Behandlung an, wenn nicht auch die Eltern mitkommen. Sie sind der festen Überzeugung, daß es keinen Sinn hat, während der Behandlungsstunden den Zustand des Kindes zu bessern und es dann nach Hause in die gleiche Umgebung zu schicken, die vermutlich seine Probleme verursacht hat. Eine geeignete Form der Behandlung einer ganzen Familie ist die Familiengruppe. In einer solchen Gruppe bezeichnet man den eigentlichen Patienten als den «identifizierten Patienten», und alle anderen Familienmitglieder nehmen ebenfalls an den Sitzungen teil – Eltern, Brüder und Schwestern sowie Onkel, Tanten und Großeltern, falls sie im selben Haus leben. Eine solche Behandlung ist außerordentlich wirksam, denn die Schwierigkeiten, die zwischen den einzelnen Familienmitgliedern bestehen, treten rasch zutage, wenn alle gleichzeitig in der Sprechstunde erscheinen.

Noch wirksamer ist es, wenn man zwei oder drei Familien in der gleichen Gruppe zusammenfaßt. Hier entdecken zum Beispiel die Eltern, daß es gewisse Probleme gibt, die fast alle Eltern gemeinsam haben, daß es aber auch andere Probleme gibt, die in den einzelnen Familien ganz verschieden sind. Das hilft ihnen, die Dinge besser auseinanderzuhalten. Das gleiche gilt für die Kinder. Oberste Regel bei der Familientherapie muß natürlich sein, daß alle Mitglieder das Recht haben, frei zu sprechen, und daß niemand nachträglich für etwas bestraft werden darf, was er in der Gruppe geäußert hat. Wenn die Gruppe mit Erfolg tätig ist, profitieren davon nicht nur der «identifizierte Patient», sondern auch seine Brüder und Schwestern, deren Störungen vielleicht nicht ganz so augenfällig oder nicht ganz so lästig für die Eltern gewesen sind. Auch die Eltern lernen sich gegenseitig besser verstehen. Auf lange Sicht kann eine Familiengruppe auch einen ungeheuren Einfluß darauf haben, wie später die Enkelkinder großgezogen werden; der Nutzen kommt also nicht nur dem «identifizierten Patienten», sondern unter Umständen sogar drei Generationen zugute.

Die Ehepaartherapie ähnelt der Familientherapie insofern, als Mann und Frau derselben Gruppe zugeteilt werden. Manchmal handelt es sich um eine allgemeine Gruppe mit anderen Patienten, manchmal aber auch um eine Gruppe ausschließlich für Ehepaare. Der Sinn einer solchen Gruppe ist nicht Beratung – dafür sind die Eheberatungsstellen zuständig –, sondern psychotherapeutische Behandlung. Der Eheberater fungiert manchmals als Ratgeber, manchmal auch als Schiedsrichter. Der Therapeut, der eine Ehepaargruppe leitet, hat vor allem die seelischen Probleme im Auge, die den zwischen den Ehepartnern bestehenden Schwierigkeiten möglicherweise zugrunde liegen. Ehepaare, die zuvor einen Eheberater aufgesucht haben, sind sich dieses Unterschieds wohl bewußt. Sie erwarten von einem Therapeuten nicht, daß er sie berät oder die Rolle des Schiedsrichters für sie spielt, sondern sie wissen, daß er ihnen bei der Lösung ihrer seelischen Probleme behilflich sein wird.

Eine weitere Form der Gruppentherapie wird auf bestimmten Stationen in manchen Krankenhäusern praktiziert. Dabei kommen alle Patienten und das gesamte Personal zusammen, um alle die Station betreffenden Probleme zu besprechen und auch um miteinander vertraut zu werden, vor allem mit den jeweils neuen Patienten.

Sehr populär sind heute Gruppentreffen oder gemeinsam verbrachte Wochenenden von Menschen, die nicht krank sind, sondern am gleichen Arbeitsplatz tätig sind, der gleichen Kirchengemeinde angehören oder sonst irgend etwas gemeinsam haben. Man bezeichnet solche Gruppen als T-Gruppen (T = Training), gelegentlich auch als «Reaktionstrainingsgruppen». Hier geht man von der Vorstellung aus, daß Menschen, wenn sie frei und offen miteinander reden, sich nicht nur gegenseitig besser kennenlernen, sondern daß sie auch sich selbst besser kennenlernen. Bei diesen Gruppen zeigt sich eine Tendenz zur Verwendung spezieller Ausdrücke wie Kommunikation, Selbstverwirklichung, Integration; auch werden oft ein paar Begriffe aus dem Bereich der Psychoanalyse wie zum Beispiel Identifizierung, Abhängigkeit, Aggressivität übernommen. Da manche dieser Begriffe vage sind und sich nicht wissenschaftlich exakt definieren lassen und andere nicht selten falsch angewandt werden, ist der Wert solcher Gruppen zumindest umstritten. Einer der Vorwürfe, die gegen die T-Gruppen erhoben werden, lautet denn auch, daß man die an ihnen teilnehmenden Menschen einer Reihe von Kränkungen aussetzt und ihnen Einsichten zu vermitteln versucht, denen sie nicht gewachsen sind, daß man sie also gewissermaßen auseinandernimmt, ohne daß jemand da ist, der sie wieder zusammensetzt. Viele Psychiater, darunter der Autor, haben von solchen Treffen einen ungünstigen Eindruck, besonders wenn sie von Leuten geleitet werden, die nicht hinreichend ausgebildet sind, um mit möglichen negativen oder sogar psychotischen Reaktionen fertig werden zu können.

Erst vor wenigen Jahren wurde das sogenannte «Marathon»-Gruppenverfahren entwickelt. Es handelt sich dabei um ein Gruppentherapie-Treffen, das vierundzwanzig bis achtundvierzig Stunden dauert. Manche Therapeuten sind der Ansicht, daß die Menschen, wenn sie ohne Schlaf die Nacht durchwachen, ihre übliche Vorsicht fallenlassen, so daß die Ergebnisse besser sind. Andere dagegen meinen, es sei besser, nachts zu schlafen, damit die Gruppe am anderen Morgen wieder frisch beginnen kann. Die meisten Patienten, die an solchen «Marathon»-Sitzungen teilnehmen, sind hinterher sehr begeistert. Allerdings läßt sich manchmal schwer feststellen, ob diese Begeisterung darauf zurückzuführen ist, daß das «Marathon»-Treffen eine Art Rausch war, oder ob es ihnen wirklich genützt hat. Welche Resultate damit auf lange Sicht erzielt werden, bleibt abzuwarten. Über den therapeutischen Wert der «Marathon»-Gruppentreffen wird man also erst in fünf bis zehn Jahren etwas sagen können.

9. Kapitel
Medikamente und andere Methoden

1. Die älteren Medikamente

Bis vor etwa dreißig Jahren waren die einzigen Medikamente, die dem Psychiater zur Behandlung seiner Patienten zur Verfügung standen, Sedativa (Beruhigungsmittel) wie Morphium, Bromide, Barbiturate, Chloralhydrat und Paraldehyd. Die meisten dieser Arzneimittel machten den Patienten dösig oder schläfrig und trugen herzlich wenig zu seiner Genesung bei, wenn er wach und munter war. Überdies müssen die meisten von ihnen, vor allem, wenn man sie über einen längeren Zeitraum hin verabreicht, mit größter Vorsicht angewandt werden, da die Gefahr der Süchtigkeit oder der Vergiftung besteht. In gewissem Sinne leben die Menschen, die Monat für Monat derartige chemische Präparate einnehmen, nur ein halbes Leben.

Von Zeit zu Zeit werden jedoch neue Medikamente oder neue Anwendungsmöglichkeiten der bekannten Mittel zur Behandlung von Neurosen und Psychosen eingeführt; das geschieht meist mit großem Enthusiasmus und unter lauten Lobsprüchen über ihren Wert. Aber die erfahreneren Psychiater sind bei der Beurteilung neuer Medikamente oder Behandlungsmöglichkeiten ebenso vorsichtig wie Krebsspezialisten und warten gewöhnlich fünf bis zehn Jahre ab, bevor sie sich auf ein Mittel oder eine Methode verlassen.

Zwei Beispiele dafür sind die Verwendung von Insulin bei der Behandlung der Schizophrenie und die Verwendung von Antabus bei der Behandlung von Alkoholikern. Zunächst wurde behauptet, mit Hilfe dieser Mittel lasse sich bei achtzig bis neunzig Prozent der Patienten eine Heilung erzielen, aber als man diese Präparate in größerem Ausmaß anzuwenden begann, stellte man bedauerlicherweise fest, daß sich diese Behauptungen nicht aufrechterhalten ließen. Heute haben Insulin und Antabus ihren bescheidenen Platz in der Psychiatrie bei der Behandlung ganz spezieller Fälle unter streng beobachteten Bedingungen, aber keines der beiden Mittel hat diejenigen Probleme gründlich gelöst, für deren Bewältigung sie ursprünglich gedacht waren; sie halten zum Beispiel keinen Vergleich mit der Wirkung aus, die das Penizillin auf seinem Gebiet erzielt. Die Geschichte des Benzedrins bei der Behandlung von Depressionen ist ähnlich verlaufen, wozu in diesem Fall noch die Schwierigkeit kommt, daß viele Menschen dieses Mittel mißbraucht haben und dadurch süchtig geworden sind. Wenn sie müde sind, greifen sie nach einer Tablette, statt sich aufs Ohr zu legen, und erzielen damit den gleichen Effekt, wie wenn man ein erschöpftes Pferd mit der Peitsche traktiert.

Da es noch viel Spielraum für Verbesserungen gibt, haben die Psychiater stets nach neuen Heilmitteln Ausschau gehalten, und seit 1954 ist in der Tat eine ganze Gruppe neuer Medikamente in Mode gekommen. Sie werden in der Umgangssprache *«Tranquilizers»* oder «Dämpfungsmittel» genannt und in der Fachsprache als «Ataraktika» bezeichnet – nach dem griechischen Wort *«Ataraxia»*, das soviel wie Unerschütterlichkeit oder Seelenruhe bedeutet und schon bei Aristoteles und bei Hippokrates, dem Begründer der wissenschaftlichen Heilkunde, vorkommt. Das erste Mittel dieser Art, das öffentliche Aufmerksamkeit erregte, stammte von der indischen Schlangenwurz und kam unter der Handelsbezeichnung Serpasil auf den Markt. Die Geschichte der Schlangenwurz ist eine der interessantesten in der Geschichte der Psychiatrie.

2. Wer entdeckte die Schlangenwurz?

Viele Jahrhunderte lang haben die Ärzte in Indien neben den aus Europa und später aus Amerika importierten Methoden einheimische Heilmittel angewandt, die sie aus alten Schriften kannten. Diese alten Schriften stellen das Hindusystem der medizinischen Praxis dar, das sogenannte Ajur-Veda, unter dem Symbol von Dhanvantari, dem Hindugott der Heilkunst. Als ich im Jahre 1948 die staatliche Nervenklinik in Kilpauk, in unmittelbarer Nähe von Madras, besuchte, schilderte und demonstrierte mir der Chefarzt der mit 1750 Patienten belegten Klinik einige dieser kombinierten Behandlungsmethoden. Dr. Dhairyam promovierte an der Universität von Madras und war auf diese Weise sowohl mit den alten als auch mit den neueren Methoden der Behandlung von Geisteskrankheiten vertraut. Er zeigte mir einerseits Patientengruppen, die unter Aufsicht eines speziell für psychiatrische Arbeit ausgebildeten Jogis sorgfältig für diesen Zweck zusammengestellte Jogaübungen machten, andererseits aber auch Patienten, die mit Elektroschocktherapie und mit den neuesten Vitamin- und Drüsenpräparaten behandelt wurden.

Er schilderte mir einige bemerkenswerte, in der Gegend gebräuchliche Arzneimittel, die er systematisch in seine Therapie einbezog. Dazu gehörten Kobragift, Meereswasser, das man etwa 15 Kilometer von der Küste entfernt aus dem Indischen Ozean schöpfte, damit es auch rein war, sowie ajurvedische Kräuter. Er teilte seine Patienten in zwei Gruppen ein: die einen erhielten einige dieser Heilmittel, die anderen nicht. Auf diese Weise studierte er die Behandlung von Schizophrenie, von manisch-depressivem Irresein, von Epilepsie, Morphiumsucht und von Psychosen, die auf hohes Alter, auf zu hohen Blutdruck und auf Nierenleiden zurückzuführen waren. Nach dieser Ansicht erholten sich die

Patienten, die eine dieser speziellen Behandlungen erhielten, rascher als die anderen, und ihre Genesung war von längerer Dauer. Außerdem sagte er, seit er diese Methoden eingeführt habe, erholten sich doppelt so viele Patienten von ihrer Krankheit wie früher, als in England und Amerika ausgebildete Psychiater die Kranken behandelt hatten. Diese Vorteile waren nach dem, was er sagte, besonders auffällig bei manisch-depressivem Irresein und hohem Blutdruck; in solchen Fällen benutzte er vorwiegend ein ajurvedisches Kräuterheilmittel, das er in einer Dosis verabreichte, die sechsmal soviel medizinische Wirkstoffe enthielt wie eine normale Aspirintablette. Mit Hilfe dieser Medikamentation hatte er, wie er sagte, die Rückfallquote bei manisch-depressiven Psychosen auf etwa ein Fünftel der in den Vereinigten Staaten üblichen Quote reduziert. Er nannte dieses Heilkraut Serpentin und gab ihm den wissenschaftlichen Namen *Rauwolfia serpentina.*

Als ich ein Jahr später in einer wissenschaftlichen Zeitschrift einen Bericht über dieses Gespräch veröffentlichte, erwähnte ich die Anwendung von «Serpentin» bei der Behandlung manisch-depressiver Psychosen. Soweit mir bekannt ist, war es das erste Mal, daß in einer wissenschaftlichen amerikanischen Zeitschrift die spezielle Anwendung von *Rauwolfia serpentina* in der Psychiatrie erwähnt wurde. Aber Dr. Dhairyams Aussagen waren so überraschend und hatten mich so nachdenklich gemacht, daß ich dem «Serpentin» keine spezielle Beachtung schenkte, sondern mich gleichermaßen für die Anwendung von Schlangengift, Meereswasser und Jogaübungen interessierte. Die Verwendung dieses Präparats in der Psychiatrie begann in den Vereinigten Staaten erst im Jahre 1954.

Niemand weiß genau, wer die dämpfende Wirkung dieses Heilkrauts entdeckte, aber viele Jahre lang wurde es ausschließlich in Indien angewandt. Nachdem es bereits jahrhundertelang von ajurvedischen Ärzten benutzt worden war, wurde es 1931 erstmals in einer wissenschaftlichen Zeitschrift erwähnt. Indische Wissenschaftler bekundeten gleich darauf ein reges Interesse an dem Kraut, aber erst zwanzig Jahre später widmeten auch Ärzte der westlichen Welt ihm ernsthafte Aufmerksamkeit. Man fing an, es gegen hohen Blutdruck anzuwenden, aber die ungewöhnliche psychologische Wirkung, die es auf die Patienten hatte, mußte zwangsläufig auffallen. Etwa um diese Zeit begann sich eine pharmazeutische Fabrik für die schlangenartigen Wurzeln zu interessieren, und es gelang, ein reines chemisches Produkt, Reserpin genannt, zu extrahieren, das sowohl bei hohem Blutdruck als auch bei Erregbarkeit eine bemerkenswerte Wirkung erzielte. Verschiedene Ärztegruppen erprobten das Präparat, und 1954 hielten sie unter den Auspizien der *New Academy of Sciences* einen Kongreß ab. Ihre Berichte waren so ermutigend, daß das Präparat sofort allgemein in Gebrauch kam.

Inzwischen wurden dank einem jener seltsamen Umstände, wie sie so häufig in der Medizin vorkommen, andere Präparate mit ähnlichen Eigenschaften entwickelt, so daß 1956 der Markt mit einer Vielzahl von Präparaten überschwemmt wurde, denen man eine dämpfende, beruhigende Wirkung zuschrieb, und allgemein hieß es, damit sei die Psychiatrie in eine neue Ära eingetreten. Trotz allem ist die Schlangenwurz noch immer das interessanteste dieser Medikamente, weil sie von so vielen Legenden umwoben ist. So erzählte man sich zum Beispiel in Indien, Mungos kauten Schlangenwurz, bevor sie sich auf den Kampf mit einer Kobra einließen.

3. Verschiedene Arten von Sedativa

Nahezu jede pharmazeutische Firma hat ihre eigene «Transquilizer»-Sorte und ähnliche Medikamente, aber am weitesten verbreitet und am meisten im Gespräch sind Chlorpromazin und Meprobamat, den Laien vielleicht besser unter Handelsbezeichnungen wie Thorazin und Miltann bekannt. Sie unterscheiden sich insofern von den älteren Beruhigungsmitteln, als sie auf eine andere Schicht des Nervensystems einwirken. Man sagt, sie führten nicht so leicht zur Süchtigkeit und könnten daher gefahrloser eingenommen werden. Dazu ist zu sagen, daß es ein absolut ungefährliches Medikament nicht gibt. Selbst Aspirin kann in hohen Dosen tödlich wirken und schon bei kleineren Dosen unangenehme Nebenwirkungen auslösen. Daher sollten jene neuen Medikamente grundsätzlich nur unter ärztlicher Aufsicht genommen werden.

Man sollte auch nicht alle diese Medikamente als Sedativa oder *«Tranquilizers»* bezeichnen. Es gibt drei große Gruppen solcher Medikamente, und um sie voneinander zu unterscheiden, nennt sie der Arzt mit ihren chemischen Bezeichnungen und nicht mit den ihnen von den einzelnen Firmen gegebenen Handelsbezeichnungen. Das Schlangenwurz-Präparat Reserpin war früher sehr beliebt bei der Behandlung von Psychosen, ist jedoch inzwischen weitgehend abgelöst worden durch eine Gruppe chemischer Präparate, die man als «Phenothiazine» bezeichnet. Das wohl am weitesten verbreitete Präparat dieser Art ist das Thorazin. Man nimmt an, daß in den letzten Jahren mindestens fünfzig Millionen Menschen Phenothiazine eingenommen haben. Es gibt noch eine Reihe anderer Präparate, die nicht so weite Verbreitung gefunden haben und von denen einige sich noch im Versuchsstadium befinden. Das Ziel ist, ein Medikament zu finden, das frei von unangenehmen Nebenwirkungen wie Gelbsucht oder Muskelstarre ist, wie sie gelegentlich bei der Anwendung von Phenothiazinen auftreten.

Zu den *«Tranquilizers»*, die zur Behandlung von Angst- und Erregungszuständen verwendet werden, gehören Meprobamate wie Miltaun, ferner Diazepine wie Valium und verschiedene Barbiturate. Zur Linderung von Depressionen gibt es zwei Hauptarten sogenannter «Stimmungspillen»: Medikamente wie Nardil und die «Imipramine» wie Tofranil.

Diese Präparate kann man auch danach klassifizieren, wie sie eingenommen werden. Manche *«Tranquilizers»* können immer dann eingenommen werden, wenn man von Angstgefühlen befallen wird. Die Wirkung tritt sehr rasch ein, klingt aber auch verhältnismäßig rasch wieder ab. Andere dieser Medikamente müssen über einen längeren Zeitraum hin (zwei bis sechs Wochen) regelmäßig eingenommen werden, bevor sich die beabsichtigte Wirkung einstellt; nimmt man sie dagegen in unregelmäßigen Abständen oder immer nur dann, wenn es einem schlecht geht, dann bleiben sie wirkungslos.

Einige dieser Medikamente sind so stark, daß der Arzt oft lieber zwei oder drei Präparate gleichzeitig verordnet, und zwar so, daß die Wirkung des einen Medikaments durch die Wirkung eines anderen ergänzt oder gemildert wird, um so die günstigste Wirkung bei der geringsten Wahrscheinlichkeit von Nebenwirkungen zu erzielen. Andererseits muß der Arzt aber auch darauf achten, daß er nicht gleichzeitig zwei dieser Medikamente verschreibt, die sich nicht vertragen, und er muß seine Patienten nachdrücklich darauf aufmerksam machen, daß sie, während sie diese Medikamente nehmen, keinen Alkohol trinken dürfen. Es bedarf also schon großen ärztlichen Könnens und langjähriger Erfahrung, um entscheiden zu können, welches Medikament oder welche Kombination von Medikamenten jeweils am wirkungsvollsten ist.

Die Wahl eines bestimmten Medikaments zur Behandlung eines bestimmten psychiatrischen Patienten hängt vom Urteilsvermögen, vom Können und von der Erfahrung des Psychiaters ab. Ein Laie hat einfach nicht die Möglichkeit, darüber zu entscheiden, welches Medikament für ihn selbst oder für einen Verwandten am besten geeignet ist; auch kann er nicht die speziellen Blutproben und anderen Untersuchungen anordnen, die ratsam sein können, um Nebenwirkungen schon im ersten Stadium zu erkennen und entsprechende Maßnahmen zu treffen.

In der letzten Zeit hat man der Verwendung von Lithium bei der Behandlung manisch-depressiver Patienten besondere Aufmerksamkeit zugewandt. Die bisherigen Ergebnisse scheinen positiv zu sein. Lithium hält die Stimmungsschwankungen unter Kontrolle, hat aber keine Wirkung auf die zugrunde liegenden neurotischen und psychotischen Störungen. Doch macht es dem Patienten selbst und seinen Familienangehörigen das Leben angenehmer, und außerdem erleichtert es dem Arzt die psychotherapeutische Behandlung des Patienten.

Vieles, was hier über Sedativa gesagt wurde, gilt auch für jene neuen pharmazeutischen Präparate. Erfahrene Psychotherapeuten glauben nicht, daß sie ein Ersatz für die Behandlung der zugrunde liegenden Probleme sind. Es hat den Anschein, als befänden sich Neurotiker und Psychotiker, deren Symptome mit Hilfe von Medikamenten unter Kontrolle gehalten werden, wie wirksam diese Mittel auch scheinen mögen, in der gleichen prekären Situation wie ein Diabetiker, dessen Krankheitszustand mit Hilfe von Insulin unter Kontrolle gehalten wird. Es ist schwer zu sagen, wann im Laufe der Zeit irgend etwas schiefgehen und zu einer komplizierten, oft schwer zu bewältigenden Situation führen kann. Da die Psychotherapie die anerkannte Behandlungsmethode für die den neurotischen Symptomen zugrunde liegenden Konflikte ist, sollte man sich, wenn irgend möglich, dieser Behandlungsmethode bedienen, auch dann, wenn man die täglichen Beschwerden mit Hilfe pharmazeutischer Präparate wirksam lindern kann.

4. Was versteht man unter einer «Wahrheitsdroge»?

Zu verschiedenen Zeiten hat man mit Hilfe der verschiedensten Mittel versucht, emotionale Blockierungen zu lockern und die Menschen dazu zu bringen, daß sie sich freier fühlen und freier aussprechen. Auf Grund der im Krieg gesammelten Erfahrungen werden von Therapeuten heute zu diesem Zweck gelegentlich zwei Medikamente benutzt: in den Vereinigten Staaten verwendet man Amytalnatrium, das häufig oral als Schlafpulver eingenommen wird, in England dagegen bevorzugen viele Psychiater Pentothalnatrium. Pentothalnatrium wird in vielen Ländern auch als Anästhetikum bei kleineren Operationen verwendet. Bei der Behandlung von Neurosen werden diese Medikamente ins Blut injiziert, bis ein Zustand der Schläfrigkeit eintritt; dann wird der Patient in diesem schläfrigen Zustand befragt. Da seine Verdrängungstätigkeit durch das injizierte Präparat geschwächt wird, erwartet man, daß er unter diesen Voraussetzungen wahrscheinlich Dinge sagt, über die er ohne die Injektion nicht sprechen würde.

Fast alles, was über Hypnose gesagt wurde, gilt auch für die Anwendung solcher Medikamente. Der durch die «Droge» herbeigeführte Zustand ist ebenso «künstlich» wie der hypnotische Zustand; daher ist es für den Patienten schwierig, die Gefühle, die in ihm auftauchen, in eine Beziehung zu seiner «bewußten» Persönlichkeit zu setzen. Und auch hier sollte man bedenken, daß die Beseitigung eines Symptoms die Abwehrkräfte des Patienten gegen inneren Aufruhr schwächt; zwar kann es für den Patienten und für seine Familie vorübergehend sehr angenehm sein, wenn ein Symptom rasch und auf so aufregende Weise geheilt wird, aber auf lange Sicht kann das dem Patienten mehr schaden als nützen. Wenn der Arzt sich nicht die Zeit nimmt, ihm irgendeine

Quelle der Sicherheit zu geben und so für die Zukunft zu helfen, kann es geschehen, daß der Patient die Unfähigkeit zu sprechen gegen allgemeine Unlust, Antriebsschwäche und Depressionen tauscht oder daß an die Stelle starker Kopfschmerzen eine Psychose tritt.

Der Fall von Moses Tock veranschaulicht die Gefahren, die mit einer solchen «Drogen-Behandlung» verbunden sind. Mr. Tock, Juniorpartner der Anwaltskanzlei Savitar, Teazle und Tock, begann unter lähmenden Kopfschmerzen zu leiden. Dr. Treece, der Mr. Tock gut kannte, hatte sich schon seit einiger Zeit Sorgen um ihn gemacht. Er vermutete den Beginn einer Paranoia. Alle medizinischen Tests verliefen jedoch negativ, so daß Dr. Treece einem der Medizinalassistenten im Krankenhaus gestattete, den Versuch zu machen, die Kopfschmerzen mit Hilfe einer Amytalnatrium-«Narkoanalyse» zu heilen. Die Behandlung hatte den gewünschten Erfolg. Drei Tage lang fühlte sich Mr. Tock ausgezeichnet. Dann begann er plötzlich über Schmerzen im Unterleib zu klagen. Nach einiger Zeit machte er Andeutungen, er sei vergiftet worden. Zwei Tage später behauptete er rundheraus, der Schmerz sei durch Telepathie verursacht worden, und er wisse genau, wer dahinterstecke, nämlich Mr. Savitar. Nach einer weiteren Woche hatte er eine ausgewachsene paranoide Psychose. Die Kopfschmerzen waren bei ihm der letzte Abwehrmechanismus gegen eine sich bereits seit zwei oder drei Jahren entwickelnde, bisher verborgen gebliebene Psychose gewesen. Dr. Treece vergaß nie die Lektion über die Anwendung von Amytalnatrium, die ihm hier zuteil geworden war; von nun an vergewisserte er sich vor der Anwendung dieses Medikaments stets, ob er es nicht mit einem Patienten zu tun hatte, der an einer beginnenden Psychose litt.

Ebenso wie bei der Hypnose sind die meisten Psychiater der Ansicht, daß durch solche Injektionen nichts erreicht wird, was sich mit Hilfe der Psychotherapie nicht noch besser erreichen läßt, wenn nötig mit Unterstützung von Sedativa und anderen Medikamenten. Sie glauben, daß der Patient unter Einwirkung von Medikamenten oder Hypnose nur selten irgendwelche Informationen über sich selbst oder aber irgendwelche Empfindungen preisgibt, die er bei geschickter Behandlung nicht auch im Wachzustand zum Ausdruck bringen würde. Sie sind außerdem der Ansicht, daß das Ergebnis, sofern der Patient die «Bereitschaft» hat, gesund zu werden, in der Regel günstiger und anhaltender ist, wenn man auf die Verwendung solcher «künstlichen» Hilfsmittel verzichtet. In der Zeit, als es noch keine Psychotherapie gab, benutzte man zum Beispiel die Hypnose häufig zur Behandlung von Hysterien; auch Sigmund Freud wandte sie zu diesem Zweck einige Jahre lang an, gelangte aber schließlich zu der Einsicht, daß man ohne sie bessere, tiefgreifendere und dauerhaftere Ergebnisse erzielen konnte, und von einigen wenigen Ausnahmen abgesehen, haben in den letzten fünfzig Jahren die meisten Psychotherapeuten diese Ansicht geteilt.

Kohlendioxyd kennen wir als das Gas, das die kleinen Bläschen im Selterswasser bildet. Wenn dieses Gas in starker Konzentration eingeatmet wird, kann es den Patienten in einen komatösen Zustand stürzen; wenn er sich schließlich davon erholt, ist er häufig infolge des Abbaus aufgestauter Spannungen in gehobener Stimmung. In den letzten Jahren sollen nach zehn, fünfzig oder sogar hundert solcher Behandlungen, meist in Verbindung mit Psychotherapie, oft spektakuläre Erfolge erzielt worden sein. Die Mehrzahl der Psychiater steht jedoch dieser Behandlungsmethode mit einiger Skepsis gegenüber; auf jeden Fall gelten alle Probleme und Vorsichtsmaßregeln, die bei Hypnose und bei Anwendung der «Wahrheitsdroge» zu berücksichtigen sind, in gleichem Maße auch für diese Methode.

5. Was versteht man unter Schockbehandlung?

Schockbehandlung wird im allgemeinen in zwei Formen durchgeführt. Einige Psychiater haben mit anderen Methoden experimentiert, aber als anerkannte Methoden gelten nur der Elektroschock und der Insulinschock.

Es gibt zwei Arten der Elektroschockbehandlung. Bei der einen, der sogenannten Elektronarkose, wird der Patient vorübergehend bewußtlos gemacht. Bei der anderen wird ein Elektrokrampf herbeigeführt, der einem epileptischen Anfall ähnelt. Diese Methoden sollten nur in Fällen schwerer Psychosen angewandt werden, als eine Alternative zu einem mehrmonatigen oder mehrjährigen Aufenthalt in einer Nervenklinik. Die Schockbehandlung dauert zwei bis acht Wochen oder auch länger und findet in der Regel dreimal wöchentlich statt. In extremen Fällen führen manche Psychiater über mehrere Wochen hin täglich bis zu drei Elektroschockbehandlungen durch; die meisten Ärzte würden jedoch zu einer derart intensiven Behandlung nicht raten. Um dem Patienten die Elektroschockbehandlung zu erleichtern, werden häufig gleichzeitig Anästhetika oder spezielle Medikamente angewandt.

Der Elektroschock wird mit Hilfe eines speziellen medizinischen Apparates herbeigeführt, der eine ganz genaue Dosierung der angewandten Stromstärke erlaubt. Die Resultate, die für die Anwendung dieser Methode bei verschiedenen Psychosen genannt werden, differieren von Klinik zu Klinik. Die besten Resultate wurden, soweit sich das beurteilen läßt, bei den langanhaltenden Depressionen in den Wechseljahren, bei den sogenannten «Involutionsdepressionen» erzielt, die vor Einführung dieser Behandlungsmethoden oft eine jahrelange stationäre Behandlung erforderlich machten.

Niemand vermag mit Sicherheit zu sagen, wie diese Methoden tatsächlich wirken. Viele Psychiater halten es für ratsam, in jedem Fall sehr sorgfältig zu prüfen, ob statt der Schockbehandlung nicht andere Methoden angewandt werden können, beispielsweise eine psychotherapeutische Behandlung. Die meisten Ärzte stimmen darin überein, daß es bestimmte Fälle gibt, in denen der Elektroschock auf keinen Fall angewandt werden sollte.

1. Nur sehr wenige Ärzte verwenden das Elektroschockverfahren bei Neurosen, und immer seltener wird es bei Schizophrenie angewandt.

2. Viele Psychiater lehnen die Elektroschockbehandlung innerhalb der ärztlichen Praxis ab, da bei dem Patienten nach einer gewissen Anzahl von Schocks vorübergehende Verwirrungserscheinungen auftreten können und es in solchen Fällen für ihn nicht ratsam ist, sich außerhalb einer Klinik oder eines Sanatoriums aufzuhalten.

3. Konservativ eingestellte Psychiater lehnen den Elektroschock ab, solange noch eine Chance besteht, daß der Patient auch mit Hilfe anderer Mittel gesund werden kann. Das gilt vor allem dann, wenn der Patient schon einmal an einer Psychose erkrankt war und sich von allein wieder erholt hat. Eine gute Regel ist, vor Einleitung einer Schockbehandlung zwei andere, nicht zum Krankenhausstab gehörende Psychiater zu Rate zu ziehen und sich bestätigen zu lassen, daß der Patient ohne Schockbehandlung keine Aussicht auf Besserung seines Zustandes hat; am besten ist es, wenn man zu dieser Beratung auch einen Psychoanalytiker hinzuzieht.

4. Die Elektroschocktherapie sollte nie angewandt werden, nur um den Patienten zu beruhigen, es sei denn, es besteht die Gefahr, daß er Selbstmord oder einen Mord begeht oder daß er sich durch Erregungszustände in einem gefährlichen Maße selbst erschöpft; aber selbst dann sollte der Elektroschock nur das allerletzte Zufluchtsmittel sein und nie ohne vorherige Beratung mit einem Psychoanalytiker angewandt werden.

Während man die Elektroschocktherapie in erster Linie bei langanhaltenden Depressionszuständen anwendet, wird die Insulinschockbehandlung hauptsächlich bei Schizophrenie angewandt, und zwar vor allem bei jüngeren Menschen. Man verwendet das gleiche Insulin, das auch bei der Behandlung der Zuckerkrankheit verordnet wird. Bei Diabetikern muß der Arzt vor allem darauf achten, daß er ihnen nicht zuviel Insulin gibt, denn eine Überdosis Insulin verursacht Schwäche, Zittrigkeit und schließlich Bewußtlosigkeit. Bei Schizophrenen wird unter ständiger Aufsicht durch Ärzte und Schwestern, die den Patienten nicht einen Augenblick lang allein lassen dürfen, ein solcher Zustand der Bewußtlosigkeit durch einen Insulinschock absichtlich herbeigeführt. Sobald die hohe Dosis Insulin zu wirken beginnt (sie ist etwa zwanzig- bis fünfzigmal so hoch wie die Dosis, die in leichten Fällen von Diabetes üblich ist), wird der Patient immer schläfriger, bis er schließlich einen Zustand erreicht, aus dem er mit Hilfe normaler Methoden nicht mehr wachgerüttelt werden kann.

In diesem Zustand bleibt er etwa ein bis zwei Stunden; dann wird ihm durch eine intravenöse Injektion oder auf andere Weise eine größere Menge Traubenzucker zugeführt, und nun spielt sich etwas Erstaunliches ab: innerhalb weniger Sekunden erwacht der bisher psychotische Patient aus seinem komatösen Zustand, richtet sich auf und fängt ganz normal zu sprechen an. Mit Hilfe anderer Substanzen kann man bewirken, daß er langsamer wieder zu sich kommt. Welche Wirkung man mit dieser Behandlungsmethode auf lange Sicht erzielen kann, hängt nach Ansicht vieler Psychiater weitgehend davon ab, wie man die Zeitspanne unmittelbar nach dem Erwachen nutzt, in der oft sogar schwerkranke schizophrene Patienten in der Lage sind, ein oder zwei Stunden lang normal zu reagieren. Das gibt dem Arzt die Chance zu einer psychotherapeutischen Behandlung, die sonst unmöglich wäre, da der Patient nicht genügend mitwirken würde. Richtig angewendet ist also Insulin, wie konservative Psychiater sagen, ein Mittel, mit dessen Hilfe man den Patienten in einen Zustand versetzen kann, der es dem Arzt ermöglicht, ihn psychotherapeutisch zu behandeln. Dagegen glauben viele Psychiater, daß die heilenden Eigenschaften des Insulinschocks nahezu ausschließlich auf die Einwirkung der chemischen Substanzen auf das Gehirn des Kranken zurückzuführen sind, ungeachtet aller Psychotherapie. Um einen schizophrenen Patienten zu «heilen», sind in günstigen Fällen täglich dreißig bis fünfzig Insulinschocks erforderlich.

Da die drei hier besprochenen Arten der Schockbehandlung von manchen Ärzten nur als Hilfsmittel angesehen werden, die eine psychotherapeutische Behandlung ermöglichen, erhebt sich die Frage, ob man bei der Behandlung von Psychosen nicht ausschließlich psychotherapeutische Methoden anwenden sollte, ohne den Patienten erst einer Schocktherapie auszusetzen. Dazu ist zu sagen, daß wir in zunehmendem Maße Erfahrungen darüber sammeln, wie sich das, vor allem mit Hilfe der Gruppentherapie, bewerkstelligen läßt. Unglücklicherweise kann nur ein kleiner Prozentsatz von Patienten, die an Psychosen leiden, auf diese Weise behandelt werden. Es gibt nicht genügend Ärzte mit psychotherapeutischer Fachausbildung, die sich um die Hunderttausende von Menschen in den Nervenheilanstalten und die vielen Millionen, die an einer Neurose leiden, kümmern könnten; dabei könnten alle diese Menschen von einer psychotherapeutischen bzw. psychoanalytischen Behandlung profitieren.

Man hat festgestellt, daß sich das Durchtrennen bestimmter Nervenfasern in verschiedenen Teilen des Gehirns offenbar als wohltuend für manche Patienten erweist, die über einen längeren Zeitraum hin unter unheilbaren Erregungszuständen und Depressionen gelitten haben. Nach einem solchen «neurochirurgischen» Eingriff können sie, vielfach zum erstenmal nach Jahren, das Krankenhaus verlassen und wieder ein mehr oder weniger normales Leben führen. Manchmal sind sie jedoch nach einer solchen Operation zu unverantwortlich und sorglos und müssen daher unter ständiger Beobachtung bleiben, damit sie sich nicht ins Unglück stürzen; in manchen Fällen erscheint dann den Angehörigen die Heilung als ebenso schlimm wie die Krankheit. Glücklicherweise sind solche Fälle nicht häufig. Die Operation selbst ist relativ harmlos, aber ihre Auswirkungen sind dauerhafter Natur, denn die durchteilten Nerven wachsen nie wieder zusammen. Gelegentlich treten unvorhergesehene und schwerwiegende Komplikationen auf; deshalb wendet man diese Methode nur in besonders schweren und sich über lange Zeit hinziehenden Fällen an. Diese Operation sollte nur dann vorgenommen werden, wenn mindestens zwei qualifizierte, nicht dem Ärztestab des Krankenhauses angehörende Psychiater bestätigen, daß es die bestmögliche Behandlung ist, und wenn zuvor jede andere Art der Behandlung definitiv fehlgeschlagen ist.

6. *Was sind Hirnwellen?*

Wir haben bereits festgestellt, daß in den Nervensträngen in beiden Richtungen elektrischer Strom verläuft, daß man diesen Strom mit Hilfe eines Galvanometers messen kann und daß auch das Gehirn selbst elektrische Impulse aussendet. Diese Impulse sind jedoch so gering, daß man sie mit normalen Methoden nicht messen kann; ihre Spannung beträgt etwa ein zwanzigmillionstel Volt. Man kann sie jedoch mit Hilfe sorgfältig konstruierter Verstärker entdecken; diese Wellen lassen sich magnetisch aufzeichnen oder können auf dem Bildschirm einer Fernsehröhre sichtbar gemacht werden. Form und Größe dieser Wellen vermitteln uns eine Reihe von Informationen über den Zustand des Gehirns (griechisch: *encephalon*); diese elektrischen «Telegramme», die sogenannten *Elektroenzephalogramme*, sind sehr wichtig für die Entdeckung bestimmter Krankheiten des Nervensystems.

Die Wellen, die aus verschiedenen Teilen des Gehirns stammen, haben auch verschiedene Formen. In der Regel werden acht bis achtzehn kleine Metallscheiben an verschiedenen Stellen des Schädels angebracht und durch dünne Drähte mit den Verstärkern verbunden. Dann schaltet man den «Empfänger» ein, und die «gesendeten» elektrischen Potentialschwankungen werden aufgezeichnet.

Die deutschen, italienischen, amerikanischen, russischen und englischen Ärzte, die diese «Hirnwellen» zuerst entdeckt haben, fanden heraus, daß diese Wellen durch verschiedene Faktoren verändert wurden. Sie änderten sich mit dem Alter des Patienten und wenn er die Augen öffnete oder schloß. Sie änderten sich auch, wenn er arithmetische Aufgaben zu lösen versuchte und wenn er erregt oder ängstlich wurde. Sie änderten sich ferner, wenn er einschlief, nicht aber wenn er hypnotisiert wurde (das beweist, daß dieser Zustand sich vom Schlafzustand unterscheidet).

Man verwendet den Elektroenzephalographen im medizinischen Bereich in erster Linie zur Diagnostizierung von Epilepsie und Gehirntumoren. Bei Epilepsie zeigt das Eltroenzephalogramm glatt verlaufende Wellen, die dann plötzlich von kräftigen elektrischen Entladungen unterbrochen werden. Ähnlichen Entladungen begegnen wir in Epileptikerfamilien, in vielen Fällen selbst bei Verwandten, die nie einen epileptischen Anfall gehabt haben und vielleicht nie einen haben werden; das zeigt deutlich, daß die Anlage zu epileptischen Anfällen manchmal ererbt wird, daß aber die Emotionen und andere Belastungen, die solche Anfälle auslösen, nicht in gleichem Maß auf alle Menschen einwirken, bei denen eine solche Anlage vorhanden ist. Dadurch wird uns auch besser verständlich, warum nach einem schweren psychischen Schock oder nach einem Autounfall plötzlich bei Menschen epileptische Anfälle auftreten können, die vorher nie einen Anfall hatten, in deren Verwandtschaft es aber Epileptiker gibt.

Natürlich muß man unbedingt wissen, in welchem Teil des Gehirns ein Tumor wächst, wenn man ihn operativ entfernen will, und hier gibt manchmal das Elektroenzephalogramm die besten Hinweise. Da das Gewebe im Tumor sich in seiner Struktur vom Gewebe der übrigen Gehirnteile unterscheidet, löst es eine anders geartete elektrische Welle aus. Wenn man Elektroden an verschiedenen Teilen des Schädels anbringt und, ähnlich wie bei der Landvermessung, eine Art «trigonometrische» Messung vornimmt, kann man häufig den Ursprungsort der abnormen elektrischen Impulse genau lokalisieren; auf diese Weise bekommt der Gehirnchirurg einen exakten Anhaltspunkt, wo er bei der Operation anzusetzen hat.

Niemand vermag genau zu sagen, aus welchem Teil des Gehirns die normalen Wellen kommen, doch vermutet man, daß sie in den gleichen Teilen entstehen, die für das «bewußte» Denken oder die Aktivität des Ichs verantwortlich sind, denn wenn man bei Tieren diese Teile des Gehirns entfernt, tauchen andere Wellen auf, die aus den Teilen des Gehirns zu kommen scheinen, die für das «Unbewußte» oder für die «Empfindungen» zuständig sind. Die Tatsache, daß die normalen Wellen aus den «bewußten» Gehirnteilen kommen, ermöglicht es uns zu verstehen, warum sie sich verändern, wenn die Versuchsperson einschläft oder einen epileptischen Anfall bekommt; in solchen Fällen befindet sich das «Bewußte» nicht mehr in seinem normalen Zustand.

7. Was ist ein Luftenzephalogramm?

Röntgenbilder sind Schattenbilder. Röntgenstrahlen können Knochen nur schwer, Fleischpartien dagegen leicht durchdringen. Im Röntgenbild von einem Arm werfen die Knochen einen stärkeren Schatten als die Fleischpartien und erscheinen daher auf dem Schattenbild weißer. Ist ein Knochen gebrochen, dann dringt der Röntgenstrahl durch die Bruchstelle und läßt dort, wo eigentlich ein Knochenschatten zu sehen sein müßte, einen Fleischschatten entstehen; der Arzt weiß also sofort, daß an dieser Stelle der Knochen gebrochen ist.

Das Gehirn ähnelt in gewisser Weise einer Kokosnuß. Es besteht aus einer dicken Schale und enthält in der Mitte eine wässerige Flüssigkeit. Da Röntgenstrahlen die Flüssigkeit und die Gehirnmasse gleich gut durchdringen, sagt eine Röntgenaufnahme des Kopfes nicht sehr viel über die Form und die Größe der Innenpartie des Gehirns aus, und auch nicht darüber, wieviel Raum im Schädel die Flüssigkeit einnimmt und wieviel das Gehirngewebe. Schrumpft das Gehirn zusammen, dann entsteht ein mit Flüssigkeit gefüllter Raum zwischen dem Gehirn und der Knochenpartie; wächst nun aus dem Gehirn heraus ein Tumor in diesen mit Flüssigkeit gefüllten Raum hinein, dann muß naturgemäß eine bestimmte Menge dieser Flüssigkeit verdrängt werden, um dem Tumor Platz zu machen. Auf einer normalen Röntgenaufnahme kann man dies alles nicht sehen, denn das Gehirn und die Flüssigkeit werfen gleichstarke Schatten.

Luft wirft jedoch in einem Röntgenbild keinerlei Schatten und kann daher verwendet werden, um die Umrisse des Gehirns aufzuzeigen.

Die Flüssigkeit wird zu diesem Zweck aus dem Gehirn abgezogen und durch Luft oder ein anderes Gas ersetzt. Jetzt kann man die Form und die Größe des Gehirns erkennen, denn dort, wo sich keine Gehirnmasse befindet, ist jetzt Luft, und die Röntgenstrahlen gehen durch die Luft hindurch, ohne daß ein Schatten entsteht; wo sich dagegen keine Luft befindet, sondern das Gehirn, werden die Röntgenstrahlen angehalten und werfen einen Schatten auf den Film. Schrumpft das Gehirn, hinterläßt es einen weniger umfangreichen Schatten als sonst, da es in diesem Fall von einer größeren Menge Luft umgeben ist. Wächst nun ein Tumor in den Hohlraum in der Mitte des Gehirns hinein, dann hinterläßt er auf dem Röntgenbild einen seiner Größe entsprechenden Schatten, denn dort, wo der Tumor ist, befindet sich keine Luft. Auf ähnliche Weise sind auch abnorme Hohlräume im Gehirn, wie zum Beispiel bei dem anfangs erwähnten Philly Porenza, erkennbar. Solche «Gehirndiagramme», die mit Hilfe von Luft gewonnen werden, bezeichnet man als Luftenzephalogramme.

Je mehr Flüssigkeit man abzieht und durch Luft ersetzt, um so besser und schärfer können die Röntgenbilder werden. Diese Prozedur verursacht jedoch dem Patienten meist Kopfschmerzen, deshalb wenden manche Ärzte besondere Methoden an, damit der Patient sich hinterher wohler fühlt. So injizieren sie zum Beispiel statt Luft ein anderes Gas oder entfernen eine geringere Menge Flüssigkeit.

Manchmal kann man mit Hilfe dieses Verfahrens nicht nur gute Röntgenaufnahmen machen, sondern noch etwas anderes erreichen. Entfernt man bei bestimmten Fällen von Epilepsie, die auf Narben und Bändern zwischen Gehirn und Schädel zurückzuführen sind, die Flüssigkeit und ersetzt sie durch Luft, dann werden dadurch unter Umständen die Narben aufgelockert oder gelöst, so daß sie nicht länger auf das Gehirn einwirken und es irritieren. Das kann dazu führen, daß die epileptischen Anfälle ganz aufhören.

10. Kapitel
Praktische Fragen

1. Wie findet man den richtigen Arzt?

Es gibt so viele verschiedenartige Berufe, die sich mit Geist und Psyche des Menschen befassen, daß der Durchschnittsbürger einige Schwierigkeiten hat, sie auseinanderzuhalten. Andererseits haben es die Männer, die diese Berufe ausüben, nicht gern, wenn man sie miteinander verwechselt. Vor allem aber ist es wichtig, daß man die verschiedenen Arbeitsgebiete unterscheiden kann, wenn man die Absicht hat, jemanden aufzusuchen, um sich Rat zu holen oder behandeln zu lassen.

Ein *Psychiater* war ursprünglich ein Facharzt für Geisteskrankheiten. Heutzutage ist ein Psychiater ein Facharzt, der Neurosen, Psychosen und seelische Störungen nicht nur behandelt, sondern auch versucht, sie zu verhindern. Er hilft den Menschen, ihr Urteilsvermögen zu verbessern, und häufig erteilt er ihnen auf Grund seiner Erfahrungen mit anderen Menschen Ratschläge hinsichtlich ihrer Empfindungen sich selbst, ihrer Umwelt und ihren Mitmenschen gegenüber. Ein Psychiater ist immer ein Dr. med. Ist er das nicht, dann kann er ebensowenig Psychiater sein wie Neurochirurg.

Nach Beendigung seines medizinischen Studiums arbeitet der angehende Psychiater zunächst wie jeder andere Arzt als Medizinalassistent, und in dieser Zeit kann er bei Entbindungen assistieren, Mandeln und Blinddärme entfernen oder Autopsien vornehmen; er kann sich während seiner Medizinalassistentenzeit aber auch mehr auf innere Krankheiten wie Zuckerkrankheit, Herzleiden, Magengeschwüre und Drüsenstörungen konzentrieren.

Nach Abschluß seiner Medizinalassistentenzeit geht er zur fachärztlichen Ausbildung an eine bestimmte Klinik, ebenso wie das seine Kollegen tun, die Chirurgen, Herzspezialisten usw. werden wollen. Nach dieser Ausbildung kann er eine Privatpraxis eröffnen. Wenn er jedoch von der Ärztekammer als Facharzt anerkannt werden möchte, muß er diese fachärztliche Ausbildung nach Beendigung seiner Pflichtassistentenzeit mindestens fünf Jahre lang betreiben. Damit qualifiziert er sich für die Zulassung zu einem strengen Examen, das von einer Gruppe älterer, etablierter Fachärzte abgenommen wird.

Nach seiner Pflichtassistentenzeit studiert also der angehende Psychiater noch fünf weitere Jahre, um dann schließlich sein Examen abzulegen, in den Vereinigten Staaten vor dem *American Board of Psychiatry and Neurology*. Wenn er das Examen besteht, wird er von der Ärztekammer als anerkannter Psychiater zugelassen. Es gibt einige wenige qualifizierte Psychiater, die dieses Examen nicht ablegen, aber für einen Laien besteht die einzige Möglichkeit, sich zu vergewissern, daß er es mit einem kompetenten Spezialisten zu tun hat (sofern er ihm nicht von einem vertrauenswürdigen Arzt empfohlen worden ist), darin, daß er feststellt, ob dieser Psychiater anerkannter Facharzt ist oder – in den Vereinigten Staaten – das Diplom des *American Board of Psychiatry and Neurology* besitzt. In den USA gibt es kein Gesetz, das es einem Arzt verbietet, sich als Psychiater zu bezeichnen, aber die beste Methode, sich der Ärztekammer und den Patienten gegenüber als kompetenter Psychiater auszuweisen, besteht darin, daß man die vorgeschriebenen Examina absolviert.

Auch ein Neurologe ist stets ein Dr. med. Während der Psychiater sich darauf spezialisiert, den Menschen zu helfen, daß sie ihr Urteilsvermögen verbessern und ihre psychische Konstitution festigen, spezialisiert sich der Neurologe auf die Behandlung von Krankheiten des Gehirns, des Rückenmarks und des Nervensystems. Viele kompetente Psychiater sind zugleich kompetente Neurologen und umgekehrt. Es besteht ein gewisser Zusammenhang zwischen diesen beiden Gebieten, und einen Arzt, der sich auf beide spezialisiert hat, bezeichnet man als Facharzt für Neurologie und Psychiatrie.

Manche Psychiater sind jedoch der Ansicht, daß zwischen der psychischen Konstitution und den endokrinen Drüsen ein engerer Zusammenhang besteht, als zwischen der psychischen Konstitution und dem Gehirn, zumindest hinsichtlich der praktischen medizinischen Behandlung, und widmen sich daher im Nebenfach mehr der Endokrinologie als der Neurologie.

Ein Psychoanalytiker ist, wie wir bereits gesagt haben, ein Mediziner, der sich auf jene Behandlungsform spezialisiert hat, die wir als Psychoanalyse bezeichnen. Um Psychoanalytiker zu werden, muß sich der Mediziner, nach seiner mehrjährigen allgemeinen Ausbildung, noch einer zusätzlichen Spezialausbildung unterziehen. Er geht an ein anerkanntes Psychoanalytisches Institut und studiert dort unter Anleitung einer Gruppe erfahrener Analytiker. Jeder Analytiker muß sich selbst einer Analyse unterziehen, bevor er als Psychoanalytiker anerkannt wird. Er muß also nach Beendigung seiner Pflichtassistentenzeit noch insgesamt sechs bis acht weitere Jahre lang eine Spezialausbildung durchmachen, bevor er in der Lage ist, die Psychoanalyse zu praktizieren.

Es gibt eine kleine Gruppe von vielfach sehr geschickten Psychoanalytikern, die eine Ausnahme von dieser Regel bilden. Man bezeichnet sie als «Laienanalytiker». Sie haben keinen akademischen medizinischen Grad. Auf Grund ihrer Intelligenz, ihrer Integrität, ihrer Bildung, ihrer psychischen Stabilität und ihres Verständnisses für das Wesen des Menschen wurden sie zur Ausbildung an einem der anerkannten Psychoanalytischen Institute zugelassen. Die meisten dieser Laienanalytiker sind vor längerer Zeit ausgebildet worden. In den Vereinigten Staaten werden von den Psychoanalytischen Instituten heute Analytiker nur noch dann ausgebildet, wenn sie ein medizinisches Studium absolviert und einen akademischen Grad erworben haben. Natürlich studieren an solchen Instituten auch viele Sozialfürsorger, Krankenschwestern, Psychologen, Lehrkräfte, Anwälte, Geistliche und andere Menschen, die sich beruflich mit den Problemen des Menschen zu befassen haben. Sie wollen auf diese Weise ihr Verständnis für das Wesen des Menschen vertiefen, und man unterstützt sie in diesem Bemühen, doch werden solche «Laien» nicht als kompetente «Fachleute» anerkannt, die die Berechtigung hätten, andere Menschen zu analysieren.

Therapeuten, ob Mediziner oder Nichtmediziner, die nach den Methoden von C. G. Jung oder Karen Horney behandeln wollen, müssen ebenfalls eine längere gründliche Spezialausbildung absolvieren, bevor sie qualifiziert sind, diese Arten von Analyse zu praktizieren. Die Transaktionsanalyse ist ein verhältnismäßig neues Verfahren, und es gibt daher für sie noch keine Ausbildungsrichtlinien, die mit denen für die Psychoanalyse vergleichbar wären; doch mit zunehmender Verbreitung dieser Methode werden auch die Bedingungen für die Mitgliedschaft in der Internationalen Gesellschaft für Transaktionsanalyse strenger.

Ein Psychologe ist ein meist nicht medizinisch vorgebildeter Wissenschaftler, der sich mit der menschlichen Psyche befaßt. Während der Psychiater den Dr. med. hat, macht der Psychologe als akademische Prüfung die Diplomprüfung für Psychologen. Es gibt nur wenige Psychiater, die zugleich Diplom-Psychologen sind und neben dem Dr. med. auch den Dr. phil. haben. Die Wissenschaft der Psychologie ist in zahlreiche Gebiete unterteilt. So ist die Psychometrie ein Spezialgebiet der Psychologie, das sich mit der Messung geistig-seelischer Vorgänge befaßt. Die Psychologen, die sich auf die Psychometrie spezialisieren, erhalten eine besondere Ausbildung, die sie befähigt, psychologische Tests wie Intelligenztests, Eignungstests oder Tintenkleckstests (wie zum Beispiel den Rorschach-Test) durchzuführen. Die physiologischen Psychologen befassen sich vor allem mit den Zusammenhängen zwischen den geistigen Vorgängen und mit den verschiedenen daran beteiligten Organen wie Gehirn, Augen und Gehör. Die Sozialpsychologen interessieren sich für alles, was zwischen Menschen vorgeht, sei es in größeren Gruppen wie zum Beispiel in Gemeinden oder in kleinen Gruppen. Psychologen, die sich als Psychotherapeuten betätigen, nennt man klinische Psychologen.

Wer sich psychotherapeutisch oder psychiatrisch beraten lassen möchte, sollte darauf achten, daß er einen qualifizierten Spezialisten aufsucht. Es gibt auch besonders ausgebildete Sozialfürsorger, Krankenschwestern mit psychiatrischer Spezialausbildung, Soziologen und

Geistliche, die psychotherapeutische Behandlungen oder Beratungen durchführen. In vielen Staaten ist es ihnen jedoch verboten, eine mehr als nur beratende Tätigkeit auszuüben, es sei denn, sie arbeiten unter Aufsicht eines qualifizierten Psychiaters. Wer nicht nur Rat, sondern eine regelrechte Behandlung braucht, sollte zu solchen Therapeuten nur dann gehen, wenn sie unter Anleitung eines Facharztes für Psychiatrie arbeiten.

Mit Hilfe dieser Hinweise sollte jeder, der Hilfe braucht, um mit seiner Persönlichkeit oder seinem emotionalen Problem fertig zu werden, in der Lage sein, einen fähigen Fachmann zu finden. Wenn man das Glück hat, einen Hausarzt zu haben, der wirklich daran interessiert ist, daß diejenigen seiner Patienten, die darauf angewiesen sind, die richtige psychiatrische Behandlung oder Beratung bekommen, ist das natürlich eine entscheidende Hilfe. In vielen Städten gibt es auch anerkannte Psychiatrische Kliniken und Nervenkliniken, in denen man psychiatrische Hilfe und Rat bekommen kann. In diesen Kliniken ist man auch bereit, die Namen von privat praktizierenden Psychotherapeuten zu vermitteln, falls ein Patient das Gefühl hat, er brauche eine intensivere Behandlung, als er sie in einer Klinik bekommen kann.

In großen Städten, in denen es für jedes Gebiet viele qualifizierte Fachärzte gibt, ist es ziemlich gleich, welchen man aufsucht. Doch ist es für jemanden, der sich in psychotherapeutische Behandlung begeben will, grundsätzlich nicht ratsam, der Reihe nach einen Therapeuten nach dem anderen aufzusuchen. Wenn einem Patienten eine solche Behandlung verordnet oder empfohlen wird, sollte er eine klare Entscheidung treffen und sofort danach handeln. Wenn er dann bei einem qualifizierten Psychotherapeuten in Behandlung ist, ist es gewöhnlich für ihn selbst besser, wenn er seine Einstellung gegenüber dem Psychotherapeuten oder seine Kritik an ihm im Rahmen der Behandlung zur Sprache bringt, als wenn er sie als Vorwand für eine Verschiebung oder den Abbruch der Behandlung benutzt. Wenn der Patient jedoch eine echte Antipathie gegenüber dem ersten von ihm aufgesuchten Therapeuten empfindet, ist es gerechtfertigt, wenn er es bei einem anderen versucht. Auch wenn die Behandlung bereits länger als zwei Jahre dauert und der Patient das Gefühl hat, daß er keine Fortschritte macht, ist es sein gutes Recht, um eine Beratung mit einem älteren, erfahrenen Therapeuten zu bitten, damit dieser die Sachlage prüft. Alle verantwortungsbewußten Ärzte sind zu einer solchen Konsultation mit fähigen Kollegen bereit, wenn irgendwelche Zweifel an der Wirksamkeit einer Behandlung bestehen. Auch der Patient selbst sollte, wenn er die Behandlung lange und gewissenhaft durchgestanden hat, kein Gefühl der Schuld oder der mangelnden Loyalität haben, wenn er unzufrieden ist und die Meinung eines anderen Fachmanns hören möchte.

2. *Kann man Geisteskrankheiten heilen?*

Mehr und mehr Psychosen und Neurosen werden geheilt, je mehr und je wirksamere neue Behandlungsmethoden gefunden werden. In der ganzen Welt arbeiten Tausende von Psychiatern und Chemikern an diesem Problem. Jedes Jahr wird hier und da ein kleiner Fortschritt erzielt, und in manchen Jahren kommt es zu einem «Durchbruch» von größerer Bedeutung.

Das Befinden eines Menschen mit psychiatrischen Symptomen kann sich auf zweierlei Weise bessern. Die eine besteht darin, daß er «Fortschritte macht», die andere in einer vollständigen Heilung. «Fortschritte machen» bedeutet, daß sich der Zustand eines Patienten nach und nach bis zu einem gewissen Grade bessert und daß es bei dieser Besserung bleibt, oder aber daß der Patient unter ungünstigen Umständen wieder in seinen alten Zustand zurückfallen kann. Eine Heilung bedeutet, daß der Patient vollständig gesund wird und gesund bleibt. Das heißt natürlich nicht, daß ein vollständig geheilter Patient frei von allen Sorgen und Ängsten ist. Er muß weiterhin in der Welt leben, seinen Lebensunterhalt verdienen, mit seinem Ehepartner auskommen und seine Kinder großziehen. Und wie jeder andere hat er es dabei mit zweierlei Schwierigkeiten zu tun: erstens damit, daß die Welt vom Konkurrenzdenken beherrscht ist und es einem nicht immer leicht macht, und zweitens damit, daß andere Menschen ihre eigenen Ansichten haben und sich ihren Mitmenschen gegenüber nicht immer sehr rücksichtsvoll verhalten. So bereiten Jugendliche auch in harmonisch lebenden Familien ihren Eltern oft einigen Kummer. Mit der Behandlung seelischer Leiden wird ja nicht die Umwelt verändert oder die spontane Aktivität anderer Menschen eliminiert. Es wird nur der Patient selbst befreit, so daß er von nun an alle seine Fähigkeiten zur Bewältigung der Probleme, mit denen das Leben ihn konfrontiert, nutzen kann, ungehindert von bedrückenden Symptomen, von Phobien, Psychosen oder Alkoholismus.

Vor allem sollte man daran denken, daß bei einem großen Prozentsatz aller seelischen Störungen auch ohne psychotherapeutische Behandlung eine Besserung eintritt. In manchen Fällen stellt sich die Besserung ganz von selbst ein, in anderen läßt sie sich mit Hilfe eines guten Hausarztes herbeiführen. Die heute verwendeten Psychopharmaka können bei nahezu jedem psychiatrischen Symptom Erleichterung bringen, und bei ganz schweren psychischen Störungen, wie zum Beispiel bei Depressionen und Selbstmordgedanken in den späteren Lebensjahren, kann eine Schockbehandlung (wenn auch meist nur vorübergehend) Entspannung bewirken. Mit Hilfe pharmazeutischer Präparate kann der Patient für eine psychotherapeutische Behandlung vorbereitet werden, die, soweit wir heute wissen, die einzige Methode ist, die eine wirkliche Heilung herbeiführen kann. Von den verschiedenen psychotherapeutischen Methoden scheinen die Psychoanalyse, die Transaktionsanalyse, die Gruppentherapie und die Verhaltenstherapie die besten Erfolge zu zeitigen. Die streng methodische Psychoanalyse, die wöchentlich mehrere Besuche bei einem ausgebildeten Psychoanalytiker bedingt, ist wahrscheinlich nach wie vor die wirkungsvollste Behandlung bei Hysterien, Zwangsneurosen und Phobien. Phobien, die nicht durch Psychoanalyse geheilt werden können, lassen sich manchmal mit Hilfe der Verhaltenstherapie heilen. In allen anderen Fällen von psychischen Störungen ist vermutlich die Gruppentherapie das beste Behandlungsverfahren. Mit Hilfe der psychoanalytischen Gruppentherapie erzielt man gute Resultate, und es spricht einiges dafür, daß man mit einer Gruppenbehandlung, die auf der Transaktionsanalyse basiert, ebenso gute, wenn nicht noch bessere Resultate erzielen kann. In der Regel werden die meisten Patienten bei jeder Art der psychotherapeutischen Behandlung Fortschritte machen, wenn der Therapeut über die erforderliche Ausbildung verfügt.

Es ist schwer, solche Aussagen mit Zahlenmaterial zu belegen. Erstens müßten sich die Zahlenangaben, wenn sie Beweiskraft haben sollen, auf einen Zeitraum von fünf bis zehn Jahren erstrecken, und es ist sehr schwierig, eine größere Anzahl von Patienten nach Abschluß der Behandlung noch fünf oder zehn Jahre lang im Auge zu behalten. Zweitens ist es schwer zu sagen, mit Hilfe welcher Fragen man bestimmen soll, ob ein Patient geheilt worden und gesund geblieben ist. Gute Ergebnisse lassen sich nur schwer bewerten, schlechte dagegen sehr viel leichter feststellen. Wenn der Patient zum Beispiel Selbstmord begangen hat oder wieder in die Klinik eingeliefert werden mußte, so kann man eindeutig von einem negativen Ergebnis sprechen. Hat sich der Patient aber scheiden lassen, wer kann dann mit Sicherheit sagen, ob dies auf eine Besserung schließen läßt, weil er sich aus einer Ehe befreit hat, die sein Leben ruinierte, oder aber auf ein Krankheitssymptom, weil er nicht imstande war, sich dem Familienleben anzupassen? Gute Ergebnisse lassen sich meist nur subjektiv bewerten. Früher wurde darüber in einem Gespräch zwischen dem Patienten und dem Therapeuten befunden. Heute, wo sehr viele Patienten an der Gruppentherapie teilnehmen, spielt die Meinung der übrigen Gruppenmitglieder eine wesentliche Rolle bei den Aussagen darüber, ob sich der Krankheitszustand eines Patienten verschlechtert hat, ob er unverändert geblieben ist, ob Fortschritte erzielt worden sind oder ob der Patient als geheilt anzusehen ist. In jedem Fall machen aber mehr und mehr Patienten gute Fortschritte, und mehr und mehr Patienten werden selbst von den schwersten psychischen Störungen geheilt. Die abschließende Antwort auf die Frage: «Kann man seelische Störungen heilen?» lautet: «Ja, durchaus! Verzweifle nicht und gib nie die Hoffnung auf!»

Register